高等卫生职业教育课程改革融媒体创新教材

病原生物学与免疫学基础

袁力　文雪　主编

清华大学出版社
北京

内 容 简 介

《病原生物学与免疫学基础》是一本全面介绍生活中常见的微生物与机体的免疫的医学教材，本书共分为六个学习主题，第一个学习主题为细菌学总论，主要介绍了细菌的整体特点，后五个学习主题分别是细菌学各论、免疫学基础、真菌学、病毒学和人体寄生虫学。本书的内容编写强调理论与实践相结合的原则，在本书中设计了学习目标、思维导图、案例引入、知识链接、课后习题及实测工单六个模块。

本书由具有丰富教学经验的教师和临床实践经验的医师共同编写，力求做到梯度明晰，图、文、表并茂，通俗易懂，理论与实践相结合。本书既可作为职业院校临床医学专业及其他医学专业学生使用，又可作为从事相关工作人员的参考用书。

图书在版编目（CIP）数据
病原生物学与免疫学基础 / 袁力, 文雪主编.
北京：清华大学出版社, 2025. 1. --（高等卫生职业教育课程改革融媒体创新教材）.
ISBN 978-7-302-68250-9
Ⅰ. R37；R392
中国国家版本馆CIP数据核字第2025SG8905号

责任编辑：辛瑞瑞　孙　宇
封面设计：河南博之林教育科技有限公司
责任校对：李建庄
责任印制：刘　菲

出版发行：清华大学出版社
网　　址：https://www.tup.com.cn，https://www.wqxuetang.com
地　　址：北京清华大学学研大厦 A 座　　**邮　　编：**100084
社 总 机：010-83470000　　**邮　　购：**010-62786544
投稿与读者服务：010-62776969，c-service@tup.tsinghua.edu.cn
质量反馈：010-62772015，zhiliang@tup.tsinghua.edu.cn
印 装 者：保定市中画美凯印刷有限公司
经　　销：全国新华书店
开　　本：210mm × 285mm　　**印　张：**18.5　　**字　　数：**514 千字
版　　次：2025 年 2 月第 1 版　　**印　　次：**2025 年 2 月第 1 次印刷
定　　价：59.00 元

产品编号：111766-01

编委会

主　编　袁　力　文　雪

副主编　任方媛　李文敏　王翠华　徐　娜

编　者　（以姓氏笔画为序）

王翠华　汉中职业技术学院

文　雪　湖北职业技术学院

吉　晨　汉中职业技术学院

孙小华　湖北职业技术学院

任方媛　乌兰察布医学高等专科学校

李文敏　湖北职业技术学院

张　迁　汉中职业技术学院

袁　力　汉中职业技术学院

徐　娜　通辽职业学院

前 言

中国共产党第二十次全国代表大会（以下简称党的二十大）报告指出：“我们要坚持教育优先发展、科技自立自强、人才引领驱动，加快建设教育强国、科技强国、人才强国，坚持为党育人、为国育才，全面提高人才自主培养质量，着力造就拔尖创新人才，聚天下英才而用之。”因此，为顺应教育改革需求，向社会输送实用型人才，在编写本书时，我们将理论教学与实践有效结合，融入了更符合现代化教学的内容。

不同于传统教材中以知识体系为主线构建教学内容，强调知识体系的系统性、完整性和连贯性，培养学生具有扎实的理论功底；本书更强调以单个任务为单位组织教学，将各个学习模块任务贯穿起来，注重知识的理解与掌握基础的实践和应用，使学生在掌握一定理论的基础上，具有较强的实践能力，适用于以学生为中心的教学模式，加强教材和学习者之间深层次互动。总体来讲，相较于传统教材，本书具有以下3个特点：

1. 体现校企双元

本书充分体现新教学计划的特色，强调以就业为导向、以能力为本位、以岗位需求为标准的原则，按照技能型、服务型高素质医学人才的培养目标，坚持“五性”（思想性、科学性、先进性、启发性、适应性），强调“三基”（基本理论、基础知识、基本技能），以提高学生的职业能力、职业道德、创业能力和创新精神为主要目标。

2. 搭配丰富的微课资源

本书设置了学习目标、思维导图、案例引入、知识链接、课后习题及实训工单模块，使教学内容更贴近实践经验。本套教材在撰写的基础上，重点开发相应的微课视频、图片、课件等数字化资源，通过纸质教材和数字化资源的一体化设计，充分发挥纸质教材体系完整、数字化资源呈现多样化和服务个性化的特点，并通过二维码技术，建立纸质教材和数字化资源的有机联系。

3. 采用任务式编写方法

本书以国家职业标准技能为依据，以综合职业能力培养为目标，以典型工作任务为载体，以学生为中心，以能力培养为本位，将理论学习与实践学习相结合。本书共分为6个学习主题，每个主题下细分学习任务，每个学习任务都配有课后习题以及实训工单，让学生在“学中做、做中学”，更好地理解理论知识。

本书由袁力、文雪担任主编，任方媛、李文敏、王翠华、徐娜担任副主编，孙小华、张迁、吉晨也参与了本书的编写。具体分工如下：袁力编写项目一至项目三和项目六，张迁编写项目四和项目五，文雪编写项目七至项目十二，李文敏编写项目十三至项目十五和项目二十，王翠华编写项目十六至项目十八和项目二十五，任方媛编写项目十九和项目二十七，徐娜编写项目二十一和项目二十八，孙小华编写项目二十二和项目二十三，吉晨编写项目二十四、项目二十六和项目二十九。

由于编者水平有限，书中难免会出现内容上的疏漏和不妥之处，敬请广大同行及读者批评指正，以便日后修订完善，不胜感激！

编　者

2024 年 10 月

目　录

学习主题三　免疫学基础

学习主题四　真菌学

学习主题五　病毒学

学习主题六　人体寄生虫学

微生物学概述

学习目标

知识目标

学习微生物概念及分类、微生物与人类关系、医学微生物学的发展。

能力目标

掌握微生物学概念及分类；熟悉微生物与人类的关系；了解医学微生物学的发展过程及其意义。

素质目标

培养学生创新精神，将理论与实践相结合。

思维导图

- **微生物的概念**
  - 微生物是一群广泛存在于自然界中的一群体积微小、结构简单、肉眼看不见，必须借助光学显微镜和电子显微镜放大几百倍、几千倍，甚至几万倍才能观察到的微小生物的统称
- **微生物的分类**
  - 非细胞型微生物：最小的一类微生物，如病毒、亚病毒
  - 真核细胞型微生物：细胞结构完整，细胞核分化程度高，如真菌
  - 原核细胞型微生物：有完整的细胞结构，细胞核分化程度低，如细菌、支原体、衣原体、立克次体等
- **微生物与人类的关系**
  - 自然：参与自然界的物质循环，利于人类生存
  - 农业：利用微生物特性，开辟以菌造肥、以菌催长、以菌防病、以菌治病等增产新技术
  - 工业：食品、纺织、皮革、石油、化工、冶金、医药的应用
- **医学微生物的发现过程与现状**
  - 过程：医学微生物学的经验时期、实验医学微生物学时期、现代医学微生物学
  - 现状：从分子水平上探讨病原微生物的基因、结构与功能、致病的物质基础及诊断方法；发现了新的病原微生物，如人类免疫缺陷病毒、SARS冠状病毒、H5N1亚型禽流感病毒等

案例引入

1910 年冬，中俄边境小城满洲里的一家客栈里，从俄国回来的两位皮毛商人突然口吐血沫而死，怪异的是他们死后全身的皮肤都呈紫红色。这场疾病在短短几天内就席卷了整个城市，城中居民纷纷乘火车逃离这座城市。在这时，只有两位年轻人逆风前来，他们就是伍连德和助手林家瑞。经过一系列的调查，他们将这次在东三省流行的鼠疫称为“肺鼠疫”，这是一种[illegible]过飞沫传播的鼠疫。得出结论后，由伍连德牵头开始了对该鼠疫的系统抗疫行动，为防止疫情蔓延，采取戴口罩、隔离、消毒、阻断交通、火化尸体等措施。截至 1911 年，蔓延 6 个月、波及多个地区、共吞噬 6 万多人生命的东三省鼠疫大流行宣告结束。1935 年，伍连德获得诺贝尔生理学或医学奖提名，成为第一个获此提名的华人。

思考：案例中的“肺鼠疫”是哪类微生物导致的？

一、微生物的概念和分类

（一）微生物的概念

微生物是一群广泛存在于自然界中的一群体积微小、结构简单、肉眼看不见，必须借助光学显微镜或电子显微镜放大几百倍、几千倍，甚至几万倍才能观察到的微小生物的统称。具有个体微小、种类繁多、分布广泛、结构简单、繁殖迅速、容易变异等特点。

（二）微生物的分类

微生物种类繁多，根据其大小、结构可分为 3 类。

1. *非细胞型微生物*　是至今为止最小的一类微生物。无典型的细胞结构，缺乏产生能量的酶系统，必须在活细胞内才能增殖，如病毒、亚病毒。

2. *真核细胞型微生物*　真核细胞型微生物细胞结构完整，细胞核分化程度较高，有核膜、核仁和染色体；细胞器完整，包括内质网、核糖体、线粒体等，真菌是真核细胞型微生物的代表。

3. *原核细胞型微生物*　原核细胞型微生物有完整的细胞结构，细胞核分化程度低，仅有原始核质呈环状裸 DNA 团块结构，无核膜与核仁。细胞器不完善，仅有核糖体。细菌、支原体、衣原体、立克次体、螺旋体和放线菌都属于此类。

二、微生物与人类的关系

自然界中绝大多数微生物对人类和动植物是有益无害的，有些甚至是必需的。

在物质循环方面，如土壤中的微生物能将死亡动植物的蛋白质转化为无机含氮化合物，供植物生长利用；固氮菌可将空气中的氮气固定，供植物吸收和利用；而植物又被人类和动物所利用。因此，没有微生物，自然界的物质循环就不能进行，人类和动物也将无法生存。

在农业方面，人类广泛利用一些微生物的特性，开辟了以菌造肥、以菌催长、以菌防病、以菌治病等农业增产新技术。

在工业方面，微生物在食品、纺织、皮革、石油、化工、冶金、医药等领域的应用日趋广泛，尤其是在医药方面，几乎所有的抗生素都是微生物的代谢产物，另外还可利用微生物制造一些维生素、辅酶等。近年来，在基因工程技术中，微生物如大肠埃希菌、酵母菌等可作为基因载体生产胰岛素和干扰素等生物制品。

总之，微生物与人类的关系极为密切，在人类生产和生活的各个领域都有重要的作用。但是，也有少数微生物能引起人和动植物的疾病，这些具有致病性的微生物称为病原微生物。有些微生物正常情况下不致病，但在特殊条件下可导致疾病的发生，这类微生物称为机会致病性微生物。

三、医学微生物学的发展过程与现状

医学微生物学是主要研究与人类疾病有关的病原微生物的生物学特性、致病性、免疫性，以及特异性诊断和防治措施的一门学科，是人类在探索感染性疾病的病因、流行规律和疾病防治过程中逐渐发展和完善的一门学科。其发展过程大致可分 3 个时期。

（一）医学微生物学的经验时期

古代人类虽未观察到微生物，但早已将微生物学知识用于工农业生产和疾病防治中。例如，公元前两千多年的夏朝，就有仪狄酿酒的记载；北魏（386—534）《齐民要术》一书中详细记载了制醋的方法。长期以来民间常用的盐腌、糖渍、烟熏、风干等保存食物的方法，实际上正是通过抑制微生物的生长而防止食物的腐烂变质。关于传染病的发生与流行，我国北宋末年刘真人就提出肺痨由虫引起之说。意大利佛拉卡斯托罗（Fracastoro，1478—1553）认为传染病的传播有直接、间接和通过空气传播等多种途径。清乾隆年间，我国师道南在《天愚集·鼠死行篇》中生动地描述了当时鼠疫流行的凄惨境况，并正确地指出鼠疫与鼠的关系。在预防医学方面，我国自古就有将水煮沸后饮用的习惯。大量古书证明，我国在明隆庆年间（1567—1572）就已广泛应用人痘来预防天花，并先后传至俄国、朝鲜、日本、土耳其、英国等国家，人痘接种预防天花是我国对预防医学的一大贡献。

（二）医学实验微生物学

荷兰人列文·虎克（ALeeuwenhoek，1632—1723）于1676年用自磨镜片创制了一架原始显微镜，首次观察和描述了各种形态的微生物，为微生物的存在提供了科学依据，也为微生物形态学的建立奠定了基础。随后，法国科学家巴斯德（Louis Pasteur，1822—1895）率先实验证明有机物质的发酵与腐败由微生物所引起，由此创用了酒类和乳类的巴氏消毒法。在巴斯德的影响下，英国的外科医生李斯特（Joseph Lister，1827—1912）开创性使用石炭酸（苯酚）喷洒手术室和煮沸手术用具，以防止术后感染，为防腐、消毒以及无菌操作奠定了基础。微生物学的另一奠基人是德国学者郭霍（Robert Koch，1843—1910），他创用了固体培养基和染色技术，先后确定了多种传染病的病原菌。在19世纪的最后20年，大多数细菌性传染病的病原体由郭霍及其带动下的一大批学者发现并成功分离培养。俄国学者伊凡诺夫斯基于1892年发现了第一种病毒，即烟草花叶病毒。1897年勒夫勒和弗勒施发现动物口蹄疫病毒。1901年美国学者瓦尔特·里德首先分离出对人类致病的黄热病毒。1915年英国学者图尔特发现了细菌病毒（噬菌体）。此后又相继分离出人类和动、植物的许多病毒。

（三）现代微生物学时期

近几十年来，生物化学、遗传学、细胞生物学、分子生物学等学科的发展，以及电子显微镜，气相、液相色谱技术，免疫学技术，单克隆抗体技术，分子生物学技术的进步，促进了医学微生物学的发展。人们得以从分子水平上探讨病原微生物的基因、结构与功能、致病的物质基础及诊断方法，使人们对病原微生物的活动规律有了更深刻的认识，并发现了许多新的病原微生物，如人类免疫缺陷病毒、SARS冠状病毒、H5N1亚型禽流感病毒等。实验检测技术更是突飞猛进，向着特异、灵敏、快速、简便的方向发展。新型疫苗不断问世；新的抗生素不断被制造出来，有效地控制了细菌性传染病的流行；细胞因子、单克隆抗体及基因治疗等手段在病毒性疾病治疗中的应用研究也日益广泛和深入。

学习主题一

细菌学总论

学习目标

知识目标

学习细菌的大小、细菌的形态结构、细菌生长繁殖的遗传变异，细菌的分布，细菌的消毒与灭菌，细菌的致病性和感染，细菌感染的发生与结局。

能力目标

掌握细菌的基本形状与结构；熟悉各类细菌的繁殖、变异和致病性；了解细菌的分布及消毒灭菌。

素质目标

培养学生创新精神与动手能力，激发学生的自主学习能力。

思维导图

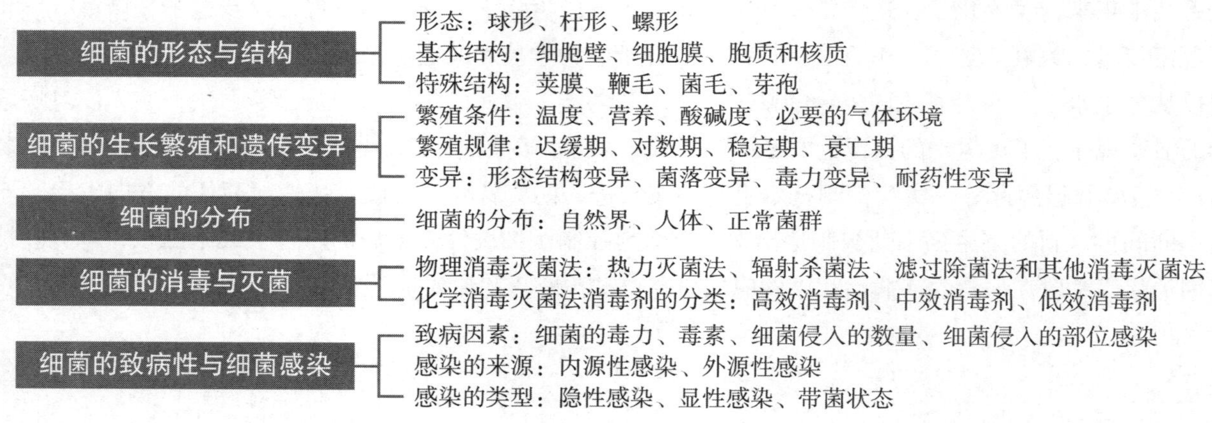

案例引入

患者，男，33岁，于18天前劳累后出现干咳，午后低热，体温波动于37.6～38.4 ℃，1周后咳黄痰数口，痰中偶有血丝，伴有深吸气及咳嗽时胸痛加重。经青霉素静脉点滴后，痰量略有减少，但低热，胸痛缓解不明显。发病以来食欲不佳，二便正常，睡眠尚可，盗汗，体重下降2 kg。既往体健，吸烟史10余年，20支/天。胸X线片示右上肺纤维索条状影，右肺下叶背段可见一空洞，内壁欠光滑，有液平面，空洞周围有渗出影。血中白细胞10.2×10^9/L，中性粒细胞78%，血红蛋白132 g/L。

思考：此患者的症状是什么细菌感染导致的？

项目一　细菌的形态与结构

细菌（bacteria）是一类主要以二分裂方式进行无性繁殖的、具有细胞壁单细胞原核细胞型微生物，原始核质，无核膜和核仁。广义的细菌泛指各类原核细胞型微生物，包括细菌、放线菌、支原体、衣原体、立克次体、螺旋体；狭义的细菌专指数量大、种类多、具有典型性的细菌。

任务一　细菌的大小与形态

一、细菌的大小

细菌体积微小，通常以微米（μm）（1 μm=1/1000 mm）为单位。光学显微镜是观察细菌最常用的仪器，不同种类的细菌大小不一，同一种细菌也可因菌龄和环境因素的影响而有差异。球菌的大小一般以其直径表示，平均直径为 1.0 μm；杆菌的大小一般以其长度和宽度表示，常见杆菌的大小为（1 ~ 5）μm ×（0.5 ~ 1.0）μm。

二、细菌的形态

细菌的形态受温度、pH、培养基成分及培养时间等因素影响较大。一般的细菌在适宜的生长条件下培养 18 ~ 24 h 形态比较典型，当环境条件改变或培养时间过长时，其基本形态常发生变化，出现梨形、气球状、丝状等不规则形态，表现多形性。因此，观察细菌的大小和形态时，选择适宜生长条件下的对数生长期为宜。

按照细菌的基本形态球形、杆形、螺形，可分为球菌、杆菌和螺形菌三大类（图 1-1）。

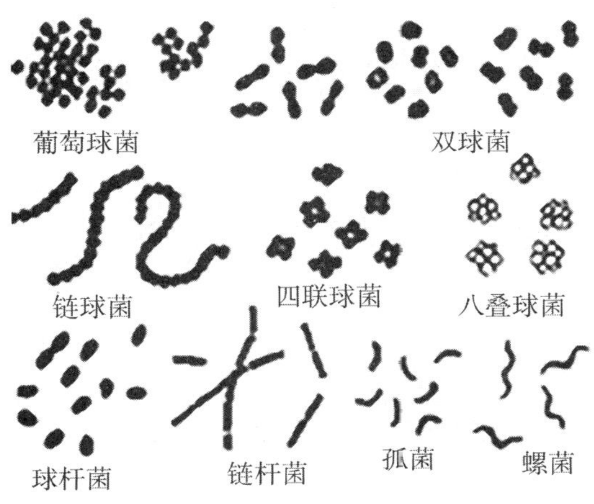

图 1-1　细菌的基本形态

（一）球菌

单个菌体外观呈球形或近似球形，有的呈肾形或矛头状。由于繁殖时细菌分裂平面不同和分裂后菌体之间相互黏附程度不一，可按其分裂平面和分裂后菌体之间排列方式不同，将球菌分为以下 5 种（图 1-2）。

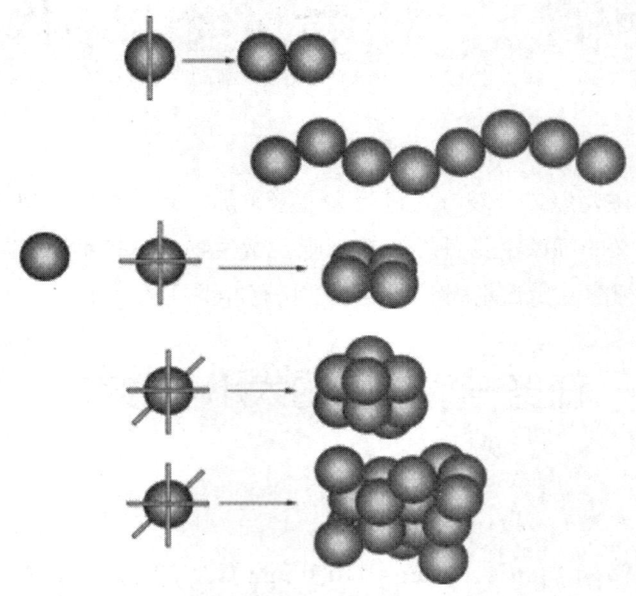

图 1-2　球菌的分裂及分裂后的排列方式示意图

1. 双球菌　在一个平面分裂，分裂后两个菌体成对排列，如肺炎链球菌、脑膜炎奈瑟菌。

2. 链球菌　在一个平面分裂，分裂后多个菌体连接成链状，如乙型溶血性链球菌。

3. 四联球菌　在两个相互垂直的平面上分裂，分裂后 4 个细胞黏附在一起呈正方形，如四联加夫基菌。

4. 八叠球菌　在三个相互垂直的平面上分裂，分裂后 8 个细胞黏附在一起呈立方体状，如藤黄八叠球菌。

5. 葡萄球菌　在多个不规则的平面上分裂，分裂后细胞无规则地粘连在一起呈葡萄串状，如金黄色葡萄球菌。

（二）杆菌

杆菌在细菌中种类最多。其大小、长短、弯度、粗细差异较大，呈杆状或近似杆状，多数杆菌两端钝圆，少数两端平齐，如炭疽芽孢杆菌两端平齐；白喉棒状杆菌一端或两端膨大呈棒状；分支杆菌呈分枝状生长；双歧杆菌一般分散存在，无固定排列形式，偶有成对或链状。

（三）螺形菌

螺形菌菌体呈弯曲或螺旋状，根据弯曲的程度不同分为两类。

1. 弧菌　菌体只有一个弯曲，呈弧形或逗点状，如霍乱弧菌等。

2. 螺菌　菌体有数个弯曲，呈螺旋状，如鼠咬热螺菌等。弯曲呈“S”形或“海鸥”形者如空肠弯曲菌、幽门螺杆菌等。

任务二　细菌的结构

细菌的结构分为基本结构和特殊结构。基本结构是维持细菌正常生理功能，所有细菌均具有的结构，包括细胞壁、细胞膜、细胞质和核质。特殊结构是仅某些细菌具有的，甚至只在某些特定生长时期所具有的结构，包括荚膜、鞭毛、菌毛等（图 1-3）。

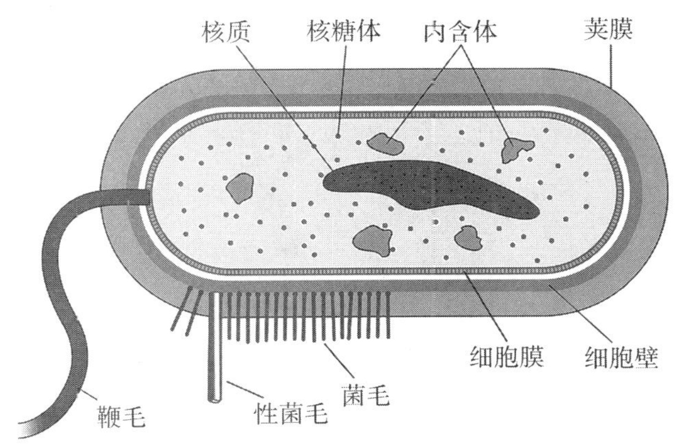

图 1-3　细菌的结构模式图

一、细菌的基本结构

（一）细胞壁

细胞壁（cell wall）位于细菌细胞的最外层，包绕在细胞膜的周围，是一层无色透明、坚韧而富有弹性的膜状结构。因不同细菌细胞壁的结构和化学组成不同，用革兰染色法可将细菌分为两大类，即革兰阳性菌和革兰阴性菌。两类细菌细胞壁的共有组分为肽聚糖，但肽聚糖的组成与连接方式有差别，各自还有其特殊组分（表 1-1）。

表 1-1　革兰阳性菌和革兰阴性菌特殊组分区别

区别点	革兰阳性菌	革兰阴性菌
坚韧度	较坚韧	较疏松
厚度	20 ～ 80 nm	10 ～ 15 nm
肽聚糖含量（占细胞壁干重）	50% ～ 80%	5% ～ 20%
磷酸壁	有	无
外膜	无	有
结构	三维空间（立体结构）	二维空间（平面结构）

1. 革兰阳性菌的细胞壁　细胞壁较厚，为 20 ~ 80 nm，由肽聚糖和穿插其内的磷壁酸组成。

（1）肽聚糖：又称“黏肽”，是革兰阳性菌细胞壁的主要成分，其组成包括聚糖骨架、四肽侧链和五肽交联桥（图 1-4）。肽聚糖是由 N- 乙酰葡萄糖胺和 N- 乙酰胞壁酸间隔排列，经 β-1, 4 糖苷键联结成的聚合糖链。四肽侧链的氨基酸依次排列为 L- 丙氨酸、D- 谷氨酸、L- 赖氨酸和 D- 丙氨酸。四肽侧链的 L- 丙氨酸连接在 N- 乙酰胞壁酸上，5 个甘氨酸组成的五肽交联桥，将相邻的四肽侧链一侧的第 3 位赖氨酸与另一侧的第 4 位丙氨酸交联起来，从而构成机械强度十分坚韧的三维立体网状结构。

革兰氏阳性菌的细胞壁结构

（2）磷壁酸：是结合在革兰阳性菌细胞壁上的一种酸性多糖，为革兰阳性菌细胞壁的特有成分（图 1-5）。根据结合部位可分为壁磷壁酸和膜磷壁酸。壁磷壁酸一端结合在肽聚糖骨架的 N- 乙酰胞壁酸上，膜磷壁酸又称脂磷壁酸，一端与细胞膜外层上的磷脂共价结合，两者的另一端均伸展在细胞壁外。磷壁酸免疫原性很强，是革兰阳性菌的重要表面抗原。膜磷壁酸具有黏附宿主细胞的功能，与某些病原菌的致病性有关。

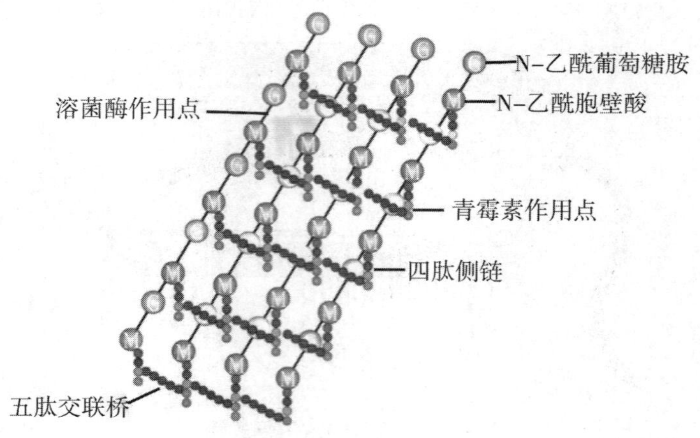

图 1-4　革兰阳性菌肽聚糖结构

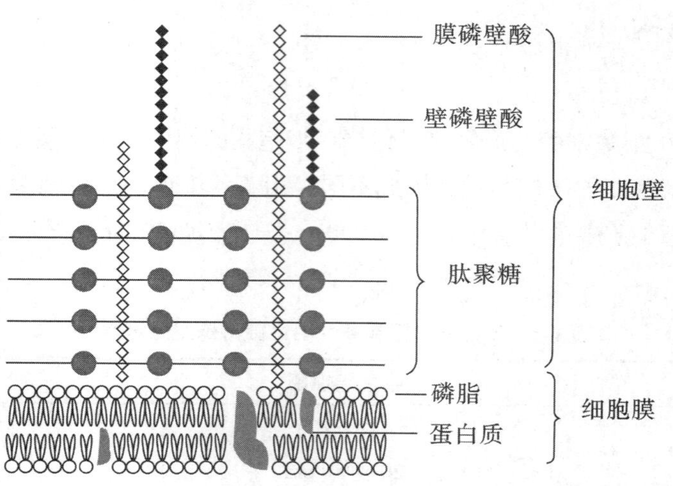

图 1-5　革兰阳性菌细胞壁结构

2. *革兰阴性菌的细胞壁*　细胞壁较薄，为 10 ~ 15 nm，但结构较复杂。除含有 1 ~ 2 层的肽聚糖结构外，尚有其特殊组分外膜（outer membrane），约占细胞壁干重的 80%（图 1-6）。

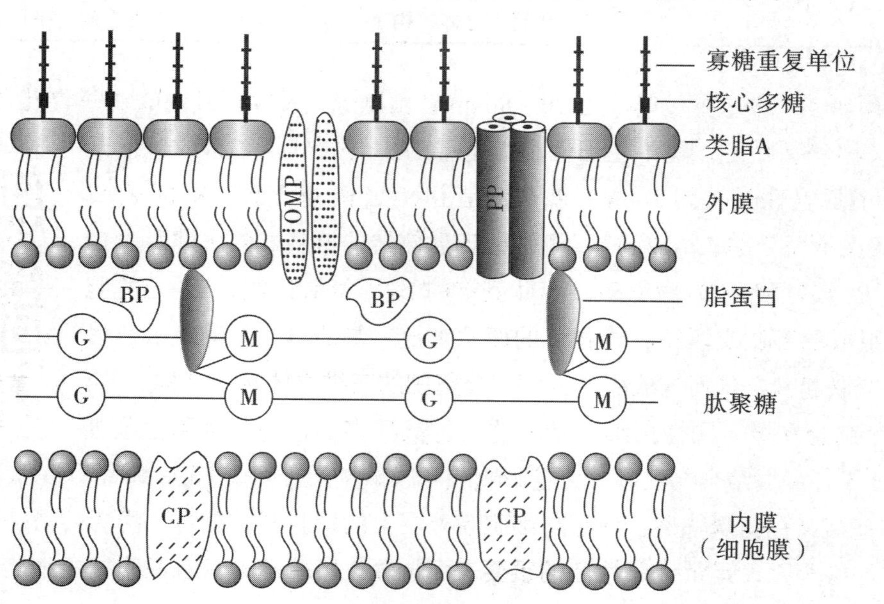

图 1-6　革兰阴性菌细胞壁结构

革兰氏阴性菌的
细胞壁结构

（1）肽聚糖：由聚糖骨架、四肽侧链两部分组成。四肽侧链中的第3位氨基酸是二氨基庚二酸（DAP），并由DAP与另一相邻四肽侧链末端的D-丙氨酸直接连接，由于没有五肽交联桥，因而只形成稳定性稍差的单层平面二维结构（图1-7）。

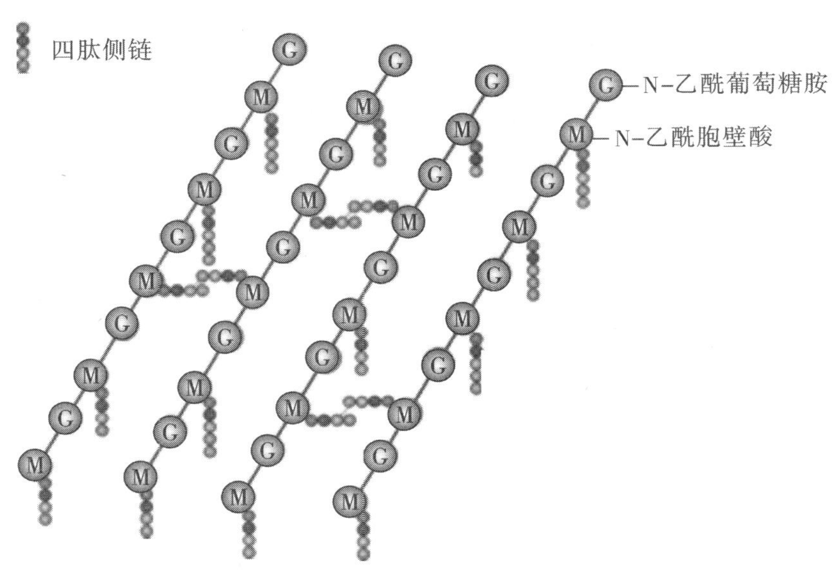

图1-7 革兰阴性菌肽聚糖结构

（2）外膜：是革兰阴性菌细胞壁的特有成分，由脂蛋白、脂质双层和脂多糖3部分组成。从结构上看，外膜是一个不对称的双层膜结构。其内层与细胞膜的内层膜结构相似，但其外层则为脂多糖结构。脂多糖位于外膜的最外层，由脂质双层向细胞外伸出，为革兰阴性菌的内毒素，包括脂质A、核心多糖和特异多糖3部分。类脂A是内毒素的毒性成分，无种属特异性，故不同细菌产生的内毒素的毒性作用相似。核心多糖位于脂质A的外侧，有种属特异性。特异多糖位于脂多糖的最外层，构成革兰阴性菌的菌体抗原（O抗原），具有种属特异性。脂蛋白由类脂和蛋白质组成，位于肽聚糖层和脂质双层之间，蛋白质部分以共价键连接于肽聚糖的四肽侧链的DAP上，脂质部分以共价键连接于脂质双层的磷酸上。其功能是稳定外膜并将之固定于肽聚糖层。脂质双层结构类似细胞膜，其中镶嵌着多种功能蛋白，称为外膜蛋白。外膜蛋白除进行细胞内外物质的交换外，还有屏障作用，能阻止多种物质透过，抵抗许多化学药物的作用，所以革兰阴性菌（除淋病奈瑟菌外）较革兰阳性菌对溶菌酶、青霉素、去污剂和碱性染料等具有更大的抵抗力。

3. *细胞壁缺陷型细菌* （L-型细菌）细菌细胞壁的肽聚糖可因诸多因素（青霉素、溶酶菌和抗体）作用而受损，在普通环境中不能生存，但在高渗环境下仍能存活的细菌称为L-型细菌。1935年，Emmy Klieneberger -Nobel在英国Lister研究所研究念珠状链杆菌时发现，该菌培养物中有一种菌落形态类似支原体的微生物，就以研究所第一个字母命名为L-型细菌。其形态呈高度多形性，着色不均，大多为革兰阴性菌（图1-8）。在高渗培养基中呈“油煎蛋”状小菌落。细菌L-型仍有致病能力，可引起尿路感染、骨髓炎、心内膜炎等慢性感染，且多在使用作用于细胞壁的抗菌药物（如青霉素、头孢菌素等）的治疗过程中诱发产生。临床上遇有症状明显而常规细菌培养阴性者，应考虑L-型细菌感染的可能性。

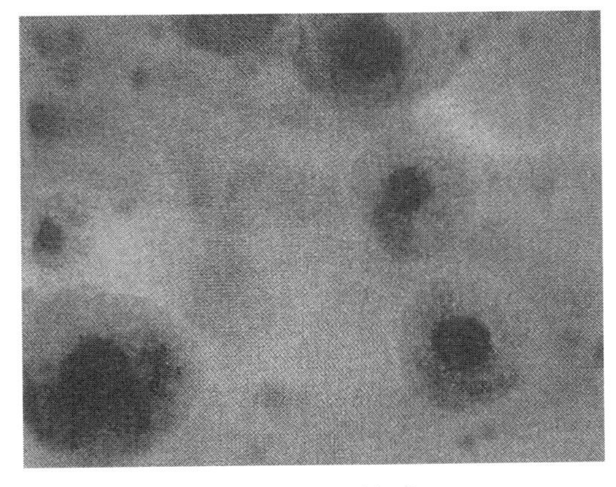

图1-8 L-型细菌

（二）细胞膜

细胞膜（cell membrane）位于细胞壁内侧，是紧包着细胞质的一层柔软而富有弹性的半渗透性生物膜，占细胞干重的 10%～30%。细菌细胞膜的结构与真核细胞基本相同，由磷脂和多种蛋白质组成，但不含胆固醇。细菌细胞膜是细菌赖以生存的重要结构之一，其主要功能有物质转运、生物合成和呼吸与分泌。

（三）细胞质

细胞质（cytoplasm）是细胞膜所包裹的除拟核外的全部物质，为无色、半透明的溶胶状物质，由水、蛋白质、核酸、脂类、少量的糖和无机盐组成。细胞质中 RNA 的含量很高，决定了菌体易被碱性染料着色。细胞质中含有核糖体、质粒、胞质颗粒等亚显微结构。

1. 核糖体　细菌合成蛋白质的场所，游离存在于细胞质中，每个细菌体内可达数万个沉降系数为 70S 的核糖体，由 50S 和 30S 两个亚基组成，红霉素能与 50S 亚基结合，从而干扰细菌蛋白质的合成而导致细菌的死亡。真核细胞的核糖体沉降系数为 80S，由 60S 和 40S 两个亚基组成，因此，在多数情况下，抗生素对人体细胞无影响。

2. 质粒　细菌染色体外的遗传物质，存在于细胞质中。为环状闭合的双股 DNA 分子，携带某些遗传信息，控制细菌某些特定的遗传性状。医学上重要的质粒包括致育质粒（F 质粒）、耐药质粒（R 质粒）、毒力质粒（Vi 质粒）等。

3. 胞质颗粒　是存在于细胞质中的各种内含颗粒，大多贮藏的是营养物质，包括糖原、脂类、磷酸盐和淀粉多糖等。

（四）核质

核质（nucleoplasm）又称拟核，集中于细胞质的某一区域，多在菌体中央，无核膜、核仁和有丝分裂器，由单一密闭环状 DNA 分子卷曲盘绕，决定细菌的遗传特性。细菌的核质具有细胞核的功能，决定细菌的生命活动，控制细菌的生长、繁殖、遗传、变异等多种遗传性状。

二、细菌的特殊结构

（一）荚膜

荚膜（capsule）是指某些细菌在生长过程中合成并分泌至细胞壁外的一层黏液状物质。厚度≥ 0.2 μm 者称为荚膜或大荚膜，厚度＜ 0.2 μm 者称为微荚膜。荚膜的化学成分随细菌的菌种而异，也与细菌生长的环境有关，多数细菌的荚膜为多糖，对一般碱性染料的亲和力低，不易着色（图 1-9）。荚膜具有抗吞噬作用、抗杀菌物质损伤作用、黏附作用和抗干燥作用。

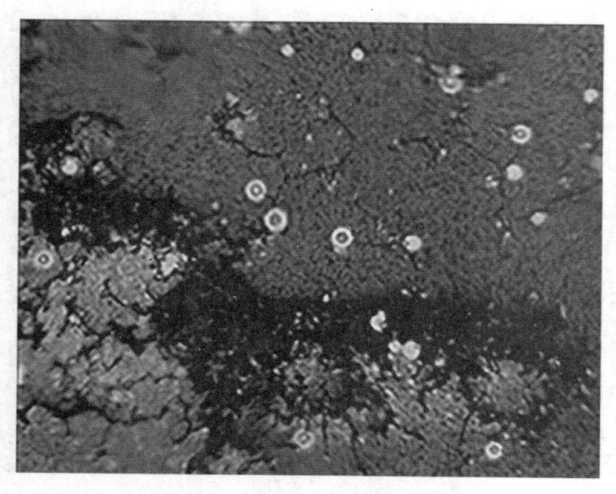

图 1-9　新生隐球菌肥厚荚膜

（二）鞭毛

鞭毛（flagellum）是某些细菌菌体上具有的细长呈波浪状弯曲的丝状物，是细菌的运动器官。根据鞭毛在菌体上的位置和数量不同，可将有鞭毛的细菌分为单毛菌、双毛菌、丛毛菌和周毛菌 4 类（图 1-10）。鞭毛的化学成分主要是蛋白质，具有免疫原性，通常被称为 H 抗原，可用于细菌的鉴别和分型。有些细菌的鞭毛与致病性有关，如霍乱弧菌、空肠弯曲菌等借鞭毛的运动穿透小肠黏膜表面的黏液层，使菌体黏附于肠黏膜上皮细胞产生毒性物质而致病。

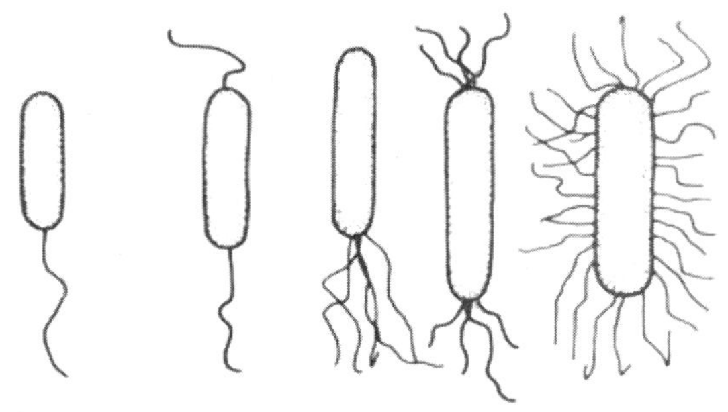

图 1-10　细菌鞭毛的类型

（三）菌毛

菌毛（pilus）是许多革兰阳性菌与少数革兰阴性菌表面分布的细而短、多而直的蛋白性丝状物。在普通光学显微镜下看不到，必须用电子显微镜观察，菌毛与细菌的运动无关。菌毛由结构蛋白亚单位菌毛蛋白（pilin）组成，螺旋状排列成圆柱体，新形成的菌毛蛋白分子插入菌毛的基底部。菌毛蛋白具有抗原性，其编码基因位于细菌的染色体或质粒上。

菌毛依形态、分布和功能不同分为普通菌毛与性菌毛两种类型。普通菌毛遍布菌体表面，可达数百根。它是细菌的黏附器官，具有黏附于宿主细胞表面的能力。若菌毛失去，则细菌的致病力也随之丧失，故菌毛与细菌的致病性密切相关。性菌毛仅见于少数革兰阴性菌，一个菌体只有 1 ~ 4 根，比普通菌毛长而粗，它通过接合方式在细菌间传递遗传物质（图 1-11）。

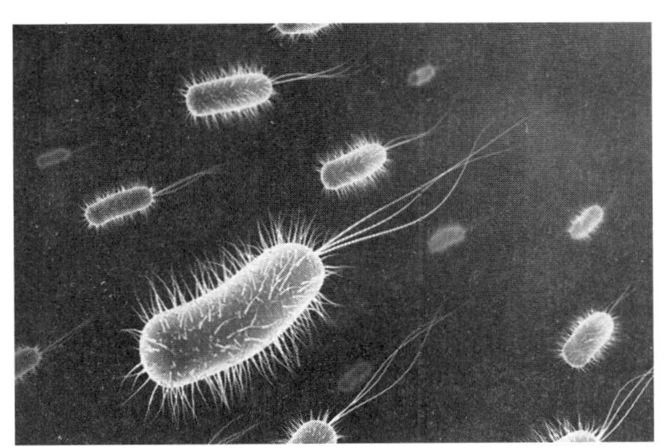

图 1-11　细菌的菌毛

（四）芽孢

芽孢（spore）是某些革兰阳性菌在一定条件下细胞质脱水浓缩，在菌体内形成的具有多层膜包裹、通透性低、折光性强的圆形或椭圆形小体。一个细菌只形成一个芽孢，不同细胞形成的芽孢的大小、形状、位置也不同，芽孢的壁厚、通透性差，普通的革兰染色法不能使之着色，在普通光学显微镜下只能看到透光的小体，必须采用电子显微镜观察。染色时需经媒染、加热等处理才能观察到菌体内的芽孢（图 1-12）。

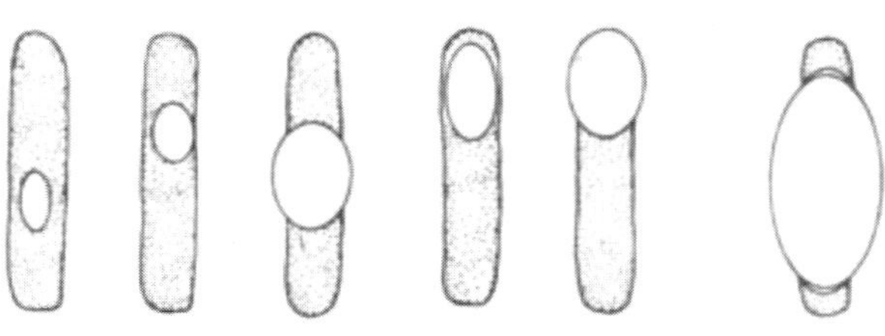

图 1-12　细菌芽孢的形态

芽孢对热力、干燥、辐射、化学消毒剂等理化因素均有强大的抵抗力，而杀死细菌的芽孢是判断灭菌效果的指标。细菌是否形成芽孢是由菌体内的芽孢基因和芽孢形成条件决定的。例如，炭疽杆菌的芽孢在有氧条件下形成，而破伤风梭菌则相反。

任务三　细菌的形态学检查

细菌的形态学检查是研究细菌的一个重要方面，了解细菌的形态和结构对研究细菌的生理活动、致病性和免疫性，以及鉴别细菌、诊断疾病和防治细菌性感染等均有重要的理论和实际意义，可分为显微镜放大法和染色法两大类。

一、显微镜放大法

细菌形态结构小，必须使用显微镜放大后才能看到，可观察到细菌的显微镜有普通光学显微镜和电子显微镜。

（一）普通光学显微镜

普通光学显微镜以可见光（日光或灯光）为光源，用油镜观察细菌（放大 1000 倍）。观察细菌时，需将细菌染色，以增加其与周围环境的对比度，以便观察清楚。

（二）电子显微镜

电子显微镜是利用电子流代替可见光波，以电磁圈代替放大透镜。不仅能看清细菌的外形，也可看清细菌的内部超微结构。电子显微镜显示的形象，可投射到荧光屏上，也可照相拍摄。

二、染色法

（一）不染色标本检查

不染色标本检查主要用于检查细菌的动力及运动状况。有鞭毛的细菌运动活泼，无鞭毛的细菌则做布朗运动。常用方法有压滴法、悬滴法和暗视野显微镜法。

（二）染色标本检查

细菌个体微小呈半透明状，经染色后才能清楚地观察细菌的形态、大小、排列、染色特性，以及荚膜、芽孢、异染颗粒等结构，有助于细菌的初步鉴定。常用的染色方法可分为单染色法和复染色法两大类。

1. 单染色法　指仅用一种染色剂进行染色，如亚甲蓝染色法。用于观察细菌的形态、大小与排列，但不能显示细菌的结构与染色特性。

2. 复染色法　指用≥ 2 种染色剂进行染色，不仅能观察细菌的大小、形态与排列，还能鉴别细菌的结构与染色特性。常用的有革兰染色法、抗酸染色法、特殊染色法（如芽孢染色法、鞭毛染色法等）。

（1）革兰染色法

由丹麦细菌学家革兰（Hans Christian Gram）创建，是最常用、最重要的经典染色方法。方法如下：细菌标本经涂片、干燥、固定后，用结晶紫初染 1 min，水洗；以碘液媒染 1 min，水洗；然后用 95% 乙醇脱色 10 ~ 30 s，直至无明显紫色洗脱液为止，水洗；最后用稀释石炭酸复红复染 1 min，使脱色的细菌重新着色，水洗。吸干或晾干玻片，油镜检查。结果为染成紫色者是革兰阳性菌，用 G^+ 表示，染成红色者是革兰阴性菌，用 G^- 表示。革兰染色法具有重要的医学实际意义。

①鉴别细菌：革兰染色法将所有细菌分为革兰阳性菌和革兰阴性菌两大类，缩小了鉴定范围。

②指导临床选择用药：革兰阳性菌与革兰阴性菌因细胞壁结构的差异，对抗生素和化学药剂的敏感性不同，大多数革兰阳性菌对青霉素、红霉素、头孢菌素等敏感，而大多数革兰阴性菌对氯霉素、庆大霉素、卡那霉素等敏感，临床上可根据病原菌的革兰染色法，初步选择有效的药物治疗。

③与致病性有关：大多数革兰阳性菌主要以外毒素致病，而大多数革兰阴性菌主要以内毒素致病，且两者致病机制与临床表现也不相同。

（2）抗酸染色法：抗酸染色法可鉴别抗酸菌与非抗酸菌。染色方法是将固定的标本经石炭酸复红加温染色，再用3%盐酸乙醇脱色，最后用美蓝复染。抗酸菌染成红色，非抗酸菌则染成蓝色。

（3）特殊染色法：细菌的特殊结构如鞭毛、荚膜、芽孢等，用上述染色法不易着色，必须用特殊染色法才能着色，如荚膜染色法、芽孢染色法等。这些染色法可使细菌的特殊结构着色并与菌体染成不同颜色，有利于细菌的观察和鉴别。

知识链接

冰川蕴藏着丰富的低温微生物，其生态环境赋予了冰川微生物物种、遗传和代谢多样性。我国多年来致力于冰川低温细菌资源的收集保藏、系统进化和生态适应机制研究，积累了11条冰川来源的低温细菌菌种4000余株，在中国普通微生物菌种保藏管理中心建立了我国特色的冰川低温细菌菌种资源库。但是，法国国家科学研究中心环境病毒学研究员尚塔尔·阿贝格尔（Chantal Abergel）表示，我们离采样地球上所有的病毒还很遥远。人为造成的气候变化可能使科学家们无法发现许多保存在冰川中的古老病毒，并释放出被冰封了数万至数十万年的微生物和病毒，在2015年，法国科学家从西伯利亚永久冻土层中复活了一种30 000年前的巨型病毒——*Mollivirus sibericum*，复活后的病毒仍能感染单细胞的阿米巴原虫（变形虫）。然而最糟糕的情况似乎已经发生，2016年，西伯利亚暴发的炭疽热杀死了2 000多只驯鹿，致使96人入院治疗。炭疽芽孢可以存活数年，而那次暴发很可能是由西伯利亚多年冻土层的融化使一具感染了炭疽菌的鹿尸解冻引起的。

课后习题

1. 测量细菌大小采用的单位是（　　）。

A. nm　　B. μm　　C. cm

D. m　　E. mm

2. 细菌细胞壁的主要功能是（　　）。

A. 生物合成　　B. 维持细菌的外形　　C. 形成中介体

D. 呼吸作用　　E. 能量产生

3. 有关革兰阳性菌细胞壁的特点不正确的是（　　）。

A. 主要成分为肽聚糖　　B. 含有磷壁酸　　C. 对青霉素敏感

D. 含有大量脂多糖　　E. 易被溶菌酶裂解

4. 革兰阳性菌细胞壁的主要成分是（　　）。

A. 蛋白质　　B. 脂蛋白　　C. 肽聚糖

D. 磷壁酸　　E. 脂多糖

5. 革兰阴性菌脂多糖在（　　）。

A. 细胞膜上　　B. 膜磷壁酸上　　C. 肽聚糖层上

D. 外膜上　　E. 壁磷壁酸上

6. 对荚膜叙述正确的是（　　）。

A. 菌体分泌到体外的一层黏液状物质

B. 化学成分是多糖或多肽

C. 可抗吞噬

D. 具有抗原性，可用于鉴别细菌

E. 以上均是

7. L- 型细菌是（　　）。

A. 细胞壁缺陷的细菌　　B. 无核质的细菌　　C. 细胞膜缺陷的细菌

D. 质粒丢失的细菌　　E. 无致病力的细菌

8. 不属于细菌基本结构的是（　　）。

A. 鞭毛　　B. 细胞质　　C. 细胞膜

D. 核质　　E. 细胞壁

9. 革兰阳性菌与革兰阴性菌的细胞壁肽聚糖结构的主要区别在于（　　）。

A. 聚糖骨架　　B. 四肽侧链　　C. 五肽交联桥

D. β-1, 4 糖苷键　　E. 以上都不是

实训工单　细菌革兰染色

【实验目的】

（1）描述并记忆细菌的革兰染色法。

（2）学会使用油镜观察革兰阳性菌和革兰阴性菌的形态结构。

【实验原理】

最常用的细菌复染色法是革兰染色法。染色步骤为结晶紫初染、卢戈碘液媒染、乙醇脱色和复红复染等步骤。革兰染色法是细菌分类和鉴定的基础，可将细菌分为两大类：能保留第一种染料结晶紫呈紫色的细菌叫作革兰阳性菌；被乙醇脱色后染上对比染液稀释复红而呈红色的细菌叫作革兰阴性菌。

一般认为，革兰染色法与下列因素有关：①革兰阳性菌等电点低（pH 2 ~ 3），而革兰阴性菌等电点高（pH 4 ~ 5），因此在一般生理条件下（pH 7.4 左右），革兰阳性菌所带的负电荷要比阴性菌多，从而与碱性染料结晶紫结合牢固。②革兰阴性菌细胞壁有外膜结构，含有较多的脂质成分，对乙醇作用敏感，脂质被乙醇溶解，造成细胞壁破损，结晶紫 - 碘复合物容易被抽提出来而脱色。③革兰阳性菌细胞壁脂质含量低，对乙醇作用不敏感，且革兰阳性菌细胞壁含有多层致密（交联度大）的肽聚糖层以及带有大量负电荷的磷壁酸，结晶紫与细胞壁结合紧密，染料不易被乙醇抽提出来，保留结晶紫的紫色。

【实验用品】

（1）细菌：金黄色葡萄球菌平板培养物、大肠埃希菌（*Escherichia coli*）平板培养物。

（2）试剂：结晶紫、95% 乙醇、碘液、稀释复红染液各 1 瓶、香柏油、擦镜液、生理盐水。

（3）其他：载玻片、吸水纸、接种环、酒精灯、擦镜纸、显微镜。

【实验步骤】

（1）涂片、干燥、固定，同细菌单染色法。

（2）初染：加结晶紫染液于标本上，使其覆满标本，染色 1 ~ 2 min，细水冲洗。

（3）媒染：加卢戈碘溶液染 1 min，细水冲洗。

（4）脱色：加 95% 乙醇于载玻片上，脱色约 30 s，倾去乙醇，脱色 1 次，细水冲洗。

（5）复染：加稀释复红染液复染约 30 s，细水冲洗，待其自然干燥或用吸水纸轻轻吸干。

（6）镜检：油镜观察。

【实验总结】

实训名称	细菌革兰染色			
序号	评估项目	分值	实训要求	得分
1	实验准备	15	按实验要求完成实验用品准备	
2	完成情况	15	按时按要求完成实训任务	
3	掌握程度	25	掌握细菌革兰染色的基本操作	
4	实训记录	25	实验记录规范、完整	
5	团队合作	20	服从老师安排，能配合完成工作	

续表

实训名称	细菌革兰染色	
实验结果及分析：		

项目二　细菌的生长繁殖和遗传变异

任务一　细菌的生长繁殖

细菌具有独立的生命活动能力，可从外界环境中摄取营养物质、获得能量并合成菌体自身成分，同时排出代谢产物完成新陈代谢。细菌代谢过程中，可产生多种对人类的生活及医学实践有重要意义的代谢产物。

一、生长繁殖的条件

（一）营养物质

细菌所需要的营养物质主要有水、碳源、氮源、无机盐和生长因子等。各种细菌对生长因子的要求不同，如大肠埃希菌很少需要生长因子，而有些细菌如肺炎球菌则需要胱氨酸、谷氨酸等多种生长因子。

（二）适宜的温度

大多数病原菌在长期进化过程中适应人体环境，在人体的体温（即 37 ℃）条件下可良好生长。

（三）合适的酸碱度

多数病原菌最适 pH 为中性或弱碱性（pH 7.2 ~ 7.6）。人类血液、组织液 pH 为 7.4 左右，细菌极易生存。胃液偏酸，绝大多数细菌可被杀死。个别细菌例外，如霍乱弧菌在 pH 8.4 ~ 9.2 生长最好，结核分枝杆菌在 pH 6.5 ~ 6.8 的培养基中生长最宜。

（四）必要的气体环境

氧和二氧化碳是细菌生长繁殖所需要的气体。根据细菌对氧的需求不同，可将细菌分为以下 4 种。

1. 专性需氧菌　必须在有氧条件下生长，如结核分枝杆菌。

2. 专性厌氧菌　只有在无氧条件下才生长，如破伤风梭菌。

3. 兼性厌氧菌　在有氧或无氧条件中都能生长，但一般在有氧环境中生长较好。大多数病原菌都属此类，如葡萄球菌。

4. 微需氧菌　在低氧压（5% ~ 6%）条件下生长良好，氧浓度＞ 10% 生长有抑制作用，如空肠弯曲菌、幽门螺杆菌。

二、繁殖方式与速度

细菌个体一般以简单的二分裂方式进行无性繁殖。细菌繁殖一代所需时间称为代时，多数细菌代时为 20 ~ 30 min。个别细菌繁殖较慢，如结核分枝杆菌的代时为 18 ~ 20 h。

三、繁殖规律

将一定数量的细菌接种于适当的液体培养基进行培养，以培养时间为横坐标，以菌数对数为纵坐标，可得出一条生长曲线（图 1-13）。

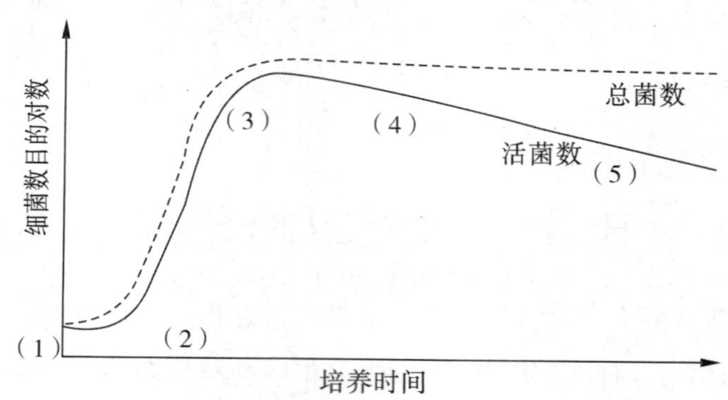

（1）~（2）：迟缓期；（2）~（3）：对数期；（3）~（4）：稳定期；（4）~（5）：衰亡期

图 1-13　细菌的生长曲线

根据细菌的生长曲线，可分为四期：

（一）迟缓期

细菌进入新环境后的短暂适应阶段，此阶段的菌体大，代谢活跃，一般为 2 ~ 4 h。

（二）对数期

对数期又称指数期，细菌在此阶段生长迅速，一般在培养的 4 ~ 18 h。此期细菌形态、染色、生物活性都很典型，对外界环境因素的作用敏感，是研究细菌生物学性状的最佳时期。

（三）稳定期

由于营养物质消耗，毒性产物积累，该期细菌繁殖速度渐减，死亡数逐渐增加，活菌数量保持相对稳定，细菌内外毒素、抗生素的产生及芽孢的形成大多在此期。

（四）衰亡期

稳定期后细菌繁殖越来越慢，死亡数越来越多，并超过活菌数。出现衰退型或菌体自溶，难以辨认；生理代谢活动也趋于停滞。

四、细菌合成代谢产物及意义

细菌在分解和合成代谢中能产生多种代谢产物，这些产物可能与细菌的致病性、疾病的治疗和细菌的鉴定有关。

（一）与致病性有关的代谢产物

1. *热原质*　是细菌合成的一种注入人体或动物体内，引起发热反应的物质，细菌热原质的主要成分是其细胞壁的脂多糖，因此产生热原质的细菌大多是革兰阴性菌。热原质耐高温，压力蒸汽灭菌（121 ℃，20 min）亦不被破坏，250 ℃高温干烤才能被破坏，可通过蒸馏等方法去除。

2. *毒素*　是病原菌合成的对机体有毒害作用的物质，包括内毒素和外毒素两类。内毒素是革兰阴性菌细胞壁的脂多糖，菌体死亡崩解后释放出来。外毒素是主要由革兰阳性菌及少数革兰阴性菌在生长代谢过程中分泌到菌体外的毒性蛋白质。

3. *侵袭性酶*　是在代谢过程中产生的胞外酶，具有损伤机体组织的能力，可促进细菌的侵袭、扩散和蔓延，是病原菌重要的致病物质，如链球菌的透明质酸酶等。

（二）与治疗有关的代谢产物

1. *抗生素*　某些微生物在代谢过程中可产生一种能抑制或杀死其他微生物或肿瘤细胞的物质。抗生素多由放线菌和真菌产生。细菌仅产生少数几种，如多黏菌素、杆菌肽等。

2. *维生素*　有些细菌能合成维生素，除供自身需要外，还能分泌到周围环境中，如人体肠道内的大肠埃希菌合成的 B 族维生素和维生素 K 也可被人体吸收利用。

（三）与鉴别细菌有关的代谢产物

1. *色素*　某些细菌在一定条件下可产生色素，有助于鉴别细菌。其中有些溶于水，可使菌落及培养基着色，如铜绿假单胞菌产生的色素使培养基或感染的脓汁呈绿色；有些不溶于水，故只能使菌落本身着色，如金黄色葡萄球菌的色素。

2. *细菌素*　某些细菌产生的仅对近缘关系密切细菌有杀伤作用的一类抗菌蛋白，细菌素抗菌范围狭窄，主要用于细菌分型和流行病学调查。

3. *对糖的分解产物*　细菌分解糖可产生有机酸、醇类和气体等。不同细菌所含的酶类不同，代谢产物也不同，利用各种糖发酵试验检测细菌对糖的分解产物，可用于鉴别细菌。

任务二　细菌的遗传与变异

遗传（heredity）和变异（variation）是细菌的基本属性之一，细菌的基因决定了同种间的相似性及个体间的差异性。遗传是指亲代的特性可通过遗传物质传递给子代。变异是指子代与亲代之间出现的生物学特征差异。

一、常见的细菌变异现象

常见的细菌变异现象

（一）形态结构变异

细菌受环境因素影响（温度、酸碱度、化学药物），其大小、形态及结构均可发生变异，如 L 型变异、荚膜变异、鞭毛变异、芽孢变异等。

（二）菌落变异

细菌的菌落常见的有光滑型（S 型）和粗糙型（R 型）两种。S 型菌落表面光滑、湿润、边缘整齐，经人工培养基多次传代后，菌落表面变得粗糙、干燥有皱纹、边缘不整齐，即 R 型菌落。菌落由光滑型变为粗糙型即为 S-R 变异。

（三）毒力变异

细菌的毒力变异表现为毒力减弱或增强，如用于预防结核病卡介苗（BCG）为毒性减弱的代表；白喉棒杆菌被 β- 棒状噬菌体感染后获得了产生白喉毒素的能力，为细菌毒力增强的变异现象。

（四）耐药性变异

细菌对某种抗菌药物由敏感变成耐药的变异，有的细菌表现为同时对多种抗生素耐药，称为多重耐药。自抗菌药物使用至今，针对各种药物的耐药菌株逐年增多，如金黄色葡萄球菌对青霉素的耐药株目前已大于 95%，常见的耐药菌株还有结核分枝杆菌、志贺菌、链球菌等。

二、细菌遗传变异的物质基础

（一）细菌的染色体

细菌的染色体缺乏组蛋白，不是严格意义上的染色体组织。它是单一闭合环状的双螺旋 DNA 长链，在菌体内高度盘旋缠绕成丝团状。

（二）质粒

质粒是细菌染色体外的遗传物质，存在于细菌胞质中，为环状闭合的双链 DNA。大质粒含有几百个基因，小质粒仅含 20 ~ 30 个基因。质粒亦可携带遗传信息，可决定细菌的某些生物学特性。医学上重要的质粒有以下 4 种：

1. 致育质粒（F 质粒） 编码性菌毛。F^+ 质粒的细菌为雄性菌，F^- 质粒的细菌为雌性菌。F^+ 菌能通过性菌毛把某些遗传物质（R 质粒、F 质粒）以接合方式传递给 F^- 性菌，使其获得 F^+ 菌的某些遗传性状。

2. 耐药质粒（R 质粒） 决定细菌的耐药性。带有 R 质粒的细菌有大肠埃希菌、沙门菌、志贺菌等革兰阴性菌。

3. 细菌素质粒 编码各种细菌产生的细菌素。例如，Col 质粒（Col 因子）编码大肠埃希菌的大肠菌素。

4. 毒力质粒（Vi 质粒） 编码与细菌致病性有关的毒力因子，如致病性大肠埃希菌肠毒素、破伤风梭菌痉挛毒素、炭疽毒素、金黄色葡萄球菌的表皮剥脱毒素均由相应的毒力质粒编码产生。

（三）转位因子

转位因子是存在于细菌染色体或质粒 DNA 分子上一段特异性核苷酸序列。它能在 DNA 分子中移动，不断改变其在基因组中的位置，从一个基因组移到另一个基因组中。转位因子主要有以下 3 类。

1. 插入序列 是最小的转位因子，不携带任何已知信息，插入后与插入点附近的序列共同发挥作用。

2. 转座子 除携带与转位有关的基因外，还携带耐药基因、毒素基因及其他结构基因等。

3. 转座噬菌体 是具有转座功能的溶源性噬菌体。以前噬菌体的形式整合到细菌染色体上，能改变溶源性细菌的某些生物学性状。当前噬菌体从细菌染色体上脱离时，可携带邻近的细菌 DNA 片段，因而在细菌遗传物质转移过程中还可起载体作用。

（四）噬菌体

噬菌体是能感染细菌、真菌、放线菌、螺旋体等微生物的病毒。噬菌体必须在活菌内寄生，并具有严格的宿主特异性，如伤寒沙门菌噬菌体只能感染伤寒沙门菌，不能感染其他沙门菌，可用于细菌的分型与鉴定。

三、微生物变异在医学中的实际意义

（一）疾病诊断方面

由于细菌可以发生生物学性状等方面的变异，对临床鉴定造成困难。因此，除熟悉病原体的典型性状外，还要了解病原菌的变异现象和规律，作出正确的病原学诊断。

（二）检查致癌物质方面

一般认为基因突变是导致细胞恶性转化的重要原因。凡能诱导细菌突变的物质均为可疑致癌物。

（三）遗传工程方面

遗传工程的目的是人工对所需的目的基因进行分离剪裁，然后将目的基因与载体结合后，导入宿主细胞或细菌进行扩增，获得大量的目的基因，或通过宿主表达获得所需的基因产物。质粒与噬菌体都是较理想的基因载体。

任务三　细菌的人工培养

细菌的人工培养是根据细菌生长的繁殖条件和规律，采用人工培养的方法为细菌提供生长所必需的营养物质和适宜的生长环境，以此来使细菌生长繁殖的培养方法。人工培养对实验研究及传染病的诊断、治疗、预防等均具有重要意义。

一、培养基

培养基（culture medium）是由人工方法配置，将细菌（或真菌）所需的营养物质合理地配置成为细菌（或真菌）生长的基质。培养基种类繁多，通常根据用途和物理性状不同将其进行分类。按用途可分为基础培养基、营养培养基、增菌培养基、选择培养基、鉴别培养基、厌氧培养基等。按物理性状可分为液体培养基、固体培养基、半固体培养基。

（一）基础培养基

基础培养基能满足一般细菌生长繁殖的营养需要，如肉汤培养基，其成分是肉汤浸膏或肉汤、蛋白胨、氯化物、水等。

（二）营养培养基

营养培养基在基础培养基中加入葡萄糖、血液、血清、酵母浸膏等物质，供营养要求较高的细菌生长。

（三）增菌培养基

增菌培养基促使某些有特殊营养要求的细菌生长繁殖。在这种培养基上生长的是营养要求相同的细菌群。

（四）选择培养基

选择培养基利用不同细菌对某些化学物质敏感性不同，在培养基中加一定量的化学物质，抑制某些细菌的生长，利于另一些细菌的繁殖，从而筛出目的菌。

（五）鉴别培养基

鉴别培养基根据各种细菌分解糖和蛋白质的能力不同，在培养基中加入作用底物和指示剂，细菌在此类培养基中生长后，分解不同底物产生不同物质，用化学方法检测，从而达到鉴别细菌的目的。

（六）厌氧培养基

厌氧培养基是专供厌氧菌的分离、培养和鉴别用的无氧环境的培养基。常在培养基中加入还原剂以降低局部的氧化还原能力，并用石蜡或凡士林封口，隔绝空气，如庖肉培养基。

二、细菌在培养基中的生长现象

（一）液体培养基

1. 浑浊生长　大多数细菌为此现象。

2. 沉淀生长　少数链条状排列的细菌为此现象。

3. 表面生长　常形成菌膜，专性需氧菌为此生长现象（图 1-14）。

（二）固体培养基

通过划线接种的方式将细菌接种于固体培养基，由于划线的分散作用可使细菌彼此分开，经过培养即可形成菌落。菌落是指单个细菌在固体上生长繁殖而形成的肉眼可见的单一的细菌集团（图 1-15）。多个菌落融合在一起即为菌苔（图 1-15）。不同细菌形成的菌落特征不同，因此，使用固体培养基培养细菌有助于鉴别细菌。

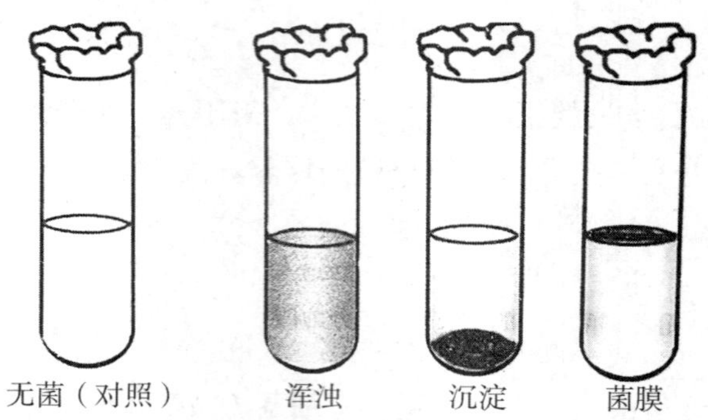

图 1-14　液体培养基中细菌的生长现象

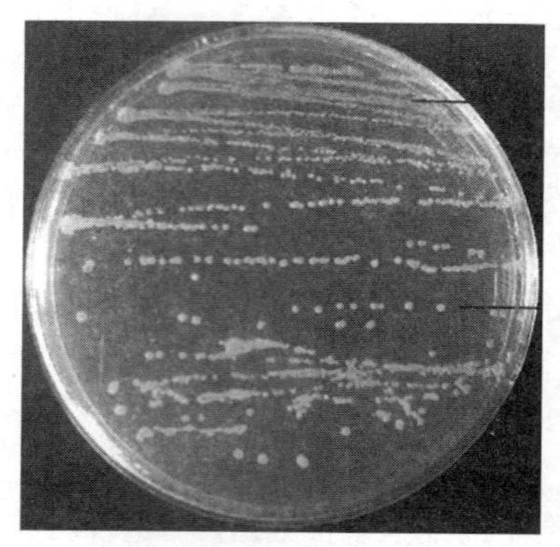

图 1-15　细菌的菌落与菌苔

细菌的菌落一般有 3 种类型。①光滑型菌落（smooth colony，S 型菌落）：菌落边缘整齐、表面平整、光滑、湿润，大多新分离细菌为此。②粗糙型菌落（rough colony，R 型菌落）：菌落边缘多不整齐，表面粗糙或有褶皱、干燥，如结核分枝杆菌等。③黏液型菌落（mucoid colony，M 型菌落）：菌落黏稠、有光泽，似水珠样，有厚荚膜或黏液层的细菌多见，如肺炎克雷伯菌等。

（三）半固体培养基

用穿刺接种法，将细菌接种在半固体培养基后，有鞭毛的细菌能沿穿刺线向四周扩散生长，使培养基呈云雾状或羽毛状，无鞭毛的细菌只能沿穿刺线生长，周围的培养基澄清透明。

课后习题

1. 大多数病原菌生长的最适温度为（　　）。

A. 28 ℃　　B. 30 ℃　　C.37 ℃

D. 32 ℃　　E. 39 ℃

2. 大多数病原菌生长的适宜 pH 为（　　）。

A. 6.5 ～ 6.8　　B. 7.2 ～ 7.6　　C. 8.2 ～ 8.6

D. 8.0 ～ 9.2　　E. 5.0 ～ 6.0

3. 细菌生长繁殖的主要方式是（　　）。

A. 二分裂　B. 有丝分裂　C. 孢子生殖

D. 复制　E. 出芽

4. 细菌代谢产物中与致病性无关的是（　　）。

A. 外毒素　B. 内毒素　C. 侵袭性酶

D. 热原质　E. 细菌素

5. 细菌的遗传物质包括（　　）。

A. 染色体、核糖体、噬菌体　B. 染色体、质粒、异染颗粒　C. 核质、核糖体、质粒

D. 核质、质粒、中介体　E. 染色体、质粒、噬菌体

6. 介导转导的物质是（　　）。

A. R 质粒　B. F 质粒　C. 噬菌体

D. Vi 质粒　E. 性菌毛

7. 下列编码耐药性质粒的是（　　）。

A. R 质粒　B. F 质粒　C. Col 质粒

D. Vi 质粒　E. K 质粒

8. 噬菌体属于（　　）。

A. 细菌　B. 真菌　C. 病毒

D. 支原体　E. 衣原体

9. S-R 变异是指（　　）。

A. 毒力变异　B. 鞭毛变异　C. 芽孢变异

D. 菌落变异　E. 抗原变异

10. 下列物质不属于细菌的合成代谢产物的是（　　）。

A. 色素　B. 细菌素　C. 热原质

D. 抗毒素　E. 抗生素

实训工单　细菌在培养基中的生长现象和细菌的接种

【实验目的】

了解细菌在培养基中的生长现象，描述平板分区划线法，斜面培养基、液体培养基和半固体培养基等各种培养基的接种方法。

【实验原理】

由于细菌种类不同，培养条件与生长菌落也不相同。接种是微生物学实验技术中最基础的操作，即把已获得的纯种微生物，在无菌条件下移植到新鲜的无菌培养基的过程。在微生物的菌种保藏、分离培养、鉴定菌种，以及形态、生理等研究中，都必须进行接种。

【实验用品】

（1）菌种：金黄色葡萄球菌、大肠埃希菌斜面菌种。

（2）培养基：液体培养基、半固体培养基和固体培养基（斜面培养基和琼脂平板等）。

（3）其他：接种环、接种针、涂布器、酒精灯等。

【实验步骤】

1. 接种工具

（1）接种针、接种环：由金属丝、金属柄和绝缘柄 3 部分组成（图 1-16）。接种针和接种环通常用酒精灯外焰烧灼灭菌。接种针用于穿刺接种，接种环用于固体、液体培养基的细菌接种。

（2）涂布器：用直径 0.5 cm 的玻璃棒烧灼弯曲而成（图 1-16）。用牛皮纸包扎后高压灭菌或蘸取无水乙醇后在火焰上灼烧。涂布器用于琼脂平板涂布接种细菌。

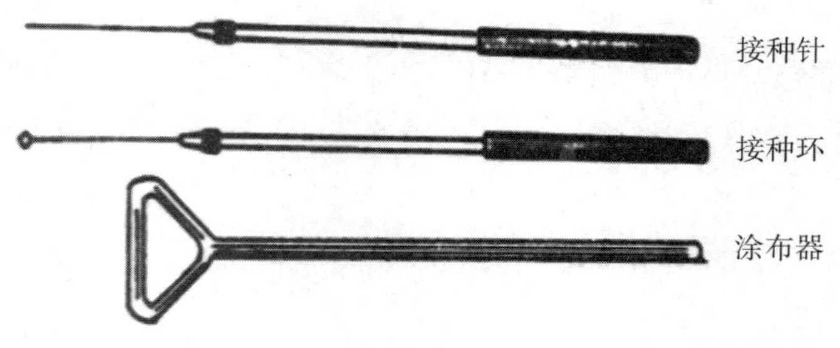

图 1-16　常用接种工具

2. 接种环境

为避免接种过程中标本中的细菌污染环境及环境中的细菌污染培养物，应在特定环境内接种细菌（特别是传染性强的病原微生物），常用的有生物安全柜或超净工作台等。

3. 接种方法

根据待检测标本的性质、培养目的和所用培养基的性质采用不同的接种方法。

（1）斜面接种法：主要用于纯菌移种，以进一步鉴定和保存菌种。

①点燃酒精灯，灯焰附近 1 ~ 2 cm 处为无菌区，因此在酒精灯火焰旁边进行无菌操作法接种，可避免杂菌污染。

②右手拿接种环，在酒精灯火焰外焰灼烧灭菌。凡需进入试管的杆部均应通过火焰灼热，以彻底灭菌。

③将菌种及接种用的斜面培养基(两支斜面试管)同时握在手中，中指位于两试管之间。管内斜面向上，

两试管口平齐，两管处于接近水平位置，用右手的小指、无名指及手掌，在火焰旁同时拔去两支试管的棉塞，并使管口在火焰上通过，以烧去管口的杂菌。随后把管口移至火焰旁 1 ～ 2 cm 处。

④将灭菌后的接种环伸入菌种管内，蘸取少量细菌，然后小心地将接种环从试管内抽出（注意不能让接种环触碰到管壁和管口）。取出后，迅速伸入新培养基管内，从斜面的底部向上先画一条直线，然后再由底向上作曲线划线，直至斜面顶部。注意不要把培养基划破，也不要把菌体沾在管壁上。此过程要求迅速、准确地完成。

⑤接种完毕，试管口须迅速通过火焰灭菌，在火焰旁塞入棉塞。

⑥将接种环灼烧灭菌后，放回原处，以免污染环境。

（2）液体接种法：将纯种微生物接入液体培养基的方法。在测定微生物生理特性、代谢产物以及进行扩大培养时，常需将菌种接种至液体培养基内培养。

①由斜面接入液体培养基中：其无菌操作过程与斜面接种法的步骤基本相同。但此时所拿的装有液体培养基的锥形瓶或试管不能放平，管口要略向上倾斜，以免培养液流出。在火焰旁拔出棉塞后，用接种环在固体斜面培养基上蘸取少许菌种，迅速移入液体培养基中，将接种环在液体表面与试管壁交界处轻轻摩擦几下即可。

某些不易产生孢子的放线菌或真菌，在培养基上由于菌丝交织生长形成皮膜培养物，用接种环不易挑起，可用接种铲或接种钩进行移接。

②菌液接入液体培养基中：用液体培养物进行转接时，其操作过程与斜面接种法基本相同。不同点在于要用无菌的移液管或微量移液器进行接种。用无菌的移液管或微量移液器从液体菌种中吸取一定量菌液（吸取量根据需要而定），接入液体培养基中。

接种完毕后，将试管管口灭菌加塞，放回试管架上。37 ℃恒温培养箱内培养 18 ～ 24 h 后，取出观察细菌的生长情况。

（3）穿刺接种：常用于半固体培养基的接种，以保存菌种或观察细菌的运动和生化反应。接种时，用灭菌后的接种针蘸取少量菌体，从培养基中心向下垂直穿刺接种，直至试管底部上方 5 mm 左右，不要穿透培养基，再沿原接种线退出接种针。切勿搅动以免接种线不整齐而影响观察，甚至造成空隙太大进入空气。

接种完毕，管口灭菌加塞，放入试管架，37 ℃下培养 18 ～ 24 h 后，取出观察细菌生长情况。

（4）平板分区划线法：可使标本中混杂的多种细菌分散成单个细菌，在培养基表面各自生长繁殖形成单个细菌集团，即菌落。

①连续划线分离法：将接和环灼烧灭菌，待冷却后刮取少许菌种或者标本，用左手持平板，以拇指和食指夹住皿盖两侧，其余 3 个手指托住皿底，拇指稍向上掀开一条缝隙，将开口置于酒精灯火焰旁 3 ～ 5 cm 处。右手把已取好菌的接种环迅速由缝隙伸入平板内，先在平板一端涂布，然后大幅度左右来回以密而不重复的曲线形式做连续划线接种，将整个平板布满曲线。划线完毕后，将平板进行标记，倒置在 37 ℃恒温培养箱中培养 18 ～ 24 h 后取出观察结果。

②分区划线分离法：用接种环取标本涂布于平板上，在培养基一侧做数次平行的或连续的密集划线。然后取出接种环烧灼，左手随即将皿盖合上。并将皿向右转 60°，再按上述方法做第二次划线。划线时接种环须通过第一次划过的一条或两条线，及时稀释第一次接种的细菌，密集划线后，再转动培养皿约 60°，灼烧接种环后做第三次划线，同法亦可做第四次划线。接种完毕，灼烧接种环，将皿倒置于 37 ℃下培养 18 ～ 24 h 后取出观察结果。

【实验总结】

实训名称	细菌在培养基中的生长现象和细菌的接种			
序号	评估项目	分值	实训要求	得分
1	实验准备	15	按实验要求完成实验用品准备	
2	完成情况	15	按时按要求完成实训任务	
3	掌握程度	25	掌握细菌在培养基的生长现象和细菌接种的基本操作	
4	实训记录	25	实验记录规范、完整	
5	团队合作	20	服从老师安排，能配合完成工作	
实验结果及分析：				

项目三　细菌的分布与消毒灭菌

任务一　细菌的分布

细菌广泛分布在自然环境中，土壤、水、空气和物体的表面以及与外界相通的腔道中，常有各种细菌和其他微生物存在。了解细菌的分布，充分认识它们与人类的关系，对建立无菌观念、严格无菌操作、预防医源性感染等有着重要意义。

一、在自然界的分布

土壤中的细菌种类繁多、数量巨大，因为土壤具备细菌生长繁殖的基本条件。水中微生物种类及数量因水源不同而异，一般地面水比地下水含菌数量多，并易被病原菌污染。空气中因缺乏细菌等微生物生长所必需的营养物质，且受日光照射和干燥的影响，只有抵抗力较强的细菌和真菌或细菌芽孢才能存留较长时间。

二、在人体中的分布

在正常人体的体表以及与外界相通的腔道黏膜上，存在着不同种类和数量的、正常情况下对人体有益无害的微生物群，其中细菌居多，称正常菌群，如皮肤的正常菌群为葡萄球菌、类白喉棒状杆菌、铜绿假单胞菌等。

1. *正常菌群的作用*　正常菌群不仅与人体保持平衡状态，而且菌群之间也相互制约，以维持相对的平衡。包括拮抗作用、营养作用、免疫作用及抗衰老和抗肿瘤作用。

2. *正常菌群的致病作用*　正常菌群在正常情况下对人体有益无害，但在某些特定条件下，正常菌群中的某些细菌也可致病，其被称为条件致病菌（或机会致病菌），条件致病菌引起的感染称机会感染，当寄居部位改变、机体免疫功能降低和菌群失调时使致机体致病。

任务二　细菌的消毒与灭菌

消毒与灭菌是指用物理或化学方法抑制微生物生长或杀死微生物，以防止其造成污染或引起感染性疾病的方法。医学上常用以下术语表示抑制或杀灭微生物的程度。

一、消毒灭菌的概念

1. *消毒（disinfection）*　是指用物理或化学方法杀灭物体上病原微生物的方法。用于消毒的化学药品称为消毒剂。

2. 灭菌（sterilization） 指杀灭物体上所有微生物及其芽孢的方法。

3. 防腐（antisepsis） 指防止或抑制微生物生长繁殖的方法。用于防腐的化学药品称为防腐剂。

4. 无菌（asepsis） 指物体上无活的微生物存在。物体无菌是灭菌的结果。

5. 无菌操作（aseptic technique） 是指防止微生物进入机体或物体的操作技术，又称为无菌技术，如外科手术、微生物学实验等均需无菌操作。

二、物理消毒灭菌法

物理消毒灭菌的因素有热力、辐射、滤过、干燥和低温等。

（一）热力灭菌法

热力灭菌主要利用高温使菌体蛋白变性或凝固，使酶失去活性，达到消毒或灭菌的目的。多数无芽孢细菌经 55 ~ 60 ℃高温作用 30 ~ 60 min 后死亡。湿热 80 ℃经 5 ~ 10 min 可杀死绝大部分细菌繁殖体和真菌。热力灭菌法分为干热灭菌和湿热灭菌两大类，在同一温度下，后者的效力比前者大。

1. 干热灭菌 通过脱水、干燥和大分子变性实现灭菌。

（1）干烤：利用烘箱加热至 160 ~ 170 ℃，2 h，可杀灭一切微生物，包括细菌的芽孢。适用于耐高温的玻璃器皿、瓷器、金属器械等的灭菌。

（2）焚烧：直接点燃或在焚烧炉内焚烧，是一种彻底的灭菌方法。适用于病理性废弃物品或动物尸体等。

（3）烧灼：直接用火焰灭菌，适用于微生物学实验室的接种环、试管口等。

2. 湿热灭菌 更易使细菌菌体蛋白凝固变性，湿热的蒸气有潜热效应存在，水由气态变为液态时放出大量潜热，可迅速提高被灭菌物体的温度，是最常用的物理消毒灭菌法。

（1）巴氏消毒法：由巴斯德创用而得名，是利用较低温度杀死液体中的病原菌或特定微生物，而不破坏物品中不耐热成分的消毒方法。一般为 61.1 ~ 62.8 ℃，30 min 或 71.7 ℃，15 ~ 30 s，现广泛采用后者，常用于牛奶和酒类等的消毒。

（2）煮沸消毒法：正常大气压下将水煮沸至 100 ℃，保持 5 min 可杀灭细菌的繁殖体，芽孢则需要保持 1 ~ 2 h 才可被杀灭。若在水中加 2% 碳酸钠，可提高沸点至 105 ℃，既可促进芽孢的杀灭，又可防止金属器皿生锈。该法常用于餐具、金属器皿、饮用水等的消毒。

（3）流动蒸气消毒法：利用蒸笼或阿诺蒸锅进行消毒，加热 15 ~ 30 min，可杀死细菌繁殖体，但常不能杀死细菌的芽孢。适用于不耐高温的食物、食具等的消毒。

（4）间歇灭菌法：利用反复多次的流动蒸气间歇加热以达到灭菌的目的。方法是将需要灭菌的物品置于流通蒸气灭菌器内，100 ℃加热 15 ~ 30 min，可杀死细菌繁殖体；取出后置于 37 ℃恒温培养箱过夜，使芽孢发育成繁殖体，于次日再加热一次，如此连续反复 3 次，可达到灭菌效果。主要适用于不耐高温的含糖、牛奶、血清等培养基的灭菌。

（5）高压蒸气灭菌法：是一种最常用、最有效的灭菌方法。该法是在密闭容器中使压力上升至 103.4 kPa（1.05 kg/cm^2），温度达到 121.3 ℃，维持 15 ~ 20 min，可杀死包括细菌芽孢在内的所有微生物。此法常用于一般手术器械、敷料、玻璃器皿、0.9% 氯化钠溶液（生理盐水）及一般培养基等耐高温、耐湿物品的灭菌。

（二）辐射杀菌法

1. 紫外线 波长 240 ~ 300 nm 的紫外线具有杀菌作用（包括日光中的紫外线），其中以 265 ~ 266 nm

最强，其杀菌原理是紫外线易被核蛋白吸收，使DNA的同一条螺旋体上相邻的碱基形成胸腺嘧啶二聚体，干扰DNA的转录复制，导致细菌变异或死亡。一般用于手术室、传染病房、无菌实验室的空气消毒，或用于不耐热物品的表面消毒。

2. *电离辐射* 包括高速电子、X射线和γ射线等。电离辐射具有较高的能量与穿透力，对各种细菌均有致死作用。其机制是干扰DNA合成、破坏细胞膜、引起酶系统紊乱，以及水分子经辐射后产生的游离基和新分子破坏微生物分子结构。一般用于一次性医用塑料制品的消毒；亦可用于食品、药品和生物制品的消毒灭菌，而不破坏其营养成分。

3. *微波* 是波长为1～1000 mm的电磁波，其杀菌机制是利用高频电场产生高频电磁场造成分子剧烈运动而产生热量，使微生物蛋白质凝固变性。可穿透玻璃、陶瓷和薄塑料等物质，但不能穿透金属表面。主要用于食品、非金属器械、检验室用品、食品用具、药杯等消毒。

（三）滤过除菌法

滤过除菌法是用物理阻留的方法除去液体或空气中的细菌、真菌，以达到无菌目的，所用的滤菌器含有微细小孔（0.22～0.45 μm），只允许小于孔径的物体如液体和空气通过，大于孔径的细菌等颗粒不能通过。主要用于一些不耐热的血清、抗毒素、药液、空气等的除菌，但一般不能除去病毒、支原体和L-型细菌。

（四）其他消毒灭菌法

1. *超声波杀菌法* 指用不被人耳所感受的高于20 kHz的声波进行灭菌。超声波可裂解多数细菌，目前主要用于器械物品的清洁和粉碎细胞。

2. *干燥法* 有些细菌抗干燥能力较差，在干燥的环境下，很快就会死亡，例如脑膜炎奈瑟菌、淋病奈瑟菌、霍乱弧菌、苍白密螺旋体等。一般用于保存食物。

3. *低温抑菌法* 低温状态下，细菌的新陈代谢减慢或停止，故常用于保存细菌菌种，冷冻真空干燥法是目前保存菌种的最好方法，一般可保存微生物数年至数十年。

三、化学消毒灭菌法

许多化学药物能影响细菌的分子组成、理化结构和生理活动，从而发挥防腐、消毒甚至灭菌的作用。化学消毒剂对细菌和人体都有毒性，故只能外用或用于环境的消毒。其作用机制是促进菌体蛋白质变性或凝固；干扰细菌的酶系统和代谢、损伤细菌的细胞膜而影响细菌的化学组成、物理结构和生理活动。

（一）消毒剂分类

根据化学消毒剂按其杀菌能力可分为三大类。

1. *高效消毒剂* 高效消毒剂可杀灭包括细菌芽孢在内的所有微生物。适用于不能耐受热力灭菌，但要进入人体内部的物品，如内镜、塑料外科器材等的消毒。如含氯消毒剂、过氧化物消毒剂、醛类消毒剂和环氧乙烷。

2. *中效消毒剂* 中效消毒剂不能杀灭细菌芽孢，但能杀灭细菌繁殖体（包括结核分枝杆菌）、真菌和大多数病毒。适用于纤维内镜、喉镜、阴道窥器、麻醉器材等，如含碘消毒剂和醇类消毒剂。

3. *低效消毒剂* 低效消毒剂可杀灭多数细菌繁殖体，但不能杀灭细菌芽孢、结核分枝杆菌及某些抵抗力较强的真菌和病毒，如季铵盐类消毒剂、氯己定和高锰酸钾。

（二）常用化学消毒剂的种类与用途

消毒剂种类很多，其性质、杀菌能力和作用机制各异，因此用途也就不同。使用时要根据不同的消毒对象选择消毒剂（表1-2）。

表 1-2　常用消毒剂的适用范围、剂量和作用时间

消毒剂	适用范围	剂量	作用时间
含氯消毒剂如漂白粉	饮水消毒	加有效氯含量 0.4%	≥ 30 min
次氯酸钠、二氯异氰尿酸钠	皮肤、物品表面、排泄污水	溶液有效氯含量 0.01% ~ 0.1%	10 ~ 30 min
过氧乙酸	皮肤、物品表面、空气	0.1% ~ 0.5%	10 ~ 30 min
过氧化氢	皮肤、物品表面、空气	3%	30 min
戊二醛	医疗器械	2%	≥ 4 h
乙醇	医疗器械、皮肤	70% ~ 75%	5 ~ 10 min
碘酊	皮肤、黏膜、物品表面	2% 碘（用 75% 乙醇溶液配置）	1 ~ 10 min
碘伏	皮肤、黏膜、物品表面	0.3% ~ 0.5% 有效碘溶液	10 ~ 30 min
苯扎溴铵（新洁尔灭）	皮肤、黏膜、物品表面	0.05% ~ 0.1% 溶液	10 ~ 30 min
氯己定	皮肤、黏膜、物品表面	0.02% ~ 0.05% 溶液	10 ~ 30 min
高锰酸钾	皮肤、黏膜、食（饮）具、蔬菜、水果	0.1% 溶液	10 ~ 30 min

知识链接

巴斯德用一个有长颈的圆底烧瓶装上肉汤，如果就这么放着，几天后肉汤便浑浊发臭了，用显微镜可以观察到里面长了许多细菌。如果把长长的瓶颈用火焰烧成弯曲状，虽然瓶口还是和外界相通，氧气可以自由出入，可是肉汤放置很长时间也不会变浑浊。如果把里面的肉汤从弯曲处往瓶口倾折，让液体接触瓶口，再让液体流回瓶中，几天后，液体又变浑发臭了。巴斯德这个实验充分说明，肉汤之所以变浑发臭，是因为肉汤里面的细菌繁殖所致，如果加热杀死了肉汤里面的细菌，又不让外面的细菌进去，肉汤就不会有细菌生长。液体和瓶口接触后，因为空气中的尘埃和细菌粘在瓶口，通过肉汤进入瓶内，所以几天后会变浑发臭。而且，烧瓶尽管有弯长的颈，可是瓶口是和外界相通的，空气可以自由进入，可以保证里面有氧气，所以不是没有氧气而使细菌不能生长。

直到 20 世纪 60 年代，在伦敦的一个研究所中，还一直保存着 19 世纪后期为否定自然发生论所用的一些陈年肉汤，它们在 70 年后依然清亮如故。巴斯德这个简单但是具有说服力的著名实验，证实了微生物只能从微生物产生而不能自然地从没有生命的物质发生。从此，人们开始认识到无菌操作的重要性。灭过菌的物质在适当保护下将保持无菌状态，除非有人去感染它。

课后习题

1. 下列不属于正常菌群生理意义的是（　　）。

A. 抗肿瘤作用　　B. 促进衰老　　C. 拮抗作用
D. 营养作用　　E. 免疫作用

2. 下列对“菌群失调”的解释正确是（　　）。

A. 细菌的致病力发生了改变　　B. 机体抵抗力降低的一种表现　　C. 正常菌群改变了寄居部位

D. 各菌群数量和比例发生变化　E. 自然界中细菌的分布发生紊乱

3. 下列对条件致病菌描述正确的是（　　）。

A. 正常时不存在于机体内的致病菌

B. 恢复期时患者排出的病原菌

C. 正常时存在体内而不引起疾病的病原菌

D. 从外部侵入，但尚未引起疾病的病原菌

E. 正常时存在体内而不引起疾病的细菌

4. 杀灭物体上病原微生物的方法称为（　　）。

A. 消毒　B. 灭菌　C. 无菌

D. 防腐　E. 无菌操作

5. 灭菌的含义是（　　）。

A. 杀死物体上的所有微生物　B. 没有活的微生物的意思　C. 杀死无芽孢菌

D. 防止和抑制微生物生长　E. 杀死物体上的病原微生物

6. 无菌的含义是（　　）。

A. 杀灭物体上的所有微生物　B. 杀灭物体上的病原微生物　C. 物体上无活的微生物存在

D. 杀死含芽孢的细菌　E. 抑制微生物生长繁殖

7. 杀灭细菌芽孢最常用和最有效的方法是（　　）。

A. 流动蒸气消毒法　B. 巴氏消毒法　C. 高压蒸气灭菌法

D. 间歇灭菌法　E. 煮沸法

8. 高压蒸气灭菌法的温度和时间是（　　）。

A. 100 ℃、10 ～ 20 min　B. 121.3 ℃、15 ～ 20 min　C. 80 ℃、5 ～ 10 min

D. 62 ℃、30 min　E. 71.7 ℃、15 ～ 30 min

9. 湿热灭菌法中效果最好而又最常用的方法是（　　）。

A. 巴氏消毒法　B. 煮沸法　C. 流动蒸气灭菌法

D. 间歇灭菌法　E. 高压蒸气灭菌法

10. 手术用品灭菌最常用的方法是（　　）。

A. 煮沸　B. 干烤灭菌　C. 流动蒸气灭菌

D. 高压蒸气灭菌　E. 超声波

实训工单　培养基的制备、细菌的消毒与灭菌

【实验目的】

描述培养基的制备原理及制备过程；认识到无菌的重要性。

【实验原理】

培养基是依据微生物生长发展需要，用不同组分的营养物质配制而成的营养基质。细菌的生长繁殖受多种因素影响，包括物理、化学及生物因素。

【实验用品】

1. 培养基制备时的用品

（1）溶液或试剂：牛肉膏、蛋白胨、氯化钠、琼脂、脱纤维羊血、1 mol/L 氢氧化钠、1 mol/L 盐酸。

（2）仪器或其他用具：电炉、试管、锥形瓶、烧杯、量筒、玻璃棒、天平、称量纸、牛角匙、pH 试纸、棉花、牛皮纸、记号笔、线绳、纱布、漏斗、漏斗架、胶管、止水夹等。

2. 细菌的消毒与灭菌时的用品

（1）菌种：枯草芽孢杆菌、大肠埃希菌、葡萄球菌。

（2）培养基：普通肉汤培养基、普通琼脂平板、普通琼脂斜面。

（3）其他试剂及用具：消毒锅、培养箱、无菌吸管、灭菌滤纸片、无菌棉签、无菌镊子、生理盐水、1% 苯扎溴铵、5% 苯酚、2% 戊二醛、2.5% 碘酒。

【实验步骤】

1. 培养基的制备

（1）普通肉汤培养基：在烧杯中加入 1000 mL 蒸馏水，按配方准确称取牛肉膏 3 g、蛋白胨 10 g、NaCl 5 g 使其充分混合。加热溶解后，校正 pH 至 7.4 ~ 7.6，分装于试管或者锥形瓶中，加塞包扎后高压蒸气灭菌，冷却后保存备用。一般作为基础培养基用，适用于营养要求一般的细菌增菌培养。

（2）普通琼脂培养基：将普通肉汤 100 mL、琼脂 20 g 混合，加热融化，调节 pH 后分装于试管或锥形瓶中，加塞包扎后灭菌，取出试管摆成斜面，待琼脂凝固后形成琼脂斜面；锥形瓶中的培养基冷却至 60 ℃左右，以无菌操作将培养基倾注于灭菌的培养皿内，凝固后即形成普通琼脂平板。该培养基供一般细菌培养用，也可作无糖基础培养基。

（3）半固体培养基：将 1000 mL 肉汤与 5 g 琼脂混合，加热融化后分装于小试管内，高压蒸气灭菌后取出直立待凝即可。此培养基可作观察细菌动力和保存菌种。

（4）血琼脂平板和巧克力培养基：将灭菌后的普通琼脂培养基加热溶化后，冷却至 50 ℃左右，以无菌操作加入 10% 的无菌脱纤维羊血（临用前置 37 ℃水浴预温 30 min），轻轻混匀（避免产生气泡），分装于无菌试管和培养皿内，凝固后即形成血琼脂斜面和血琼脂平板。若培养基的温度在 70 ~ 80 ℃时加入血液，并在 80 ℃水浴中摇匀 15 ~ 20 min，倾注平板后即成巧克力培养基。血琼脂平板用于分离培养和保存营养要求高的细菌，巧克力培养基主要用于分离培养奈瑟菌属、嗜血杆菌属等苛养菌。

2. 细菌的消毒与灭菌

（1）物理消毒灭菌法。

①煮沸消毒：以无菌吸管分别吸取大肠埃希菌、枯草芽孢杆菌肉汤培养物各 0.1 mL，分别加入 3 支肉汤管中。将接种不同细菌的肉汤管放入已煮沸的消毒锅内（锅内水面应超过管内液面），分别于 1 min、

5 min、10 min 后取出接种不同菌的肉汤管各 1 支，用自来水冲洗。将所有肉汤管放入培养箱，37 ℃ 培养 18 ~ 24 h，观察细菌生长情况。

②紫外线杀菌：用无菌接种环取 1 环大肠埃希菌斜面培养物，密集涂布于普通琼脂平板上。打开皿盖，置于紫外灯管垂直距离 1 m 处，直接照射紫外线 30 min。盖上皿盖，37 ℃ 培养 18 ~ 24 h，观察细菌生长情况。

③滤过除菌：用 5 mL 注射器，在无菌环境下，取大肠埃希菌肉汤培养物 2 mL。将注射器安装在已灭菌的针头式滤菌器的一端插入无菌小试管内，缓慢推进注射器，迫使菌液通过过滤膜孔流入小试管内。

④取滤前菌液和滤液各 0.1 mL，分别接种 2 支肉汤管。于 37 ℃ 培养 18 ~ 24 h，观察细菌生长情况。

（2）化学消毒法：用无菌吸管分别吸取葡萄球菌或大肠埃希菌肉汤培养物 0.1 mL，滴入琼脂平板的中央。用无菌棉签将菌液均匀涂在琼脂表面。待菌液干后，用无菌镊子夹取圆形滤纸片，分别浸于生理盐水、0.1% 的苯扎溴铵、2% 碘酒、5% 苯酚、2% 戊二醛中，将纸片与试管壁接触除去多余药液，轻轻贴在培养基表面，每个纸片的距离约为 2.5 cm。标记后，平板置培养箱 37 ℃ 培养 24 h，观察细菌生长情况。

【实验总结】

实训名称	培养基的制备、细菌的消毒与灭菌			
序号	评估项目	分值	实训要求	得分
1	实验准备	15	按实验要求完成实验用品准备	
2	完成情况	15	按时按要求完成实训任务	
3	掌握程度	25	掌握培养基的制备、细菌的消毒与灭菌的基本操作	
4	实训记录	25	实验记录规范、完整	
5	团队合作	20	服从老师安排，能配合完成工作	
实验结果及分析：				

项目四　细菌的致病性与细菌感染

任务一　细菌的致病性

细菌的致病性是指细菌能引起机体产生疾病的性质。不同病原菌致病程度不同，同一病原菌的致病程度也可随不同宿主而异。细菌致病的相关因素包括其本身的毒力强弱、侵入数量及侵入途径等。

一、细菌致病的因素

病原菌侵入机体能否致病，与细菌的毒力、侵入机体的数量、侵入门户、机体的免疫力、环境因素等密切相关。

（一）细菌的毒力

细菌致病性的强弱程度可用毒力（virulence）表示。细菌毒力是建立在一定物质基础上，与毒力相关的物质很多，通常被称为毒力因子，主要包括细菌的侵袭力和毒素（图 1-17）。

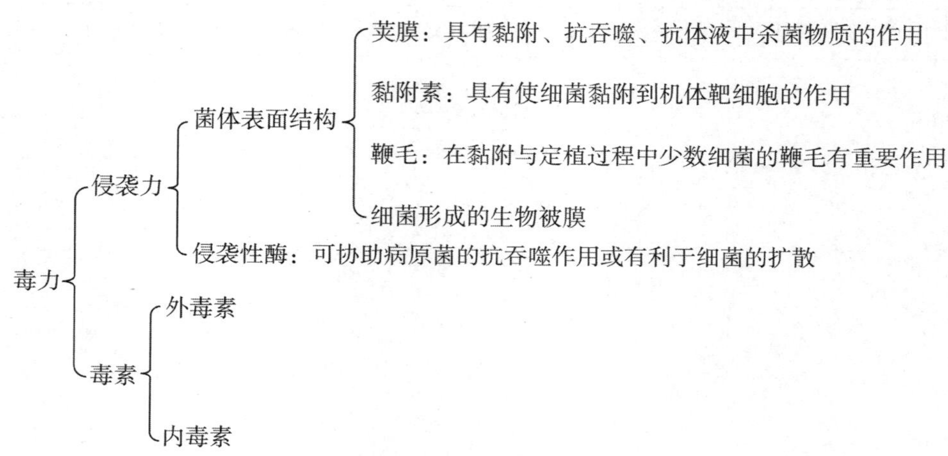

图 1-17　细菌毒力的影响因素

1. *侵袭力*　指病原菌突破宿主防御屏障，侵入机体，并在体内定植、繁殖和扩散的能力。构成侵袭力的主要物质有细菌的侵袭性酶类、荚膜、黏附素及其他表面结构物质。

（1）侵袭性胞外酶：许多在组织中繁殖起来的细菌可释放侵袭性胞外酶，有利于致病菌的抗吞噬作用并向周围组织扩散。例如，金黄色葡萄球菌产生的血浆凝固酶；A 群链球菌产生的透明质酸酶、链激酶、链道酶；淋病奈瑟菌、脑膜炎奈瑟菌、口腔链球菌、流感嗜血杆菌等产生的分泌型免疫球蛋白（secretory IgA，SIg A）的蛋白酶。

金黄色葡萄球菌的致病性

（2）荚膜：细菌的荚膜具有抵抗吞噬及阻挡杀菌物质的作用。肺炎链球菌、A 群和 C 群乙型溶血性链球菌、炭疽芽孢杆菌、鼠疫耶尔森菌、肺炎克雷伯菌及流感嗜血杆菌的荚膜是很重要的毒力因素。

（3）黏附素：病菌需要黏附定植于宿主皮肤、呼吸道、消化道和泌尿生殖等黏膜细胞表面，才能发挥其致病作用。黏附素是一类存在于细菌表面的与黏附有关的分子，可分为菌毛黏附素和非菌毛黏附素两大类。菌毛黏附素是存在于细菌菌毛顶端并与黏附有关的分子，如大肠埃希菌的菌毛黏附素和淋病奈瑟菌的菌毛黏附素。非菌毛黏附素是指存在于菌毛之外且与黏附有关的分子，如某些革兰阴性菌的外膜蛋白。

（4）其他表面物质：侵袭素（invasin）是一类由细菌基因编码的蛋白质，与细菌入侵宿主细胞并向周围细胞组织扩散息息相关。细菌生物被膜是由细菌及其所分泌的胞外多聚物（胞外多糖、蛋白质、DNA 等）附着在有生命或无生命材料表面而形成的膜状结构，是细菌的群体结构。

2. 毒素　按其来源、性质和作用的不同，可分为外毒素和内毒素两大类。

（1）外毒素：是细菌合成并分泌（或释放）的毒性蛋白质。主要由革兰阳性菌产生，如破伤风梭菌、肉毒梭菌、白喉棒状杆菌等。其共同特征为毒性强、选择性强、免疫原性强和稳定性差。外毒素根据作用机制不同，可分为神经毒素、细胞毒素和肠毒素，如表 1-3 所示。

表 1-3　外毒素的种类和作用机制

类型	细菌	外毒素	疾病	作用机制	症状和体征
神经毒素	破伤风梭菌	破伤风痉挛毒素	破伤风	阻断抑制性神经递质甘氨酸的释放	骨骼肌强直性痉挛
	肉毒梭菌	肉毒毒素	食物中毒	抑制胆碱能运动神经释放乙酰胆碱	肌肉松弛性麻痹
细胞毒素	白喉棒状杆菌	白喉毒素	白喉	灭活细胞内延伸因子（EF-2），抑制细胞蛋白质合成	肾上腺出血，心肌损伤，外周神经麻痹
	金黄色葡萄球菌	毒性休克综合征毒素 I	毒性休克综合征	增强对内毒素作用的敏感性	发热、皮疹、休克
	葡萄球菌	表皮剥脱毒素	烫伤样皮肤综合征	表皮与真皮脱离	表皮剥脱性病变
	A 群链球菌	制热外毒素	猩红热	破坏毛细血管内皮细胞	发热、猩红热皮疹
肠毒素	霍乱弧菌	肠毒素	霍乱	激活肠黏膜腺苷环化酶，增高细胞内环磷酸腺苷（cAMP）水平	水电解质平衡失调、腹泻、呕吐
	肠产毒性大肠埃希菌	肠毒素	腹泻	不耐热肠毒素使细胞内 cAMP 增高，耐热肠毒素则增高细胞内环磷酸鸟苷（cGMP）	呕吐、腹泻
	产气荚膜梭菌	肠毒素	食物中毒	同霍乱肠毒素	呕吐、腹泻
	金黄色葡萄球菌	肠毒素	食物中毒	作用于呕吐中枢	呕吐为主、腹泻

（2）内毒素：是革兰阴性菌细胞壁中的脂多糖成分，当菌体死亡后裂解释放出来。其分子构结由 O-特异性多糖、非特异核心多糖和脂质 A 三部分组成。

①内毒素的共同特征：耐热，加热 100 ℃，1 h 不被破坏，必须加热 160 ℃，经 2～4 h 或用强碱、强酸或强氧化剂煮沸 30 min 才能灭活；内毒素不能用甲醛脱毒制成类毒素，但能刺激机体产生具有中和内毒素活性的抗体；内毒素对组织细胞的选择性不强，不同革兰阴性菌的内毒素，引起的病理变化和临床症状大致相同。

②内毒素的生物学作用：发热反应，极少量内毒素注入人体就能引起发热反应，其作用机制为内毒素

作用于巨噬细胞、血管内皮细胞等，使之产生白细胞介素 IL-1、IL-6 和肿瘤坏死因子（TNF）-α 等细胞因子，这些细胞因子是内源性致热原，可作用于宿主下丘脑体温调节中枢，导致产热增加、微血管扩张、炎症反应等。白细胞反应，内毒素进入机体后，可使血液中白细胞数明显下降，约 2 h 后，白细胞数明显上升。但伤寒沙门菌内毒素例外，始终使血液循环中的白细胞总数减少。内毒素血症与内毒素休克，革兰阴性菌将大量内毒素释放入血液，可引发内毒素血症，严重时发生内毒素休克。外毒素与内毒素的主要区别如表 1-4 所示。

表 1-4　外毒素与内毒素的主要区别

毒素特征	外毒素	内毒素
来源	革兰阳性菌与部分革兰阴性菌	革兰阴性菌
存在部位	从活菌分泌出，少数为细菌裂解后释出	细胞壁组分，菌体裂解后释出
化学成分	蛋白质	脂多糖
热稳定效应	60 ～ 80 ℃，30 min 被破坏	160 ℃，2 ～ 4 h 被破坏
毒性作用	强，对组织器官有选择性毒害效应，引起特殊临床表现	较弱，各菌的毒性效应大致相同，引起发热、白细胞增多、微循环障碍、休克、弥散性血管内凝血（DIC）等全身反应
免疫原性	强，刺激机体产生抗毒素；甲醛液处理脱毒形成类毒素	弱；甲醛液处理不形成类毒素

（二）细菌侵入的数量

病原菌侵入机体造成感染，与细菌侵入数量有密切关系，有些病原菌毒力极强，极少量的侵入即可引起机体发病，如鼠疫耶尔森菌，有数个细菌侵入就可发生感染。对大多数病原菌而言，需要一定的数量才能引起感染，少量侵入易被机体防御功能清除。

（三）细菌侵入的部位

病原菌的侵入部位也与感染发生有密切关系，多数病原菌只有经过特定的门户侵入，并在特定部位定居繁殖，才能造成感染。例如，志贺菌必须经口侵入，定居于结肠内，才能引起疾病；而破伤风梭菌，只有经伤口侵入，于厌氧条件下，在局部组织生长繁殖，产生外毒素，才能引发疾病。

任务二　细菌性感染的发生、发展与结局

致病菌侵入机体，在感染的同时，又与机体的免疫力相互作用，双方力量的对比及变化，决定了感染的发生、发展与结局。

感染的来源途径与类型

一、感染的来源及传播途径

（一）感染的来源

1. 外源性感染　是指由来自宿主体外的病原菌所引起的感染。传染源主要包括传染病患者、恢复期患者、健康带菌者，以及病畜、带菌动物、媒介昆虫等。

2. 内源性感染　存在于体内的致病菌和条件致病菌在机体抵抗力下降时，活动或转移到其他正常组织和器官引起的感染称内源性感染。例如，长期使用广谱抗生素，使正常菌群失调，引起葡萄球菌性假膜性肠炎或外阴阴道假丝酵母菌病；肠道大肠埃希菌通过血行、淋巴转移引起泌尿系统感染等。

（二）感染的传播途径

1. 呼吸道感染　通过患者或带菌者咳嗽、打喷嚏、说话等，病原菌经飞沫或呼吸道分泌物散布到空气中并被他人吸入而感染，如结核病、流行性脑炎脊髓膜炎、白喉等传染性疾病。

2. 消化道感染　有些病原菌从消化道进入，又从消化道排出，进而污染食品、饮水等，再通过污染的食品、饮水等又传入新的宿主，构成“粪 - 口传播途径”，如大肠埃希菌、沙门菌属、志贺菌和霍乱弧菌等。

3. 皮肤黏膜感染　细菌经皮肤或黏膜的创伤、破损处感染，如皮肤化脓、烧伤后感染等。

4. 接触感染　病原菌通过人与人、人与动物直接或间接接触而感染，如淋病、布鲁菌病等。

5. 虫媒感染　病原菌以节肢动物为媒介而引起的感染，如鼠疫，传播媒介为跳蚤。

二、感染的类型

感染的发生、发展与结局，是宿主与病原菌在一定条件下相互作用和较量的过程。根据两者力量的对比，可以出现隐性感染、显性感染和带菌状态等不同感染类型和临床表现。

（一）隐性感染

当机体的抗感染免疫力较强，或侵入的病原菌数量较少、毒力较弱，感染后对机体损害较轻，不出现或出现不明显的临床症状，称为隐性感染或亚临床感染，宿主与病原菌在相互作用过程中暂时处于平衡状态。隐性感染可使机体获得特异性免疫力。

（二）显性感染

当机体抗感染免疫力较弱，或侵入的致病菌数量较多、毒力较强，以致机体的组织细胞受到不同程度的损害，生理功能也发生改变，并出现一系列临床症状和体征，称为显性感染。根据感染部位可分为局部感染和全身感染。

1. 局部感染　是指病原菌侵入机体后，在一定部位定居下来，生长繁殖，产生毒性物质，不断侵害机体的感染过程。这是由于机体动员了一切免疫功能，将入侵的病原菌限于局部，阻止其蔓延扩散。例如，化脓性球菌引起的疖、痈等。

2. 全身感染　机体与病原菌相互作用中，由于机体的免疫功能薄弱，不能将病原菌限于局部，以致病原菌及其毒素向周围扩散，侵入血流，引起全身感染。全身感染多为重症，常见有下列 4 种情况。

（1）毒血症：病原菌在局部生长繁殖过程中，细菌不侵入血流，但其产生的毒素进入血流，引起特殊的中毒症状，如白喉、破伤风等。

（2）菌血症：病原菌自局部病灶不断地侵入血流中，病原菌不能在血流中大量生长繁殖。例如，伤寒早期的菌血症、布鲁氏杆菌菌血症。

（3）脓毒血症：化脓性细菌引起败血症时，由于细菌随血流扩散，在全身多个器官（如肝、肺、肾等）引起多发性化脓病灶。例如，金黄色葡萄球菌严重感染时引起的脓毒血症。

（4）败血症：病原菌不断侵入血流，并在血流中大量繁殖，释放毒素，引起全身中毒症状，如不规则高热，有时有皮肤、黏膜出血点，肝、脾肿大等。

（三）带菌状态

有时致病菌在显性或隐性感染后并未立即消失，在体内继续留存一定时间，与机体免疫力处于相对平衡状态，称为带菌状态，该宿主称为带菌者。带菌者没有临床症状但经常会间歇排出病菌，是感染性疾病中重要的传染源。伤寒、白喉等病后常可出现带菌状态。

任务三　医院感染

医院感染是指住院患者或医务工作者在医院内获得的感染，包括在住院期间发生的感染和在医院内获得出院后发生的感染，但不包括入院前开始或入院时处于潜伏期的感染。

一、医院感染发生的危险因素

医院感染发生的原因多是易感人群相对集中，如老年人、婴幼儿、基础疾病患者、免疫功能损伤者；诊疗技术和侵入性检查的运用，如器官移植、大血管插管、血液乳化、留置导尿和气管切开术；医院是微生物汇集和扩散的场所，医院中可广泛存在病原微生物，包括空气、水、地面、物品和各种医疗设备等，增加了人与微生物的接触机会；抗生素的不合理应用、呼吸机的长期使用、外科手术的引流，以及住院时间过长均是医院感染的危险因素。

二、医院感染中微生物的特点

（一）条件致病菌占主导地位

引起医院感染的病原菌主要是条件致病菌，包括医院环境中的病原菌及患者体内的条件致病菌。

1. *细菌*　如葡萄球菌、大肠埃希菌、铜绿假单胞菌、肺炎克雷伯菌、肠球菌等。

2. *真菌*　如假丝酵母菌、隐球菌、曲霉菌、毛霉菌等。

3. *病毒*　如肝炎病毒、轮状病毒、巨噬细胞病毒、柯萨奇病毒等。

（二）常为耐药菌株

医院感染的细菌，大多数具有耐药性，有些还是多重耐药，如铜绿假单胞菌、白假丝酵母菌等。

（三）对理化因素有较强的抵抗力

引起医院感染的微生物由于生活条件特殊，如人体体表或与外界相通的腔道内，不仅生长条件变化很大，而且与其他细菌存在竞争，故其存活力和适应性均较强。

三、医院感染的预防与控制

预防和控制医院感染的关键措施是消毒灭菌、清洁、无菌技术、隔离和合理使用抗生素等。

（一）做好消毒灭菌

消毒灭菌是阻断微生物传播的有效方法，是预防医院感染的重要措施。因此加强手、空气、医疗器械物品及医院环境等的消毒尤为重要。在医院的常规诊疗中，严格执行无菌操作。

（二）采取适当的隔离措施

做好传染源隔离是预防致病性微生物在人群中传播而采取的保护性措施。同时对高度易感者采取保护性隔离，如对早产新生儿及免疫缺陷患者采取的隔离措施。

（三）合理使用抗生素

抗生素广泛应用于治疗各种感染性疾病，使手术感染、医院感染的概率显著下降。但同时抗生素的不合理使用也成了医院感染的重要原因。表现为细菌耐药性的广泛出现和感染微生物谱的变化，以致许多抗生素失去作用，甚至发生耐药菌的暴发流行。因此，控制医院感染必须科学合理地使用抗生素。

任务四　微生态平衡与失调

微生态平衡是微生态学中的核心问题，是历史进化过程中形成的正常微生物种群与其宿主在不同发育阶段的动态的生理性组合，这个组合是指在共同的宏观环境影响下，正常微生物群各级生态组织结构与其宿主体内、体表相应生态空间结构正常相互作用的生理性统一体，这个统一体的内部结构和存在状态就是微生态平衡。而一个健康的、自然发生的、可以再度组成的微群落状态遭到破坏或紊乱，就是微生态失调。微生物与其宿主宏观生物之间的微生态平衡与失调是可逆的。

一、微生态

（一）微生态系统

微生态系统是指在一定的空间结构内，正常微生物群以宿主组织及细胞代谢产物为环境，在长期进化过程中形成的能独立进行的物质、能量及信息相互交流的统一生物系统，包括正常微生物和宿主外的环境（组织、细胞、代谢产物）。

（二）微生态系统的结构

1. 宿主个体　动物或人体携带的正常微生物菌落。

2. 生态区　人或动物体表或体内腔道中许多部位相近，但性质有差异，并栖有不同微生物菌群的亚结构，如呼吸道系统、消化系统、口腔等部位，相应部位栖息的菌群称为呼吸道菌群、消化菌群和口腔菌群。

3. 生境　是次于生态区的结构系统，如口腔中的颊、舌、齿等，包括物理、化学和生物的内容。

4. 生态点　是生境的亚结构，如以舌为生境，舌尖、舌根等为生态点。不同部位的正常菌群并不相同。

5. 生态位　是比生境更为广泛的概念，不仅含有物理空间内容，还包括微生物作用以及这一空间与微生物作用的全部内容。在生态位内相异物种可以共存，相似物种产生激烈竞争。

二、微生态平衡的主要标志

1. 定位标志　指生态空间，即确定微生物菌群在宿主中存在的位置。同一种群，在原位是原籍菌，离开原位转移到其他部位称为移位，该种群对于移位器官而言，就是外籍菌。

2. 定性标志　是对微生物群落中各种群的分离和鉴定，即确定微生物群落的种类，包括细菌、真菌、支原体、立克次氏体、螺旋体及病毒。

3. 定量标志　是对生境内微生物总菌数和各群活菌数的测定。根据个群数值以及种群之间的比例关系同正常值比较才可以判断生态系统是否平衡。

对生物的定位、定性和定量检查是判定微生态平衡的 3 个方面，三者不是孤立的，而是同一事物在 3 个方面的反应。

三、微生态指标

在科学采样、分离培养、鉴定并经过生物学统计处理所得出的微生物种类与数量，即为该结构某一年龄阶段的一个生境的微生态指标，包括菌群密度、菌群多样性、优势菌和机体反应性。

（一）菌群密度

菌群密度是指标本中细菌分布、排列的密集度，结合标本的微生境容积的大小可以反映某生态区域中菌群总生物量的大小，分为 4 个级别。

Ⅰ级：每个视野中平均 1 ~ 9 个细菌（油镜）10^5 ~ 10^6 个 /mL。

Ⅱ级：每个视野中平均 10 ~ 99 个细菌（油镜）10^7 ~ 10^8 个 /mL。

Ⅲ级：每个视野中平均＞ 100 个细菌（油镜）10^9 ~ 10^{10}/mL。

Ⅳ级：凝集成团，每个视野中平均＞ 10^{10} 个 /mL。

（二）菌落多样性

菌落多样性是指某一菌群中所有细菌的种类。

Ⅰ级（+）：能辨别 1 ~ 3 种细菌。

Ⅱ级（++）：能辨别 4 ~ 6 种细菌。

Ⅲ级（+++）：能辨别 7 ~ 10 种细菌。

Ⅳ级（++++）：能辨别≥ 10 种细菌。

（三）优势菌

优势菌是指菌群中的生物量或密集度大的细菌，在很大程度上影响整个菌群的功能，并对宿主的生理、病理具有重要意义的菌群。

（四）机体反应性

有无白细胞、脓细胞渗出以及有无吞噬现象。

四、微生态失调

指正常微生物与其宿主之间的微生态平衡，在外环境影响下，由生理性组合转变为病理性组合的状态。微生态失调包括细菌与细菌间比例失调、细菌与宿主间的生态失调、细菌和宿主与外环境之间失调。

（一）影响微生态的因素

1. 外环境因素　如气候、中毒、营养因素引起的动物腹泻，与肠道菌群微生态失调有关。

2. 机体正常生理结构的破坏　如外科手术、消化道瘘管、肠炎、便秘等。

3. 使用免疫抑制治疗　机体接受刺激或同位素治疗导致免疫功能下降，可促进微生态失调。

4. 抗生素　使用抗生素引起的微生态失调。

5. 感染　感染引起微生态失调。

（二）微生态失调的防治

1. 保护厌氧菌　提高定植抗力。定植抗力是指宿主对致病菌在正常微生物群中定植和繁殖的抵抗力。受宿主因素和正常微生物群的双重影响，尤以后者更为重要。β- 内酰胺类、林可霉素类、红霉素、氯霉素、甲砜霉素、四环素等对厌氧菌有较强抗菌作用。

2. 免疫作用　提高免疫功能（特异性免疫）。

3. 营养调整　可根据代谢类型和菌群调整，如发酵型腹泻，限制碳水化合物饮食；志贺菌、沙门菌感染时，扶植大肠埃希菌抑制致病菌。

4. 抗生素使用　适量、窄谱、非口服用药。

课后习题

1. 病原菌致病性的强弱可用下列哪个选项表示？（　　）

A. 基本结构　B. 特殊结构　C. 毒力

D. 侵入门户　E. 侵入数量

2. 下列物质或结构不属于侵袭力的是（　　）。

A. 荚膜　B. 菌毛　C. 透明质酸酶

D. 毒素　E. 血浆凝固酶

3. 下列物质或结构中毒性强，具有选择性毒害作用的是（　　）。

A. 荚膜　B. 菌毛　C. 鞭毛

D. 内毒素　E. 外毒素

4. 能被甲醛脱毒后成为类毒素的物质是（　　）。

A. 外毒素　B. 内毒素　C. 透明质酸酶

D. 血浆凝固酶　E. 溶纤维蛋白酶

5. 只有在细菌死亡裂解后才能释放毒性作用的物质是（　　）。

A. 外毒素　B. 内毒素　C. 类毒素

D. 细菌素　E. 抗毒素

6. 可产生外毒素的细菌是（　　）。

A. 所有的革兰阳性菌

B. 所有的革兰阴性菌

C. 大多数革兰阳性菌和少数革兰阴性菌

D. 大多数革兰阴性菌和少数革兰阳性菌

E. 少数革兰阳性菌和少数革兰阴性菌

7. 内毒素不具有的毒性作用是（　　）。

A. 发热反应　B. 白细胞反应　C. 内毒素血症与内毒素休克

D. 对组织器官有选择性，引起特殊症状　E. DIC

8. 最危险的传染源的感染类型是（　　）。

A. 潜伏感染　B. 显性感染　C. 急性感染

D. 慢性感染　E. 带菌状态

9. 对某一传染性疾病缺乏特异性免疫力或免疫力低下的人称为（　　）。

A. 患者　B. 带菌者　C. 带毒者

D. 易感者　E. 带虫者

10. 致病菌由局部侵入血流，但未在血流中生长繁殖或极少量繁殖，只是短暂地经过，通过血液循环到达体内适宜部位引起的全身中毒症状称为（　　）。

A. 菌血症　B. 败血症　C. 毒血症

D. 脓毒血症　E. 内毒素血症

实训工单　内毒素的检测——鲎实验

【实验目的】

学习内毒素的检测方法。

【实验原理】

鲎是一种海洋节肢动物，血液中含有一种变形细胞，该细胞裂解物可与微量细菌内毒素起凝胶反应，这是由于细胞裂解物中的一种酶被细菌内毒素中脂多糖激活，使其形成凝胶。因此，可利用此反应检测内毒素，鲎试剂具有快速、简便、灵敏（可检测$<$ 10 ng/mL 的内毒素）等优点。

【实验用品】

鲎试剂（即鲎变形细胞裂解物，冷冻干燥制品装于安瓿瓶内），标准内毒素，1 mL 吸管，无菌无热原质生理盐水。

【实验步骤】

（1）打开鲎试剂安瓿瓶，加 0.1 mL 无菌无热原质生理盐水使之溶解。溶解后再加 0.1 mL 标准内毒素于安瓿瓶中。

（2）于另一支已溶解的鲎试剂中加 0.1 mL 无菌无热原质生理盐水作对照。

（3）轻轻摇匀后，垂直放在 37 ℃ 水浴箱中，1 h 后观察有无凝固现象，凝固为阳性，不凝固为阴性。

【实验总结】

实训名称	内毒素的检测——鲎实验			
序号	评估项目	分值	实训要求	得分
1	实验准备	15	按实验要求完成实验用品准备	
2	完成情况	15	按时按要求完成实训任务	
3	掌握程度	25	掌握内毒素的检测——鲎实验基本操作	
4	实训记录	25	实验记录规范、完整	
5	团队合作	20	服从老师安排，能配合完成工作	
实验结果及分析：				

学习主题二

细菌学各论

学习目标

知识目标

学习常见的葡萄球菌属、链球菌属、肺炎链球菌和奈瑟菌属的生物学性状与致病原理。

能力目标

掌握常见病原性球菌的主要生物学性状、致病物质及所致疾病；熟悉常见病原性球菌所致相关疾病的特异性防治原则；了解一般微生物学检查。

素质目标

培养学生对细菌学的具体认识，激发学生探索细菌生物学性状和致病原理的好奇心，培养学生自主学习，独立思考的能力。

思维导图

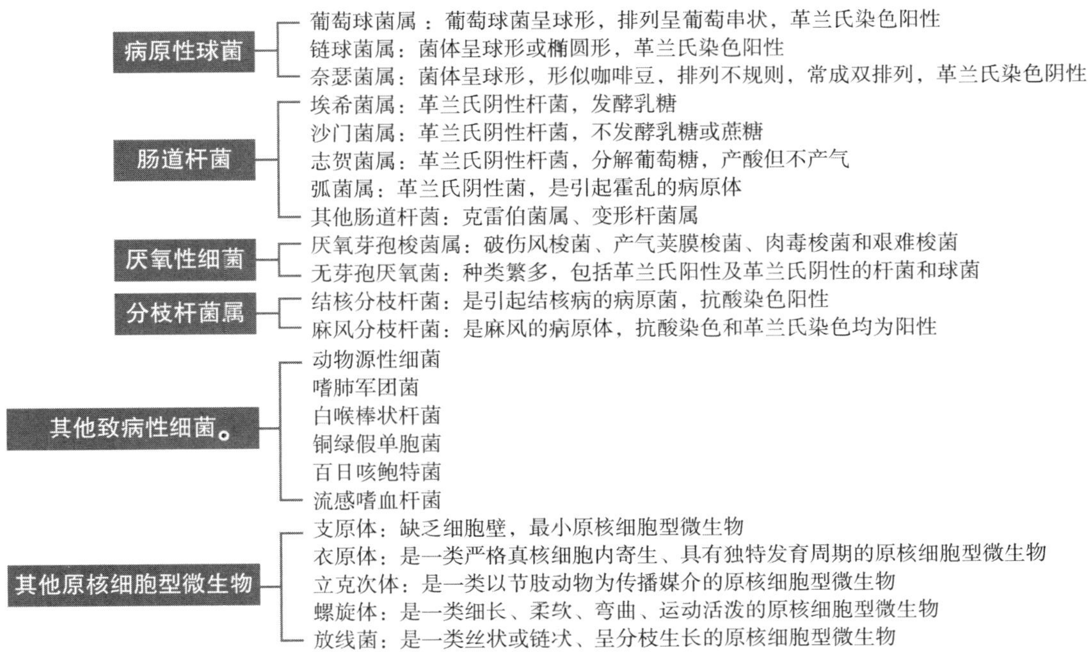

案例引入

患者，女，20 岁，入院前 2 周间歇性发热并有寒战，夜间体温 39～40 ℃，发热期间左腹股沟有疼痛、肿胀。伴纳差，恶心、呕吐，时有咳嗽。体检左腹股沟有 3 cm × 5 cm 肿块，肝、脾略肿大，腹部见玫瑰疹。血白细胞 1.5×10^9/L，中性粒细胞 70%，淋巴细胞 26%，单核细胞 4%。肝功正常，腹股沟穿刺获坏死性物质，伴巨噬细胞，血培养阴性，试验结果：TO 为 1∶320，TH 1∶320，PA 1∶40，PB1∶40。

思考：该患者很可能感染什么细菌，如何进一步确诊？

项目五　病原性球菌

任务一　葡萄球菌属

葡萄球菌广泛分布于自然界，例如空气、土壤、物品、人和动物体表及与外界相通的腔道中。本属细菌种类很多，大部分是不会致人疾病的腐物寄生菌及条件致病，菌如人体皮肤的正常菌群表皮葡萄球菌（*S.epidermidis*）。对人类致病的主要是金黄色葡萄球菌（*S.aureus*）。

一、生物学特性

（一）形态与染色

葡萄球菌呈球形，直径为 0.2 ~ 0.4 μm，典型者排列呈葡萄串状。在脓汁或液体培养基中可呈双球或短链状排列；革兰染色阳性，但随菌龄衰老、死亡，某些菌体可染成革兰阴性。葡萄球菌无鞭毛、不能运动、无芽孢，幼龄菌可见荚膜（图 2-1）。

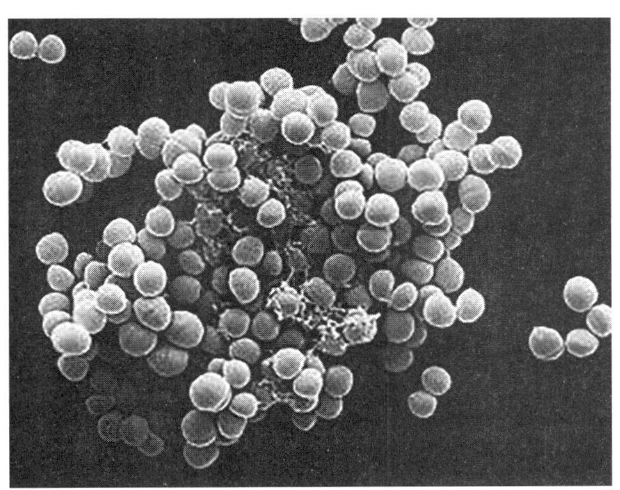

图 2-1　葡萄球菌

（二）培养特性与生化反应

需氧或兼性厌氧，营养要求不高，在普通培养基中，37 ℃即可生长，最适 pH 为 7.4。在普通琼脂平板上可形成直径 1 ~ 2 mm、圆形、光滑、隆起、湿润、边缘整齐、不透明的菌落。在肉汤培养基中 37 ℃孵育 24 h 后呈均匀浑浊生长，管底稍有沉淀（图 2-2）。

（三）抗原

种类多，结构复杂，已发现的抗原大于 30 种，其化学组成有多糖抗原、蛋白质抗原和细胞壁成分抗原，其中以葡萄球菌 A 蛋白（Staphylococcal protein A，SPA）尤为重要。大于 90% 的金黄色葡萄球菌具有此抗原，SPA 存在于细菌细胞壁的表面，能与人和多种动物的免疫球蛋白（Ig）G 的 Fc 段发生非特异性结合，与吞噬细胞争夺抗体的 Fc 段，从而降低抗体的调理吞噬作用。

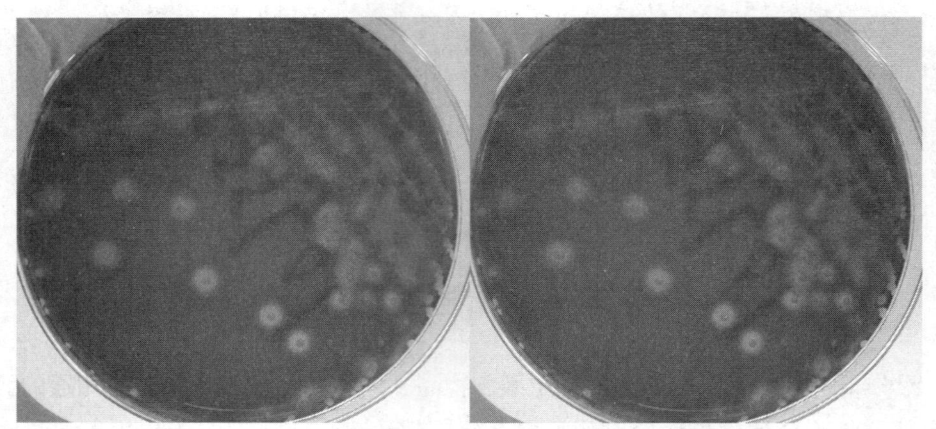

图 2-2　金黄色葡糖球菌菌落

（四）分类

根据其色素、生化反应等不同可将葡萄球菌分为金黄色葡萄球菌、表皮葡萄球菌和腐生葡萄球菌 3 种（表 2-1）。

表 2-1　3 种葡萄球菌的主要生物学性状比较

性状	金黄色葡萄球菌	表皮葡萄球菌	腐生葡萄球菌
色素	金黄色	白色	金黄色、柠檬黄色或白色
凝固酶	+	–	–
溶血素	+	–	–
致病性	强	弱或无	无
杀白细胞素	+	–	–
SPA	+	–	–

（五）抵抗力

金黄色葡萄球菌对外界理化因素的抵抗力较强。在干燥的脓汁或痰液中可存活 2 ~ 3 个月；加热 60 ℃，1 h 或 80 ℃，30 min 才能将其杀死；耐盐，于 100 ~ 150 g/L NaCl 培养基中仍能繁殖。对龙胆紫敏感，对青霉素、金霉素、红霉素、庆大霉素敏感，但易产生抗药性。目前金黄色葡萄球菌对青霉素的耐药株大于 90%，给临床治疗带来一定困难。

二、致病性与免疫性

（一）致病物质

1. *血浆凝固酶*　多数致病菌株能产生凝固酶，该酶使加有抗凝剂的人或兔血浆凝固，可作为鉴定致病性葡萄球菌的重要指标。

2. *葡萄球菌溶素*　为外毒素，有 α、β、γ、δ、ε 五种，对人有致病作用的主要是 α 溶血素，对多种哺乳动物红细胞有溶血作用，对白细胞、血小板等也有损伤作用。在血琼脂平板上菌落周围出现溶血环。

3. *杀白细胞素*　有损伤中性粒细胞、巨噬细胞，增强细菌侵袭力的作用。

4. *表皮剥脱毒素*　约 50% 金黄色葡萄球菌可产生表皮剥脱毒素，其能裂解表皮组织的棘状颗粒，使表皮与真皮脱离，引起葡萄球菌烫伤样皮肤综合征。

5. *肠毒素* 是一组热稳定的可溶性蛋白质，可抵抗胃肠液中蛋白酶的水解作用。

6. *毒性休克综合征毒素-1*（toxic shock syndrome toxin-1，TSST-1） 引起毒性休克综合征。TSST-1是金黄色葡萄球菌分泌的一种外毒素，可引起机体发热、休克及脱屑性皮疹。

（二）所致疾病

1. *化脓性感染* 以脓肿形成为主的各种化脓性疾病，一般发生在皮肤组织，严重时发生在器官或波及全身，如疖、痈、毛囊炎、气管炎、肺炎、脓胸、败血症、脓毒血症等。

2. *毒素性疾病* 一般由金黄色葡萄球菌产生的相关外毒素引起，如食物中毒、烫伤样皮肤综合征、毒性休克综合征等。

（三）免疫性

人类对葡萄球菌有一定的天然免疫力。只有当皮肤黏膜受伤后，或患有慢性消耗性疾病如结核病、糖尿病、肿瘤等以及其他病原体感染导致宿主免疫力降低时，才易引起葡萄球菌感染。

三、微生物学检查与防治原则

初步诊断可依据病情脓汁、血液、脑脊液、尿液和骨髓穿刺液等做标本涂片镜检。脓汁标本可直接接种于血琼脂平板，血液标本需增菌培养后再接种血琼脂平板，分离培养挑选可疑菌落行涂片革兰染色镜检，并做血浆凝固酶试验。注意个人卫生，及时对皮肤创口进行消毒处理，预防医院内交叉感染，严格执行无菌操作。治疗时应根据药物敏感试验结果进行治疗，严禁滥用抗菌药物。

任务二 链球菌属

链球菌属（*Streptococcus*）细菌是化脓性球菌中的另一类常见的革兰阳性球菌。目前有69个种和亚种，广泛分布于自然界、人及动物粪便和健康人的鼻咽部，大多数为正常菌群，并不致病。其中一些致病性链球菌可引起人类多种感染及链球菌超敏反应性疾病，最常见的有肺炎链球菌。

一、生物学特性

（一）形态与染色

菌体呈球形或椭圆形，直径为0.5～1 μm，呈链状排列，临床标本及固体培养基中以短链或成对多见，液体培养基中呈长链，无芽孢，无鞭毛，有菌毛样物质（M蛋白）。幼龄菌可形成荚膜，随后消失。革兰染色阳性，老龄菌或在吞噬细胞内的菌体呈革兰染色阴性（图2-3）。

（二）培养特性和生化反应

链球菌营养要求高，培养基中需加入血液、血清、葡萄糖或腹水等营养物质才能良好生长。最适生长温度为37 ℃。最适pH为7.4～7.6；多数为兼性厌氧或需氧菌。在血琼脂平板上培养24 h，可形成灰白、光滑、透明、边缘整齐、直径为0.5～0.75 mm的细小菌落。不同种类的链球菌，可形成不同的溶血环。在血清及肉汤中呈沉淀生长。

链球菌能分解葡萄糖，产酸不产气。对乳糖、甘露醇的分解因菌株不同而异。一般不分解菊糖，不被胆汁溶解，对奥普托欣不敏感。

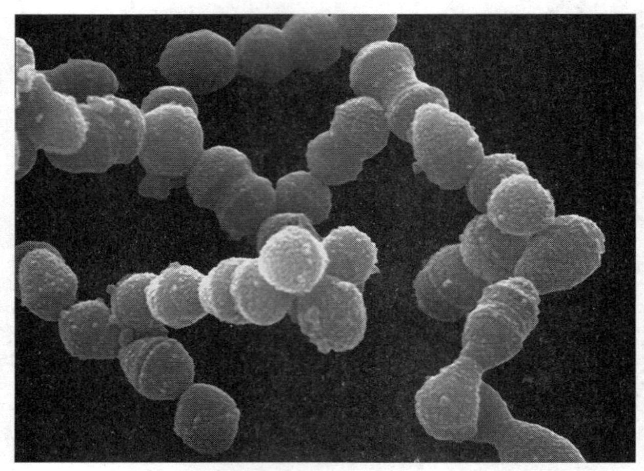

图 2-3　链球菌

（三）抗原构造

抗原构造较复杂，主要有以下 3 种。

1. *蛋白抗原*　即 P 抗原，无特异性，各类链球菌相同。

2. *多糖抗原*　即 C 抗原，存在于细胞壁，有群特异性。

3. *蛋白质抗原*　又称为表面抗原，位于 C 抗原外层，有型特异性，分 M、T、R、S 四种，其中 M 蛋白与致病性有关。

（四）分类

1. *溶血现象分类*　链球菌在血琼脂平板培养基上生长繁殖后，按是否产生溶血及其溶血性质分为 3 类。分别是甲型溶血性链球菌（草绿色链球菌）、乙型溶血性链球菌（溶血性链球菌）和丙型溶血性链球菌（不溶血性链球菌）。

2. *抗原结构分类*　根据链球菌细胞壁多糖成分（C 抗原）的不同，可将其分为 A ~ H、K ~ V 20 个群，致病的链球菌菌株 90% 左右属 A 群，其他群少见。

（五）抵抗力

抵抗力较弱，60 ℃，30 min 即被杀死，对一般消毒剂敏感，乙型溶血性链球菌对青霉素、红霉素、磺胺类药敏感，一般不易产生耐药性。

二、肺炎链球菌

肺炎链球菌（*S.pneumoniae*）常寄居于正常人鼻咽腔中，多数不致病，仅少数有致病力，可引起大叶性肺炎、中耳炎、鼻窦炎等。

（一）肺炎链球菌的形态与染色

肺炎链球菌为革兰阳性球菌，菌体呈矛头状，直径为 0.5 ~ 1.5 μm，常成双排列，钝端相对。在痰、脓汁中亦有单个或短链状排列（图 2-4）；无鞭毛，无芽孢。有毒菌株在机体内形成荚膜，人工培养后其荚膜逐渐消失。

（二）肺炎链球菌的培养与生化反应

肺炎链球菌营养要求高，须在含血液或血清的培养基上才能生长。兼性厌氧，在血琼脂平板上生长的菌落细小，圆形、光滑、扁平、透明或半透明，菌落周围有狭窄的草绿色溶血环。细菌在繁殖过程中可产生自溶酶，因此，培养 48 h 后的菌落常因部分自溶使中央凹陷呈脐状；在液体培养基中呈浑浊生长（图 2-5）。

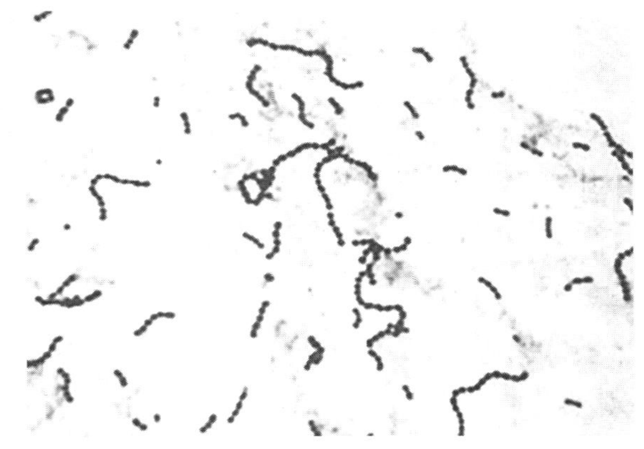

图 2-4　肺炎链球菌

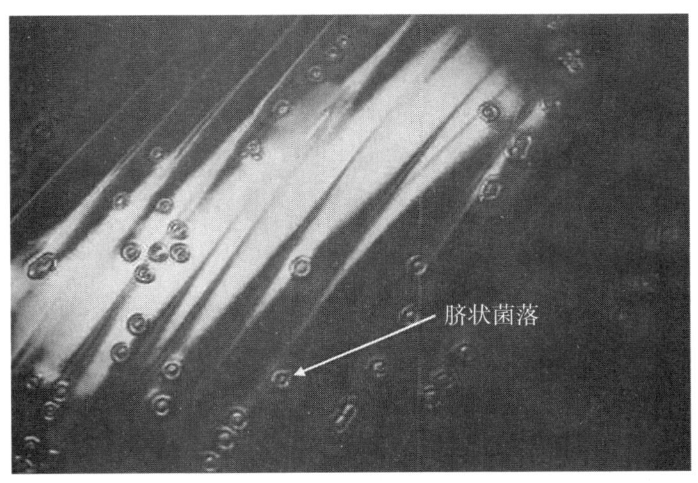

图 2-5　肺炎链球菌菌落形态

（三）肺炎链球菌的抗原构造

按荚膜多糖抗原不同，可分 84 个血清型，用 1、2、3…表示，某些型还可分为若干亚型。肺炎链球菌细胞壁中有一种特异性 C 多糖，在钙离子存在时，可与血清中的 C 反应蛋白结合，故常用肺炎链球菌 C 多糖测定 C 反应蛋白，对活动性风湿热及急性炎症疾病的辅助诊断有一定意义。

（四）肺炎链球菌的抵抗力

肺炎链球菌对理化因素抵抗力较弱。有荚膜株抗干燥力较强，在无阳光照射的干痰中可存活 1～2 个月。对青霉素、红霉素、林可霉素等敏感，但也有耐药株出现。

（五）肺炎链球菌的致病性与免疫性

荚膜是肺炎链球菌的主要致病因素，本菌一旦失去荚膜就失去致病力。荚膜有抗吞噬作用，保护细菌侵入人体后迅速繁殖而致病。主要引起大叶性肺炎，其次是支气管炎。咳出铁锈色痰，含有大量细菌。感染后可建立较牢固的型特异性免疫，故同型病菌的二次感染少见。

三、致病性与免疫性

（一）致病物质

链球菌有较强的侵袭力，除胞壁成分外，产生多种外毒素和胞外酶。

1. *侵袭物质*　① M 蛋白是 A 族链球菌细胞壁中的蛋白质成分，可穿过荚膜延伸至菌体表面成为菌毛。

含M蛋白的链球菌有抗吞噬和抵抗体内杀菌物质的作用，增强细菌的侵袭力。②透明质酸酶是可溶解细胞间质及细菌荚膜中的透明质酸酶，使细菌在组织中易于扩散，从而加强细菌的致病力。③链激酶是一种激酶，能使血液中的纤维蛋白酶原转化成纤维蛋白酶，即可溶解血块或阻止血浆凝固，有利于细菌在组织中扩散。此酶耐热，加热到100 ℃，50 min仍可保持活性。④链道酶是DNA酶，能降解脓液中的黏性DNA，使脓液稀薄，有利于细菌扩散。

2. 外毒素　①溶血毒素由乙型溶血性链球菌产生，有溶解红细胞，杀死白细胞及毒害心脏的作用，主要有链球菌溶血素O（SLO）和链球菌溶血素S（SLS）两种。②致热外毒素，曾称“红疹毒素”主要是A群链球菌产生的一种外毒素，是引起猩红热的主要毒素。该毒素由毒性蛋白和非毒性蛋白两部分组成，耐热，需要96 ℃，45 min才能完全灭活。有A、B、C三个血清型。

（二）所致疾病

A群链球菌引起的感染占人类链球菌感染性疾病的90%，其传染源为患者和带菌者。引起的人类疾病大致可分为化脓性、中毒性（猩红热）、超敏反应性疾病3类。

1. 急性化脓性炎症　一般经皮肤伤口感染，化脓病灶与周围组织界限不清，脓汁稀薄、带血色。可引起丹毒、脓皮病、蜂窝织炎、痈等。当机体抵抗力低下时，细菌易侵入血流引起败血症。

2. 猩红热　是能产生链球菌致热外毒素（即红疹毒素）的A群链球菌所致的急性呼吸道传染病，经呼吸道传染。临床特征为发热、咽峡炎、全身弥漫性鲜红色皮疹和疹退后明显脱屑，少数患者由于变态反应出现心、肾、关节损害。

3. 超敏反应性疾病　链球菌感染后引起的超敏反应性疾病如风湿热和急性肾小球肾炎等。

（三）免疫性

人体感染链球菌后，可获得一定的免疫力，主要是抗M蛋白抗体。一般可维持1～2年，有的甚至持续10～30年，主要是增强吞噬细胞的吞噬功能。猩红热后能建立牢固的同型抗毒素免疫。

四、微生物学检查与防治原则

根据疾病采取不同的标本，如脓汁、咽拭子、血液等，进行镜检和分离培养与鉴定。通过血清学检查进行进一步诊断，如抗链球菌溶血素“O”试验（抗“O”）和血清中补体总量和C3成分含量测定。积极治疗和隔离患者和带菌者，以减少传染源。对医院中被污染的空气、医疗器械、敷料应进行严格消毒。对于急性咽峡炎或扁桃体炎的患者应采取彻底治疗，防止风湿热及急性肾小球肾炎的发生。

任务三　奈瑟菌属

奈瑟菌属（*Neisseria*）是一群革兰阴性双球菌，常成双排列，对人致病的主要有脑膜炎奈瑟菌和淋病奈瑟菌两种。

一、脑膜炎奈瑟菌

（一）生物学特性

1. 形态与染色　脑膜炎奈瑟菌为革兰阴性球菌，呈肾形或豆形，排列不规则，两菌接触面平坦或略向内凹陷。菌体直径为0.6～0.8 μm（图2-6）。在患者脑脊液标本中的脑膜炎奈瑟菌，形态典型，多位于中性粒细胞内。从患者脑脊液或鼻咽部新分离的菌株有荚膜和菌毛。本菌无鞭毛，不形成芽孢。

2. 培养特性　脑膜炎奈瑟菌对营养要求高，需要在含有血清、血液等培养基中方能生长，常用巧克力培养基培养。此菌在5%CO_2和pH为7.4～7.6的环境中，生长更好。35～37 ℃培养24 h后形成直径1.0～1.5 mm的无色、圆形、光滑、透明，似露滴状的菌落。在血琼脂平板上不溶血。在血清肉汤中呈浑浊状态生长。

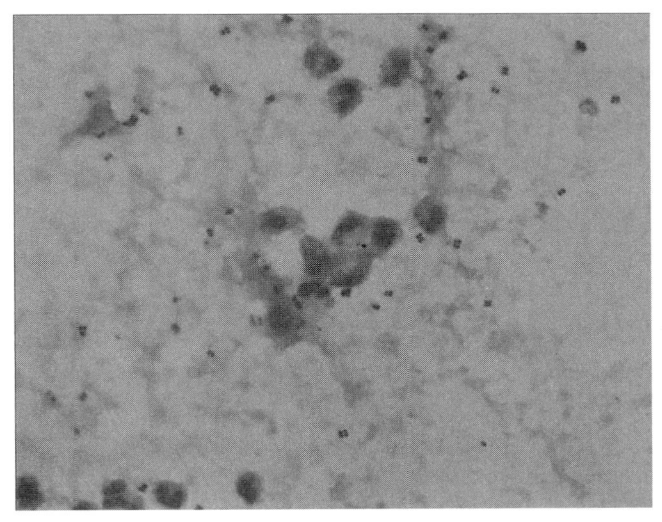

图 2-6　脑膜炎奈瑟菌镜下形态

3. 抗原构造与分类　脑膜炎奈瑟菌的主要表层抗原有3种，分别是荚膜多糖群特异性抗原、外膜蛋白型特异性抗原和脂寡糖抗原。按荚膜多糖抗原的不同，可将该菌分为A、B、C等至少12个血清型，我国有11个血清型，无2群。致病者以A、B、C（我国以A）群为主。

4. 抵抗力　对理化性因素抵抗力弱，尤其是对热、干燥、寒冷较敏感，室温中3 h即死亡。

（二）致病性与免疫性

1. 致病物质　脑膜炎奈瑟菌的致病物质主要是荚膜、菌毛、内毒素和脂寡糖，其中脂寡糖是主要致病物质。

2. 所致疾病　脑膜炎奈瑟菌是流脑的病原菌，人类是其唯一易感宿主，一般表现为普通型、暴发性和慢性败血症型。细菌到达中枢神经系统主要侵犯脑脊髓膜，患者产生剧烈头痛、喷射状呕吐、颈项强直等脑膜刺激症状及脑脊液的变化。严重者有微循环障碍、DIC、肾上腺出血，导致脓毒症休克，预后不良。

3. 免疫性　人类可从正常寄居于鼻咽部的、不致病脑膜炎奈瑟菌间的交叉抗原获得一定的免疫性。6个月大的婴儿可通过母体获得抗体，产生自然被动免疫。

（三）微生物学检查与防治原则

采送标本必须注意保温，防止干燥和日光照射，迅速送检。最好是床边接种。脑脊液沉渣或瘀斑渗出液涂片直接镜检，分离培养。早期隔离治疗，可通过注射多糖疫苗进行预防，密切接触者可服用磺胺类等药物进行预防。

二、淋病奈瑟菌

淋病奈瑟菌（*N.gonorrhoeae*）是淋病的病原体。

（一）生物学形态

1. 形态染色　似脑膜炎奈瑟菌。脓汁标本中，淋病奈瑟菌常位于中性粒细胞内，慢性淋病时多在细胞外。淋病奈瑟菌无鞭毛、无芽孢、有菌毛，部分菌株有荚膜。

2. 培养特性　专性需氧，常用巧克力培养基培养，其菌落为灰白色、半透明、圆形、光滑、小而致密、直径为 0.5 ~ 1.0 mm。只分解葡萄糖，产酸不产气，不分解其他糖类（图 2-7、图 2-8）。

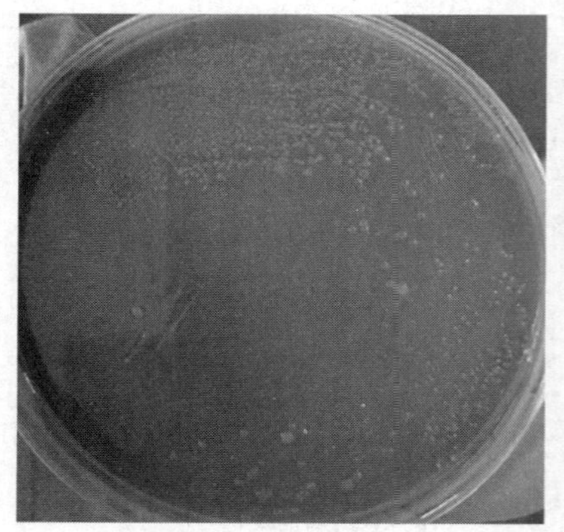

图 2-7　淋病奈瑟菌血琼脂平板培养 24 h

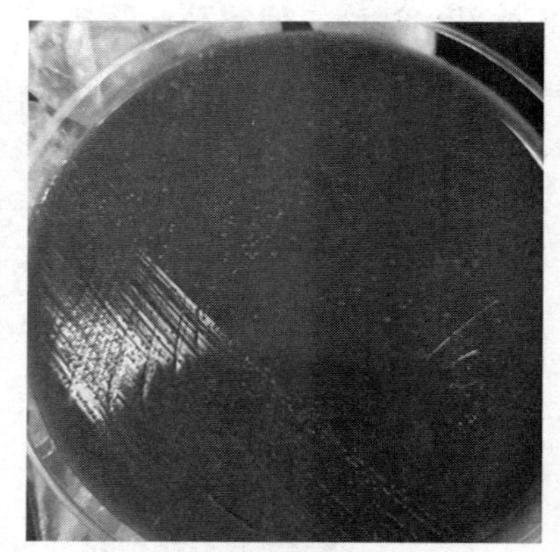

图 2-8　淋病奈瑟菌巧克力培养基培养 24 h

3. 抗原构造与分型　包括菌毛蛋白抗原、脂寡糖抗原和外膜蛋白抗原 3 类。

4. 抵抗力　抵抗力弱，对干燥、寒冷、热及常用消毒剂敏感。

（二）致病性与免疫性

1. 致病物质　包括荚膜、菌毛、IgA1 蛋白酶及内毒素。

2. 所致疾病　人类是淋病奈瑟菌的唯一宿主，传播途径是性传播，男性多表现为尿道炎、前列腺炎及附睾炎，女性多表现为阴道炎、子宫颈炎，甚至可发展为盆腔炎。

3. 免疫性　人类对淋病奈瑟菌的感染无天然抵抗力。多数患者可以自愈；并出现特异性 IgM、IgG 和 SIgA 抗体，但免疫不持久，再感染和慢性患者较普遍存在。

（三）微生物学检查与防治原则

取泌尿生殖道脓性分泌物或子宫颈口表面分泌物直接涂片，革兰染色后镜检。另外，可将标本接种于巧克力培养基培养、鉴定，也可用免疫荧光法和 SPA 协同凝集试验等快速诊断法检测淋病奈瑟菌。淋病是一种性传播疾病，大力开展性病知识宣传教育是预防淋病的重要环节。

课后习题

1. 葡萄球菌引起化脓性炎症，其脓汁黏稠、局限，与下列哪种因素有关？（　　）

A. 溶菌素　　B. 杀白细胞素　　C. 血浆凝固酶

D. 透明质酸酶　　E. 链激酶

2. 葡萄球菌溶素对人类有致病作用的主要是（　　）。

A. α　　B. β　　C. γ

D. δ　　E. ε

3. 葡萄球菌肠毒素的主要作用机制是（　　）。

A. 直接损伤肠黏膜细胞，导致腹泻

B. 直接损伤胃黏膜细胞，导致呕吐

C. 直接毒害中枢神经系统，引起昏迷

D. 通过刺激呕吐中枢而导致呕吐

E. 直接毒害肠黏膜血管，导致出血性肠炎

4. 引起亚急性心内膜炎常见的细菌是（　　）。

A. 甲型溶血性链球菌　　B. 乙型溶血性链球菌　　C. 金黄色葡萄球菌

D. 肺炎链球菌　　E. 脑膜炎奈瑟菌

5. 各型链球菌中，致病力最强的是（　　）。

A. 甲型溶血性链球菌　　B. 乙型溶血性链球菌　　C. 丙型溶血性链球菌

D. A 群链球菌　　E. C 群链球菌

6. 测定 SLO 抗体，可协助诊断（　　）。

A. 风湿热　　B. 肠热症　　C. 类风湿性关节炎

D. 猩红热　　E. 红斑性狼疮

7. 链球菌分类的依据是（　　）。

A. 形态特征　　B. 菌落特征　　C. 生化反应

D. 溶血性　　E. 致病性

8. 脑脊液离心后取沉淀物涂片染色，镜检发现中性粒细胞内外有革兰阴性双球菌，该患者可诊断为（　　）。

A. 结核性脑膜炎　　B. 流行性乙型脑炎　　C. 流行性脑炎脊髓膜炎

D. 新生隐球菌性脑膜炎　　E. 脱髓鞘脑脊髓膜炎

9. 脑膜炎奈瑟菌主要的致病物质是（　　）。

A. 外毒素　　B. 内毒素　　C. 自溶酶

D. 溶素　　E. 杀白细胞素

10. 肺炎链球菌致病与否主要依赖于（　　）。

A. 内毒素　　B. 外毒素　　C. 侵袭性酶类

D. 荚膜　　E. 芽孢

实训工单　病原性球菌的形态及血浆凝固酶试验

【实验目的】

（1）认识葡萄球菌的生物学特性。

（2）能够鉴别葡萄球菌有无致病性。

【实验原理】

葡萄球菌的菌体形态、大小、排列方式和染色极为典型，故可以从细菌的菌落形态、生化反应、毒素的产生及血清学鉴定结果对其进行鉴定。

血浆凝固酶是能使含有柠檬酸钠或肝素抗凝剂的人或兔的血浆发生凝固的酶类物质。致病性葡萄球菌大多能产生血浆凝固酶，非致病葡萄球菌不产生此酶。

【实验用品】

（1）葡萄球菌的革兰染色标本片。

（2）金黄色葡萄球菌、表皮葡萄球菌 24 h 血琼脂平板培养物。

（3）新鲜家兔血浆、生理盐水等。

【实验步骤】

（1）油镜观察葡萄球菌的革兰染色标本。注意菌体形态、排列方式及染色性。

（2）观察金黄色葡萄球菌、表皮葡萄球菌在血琼脂平板上的菌落特点。重点观察菌落的颜色（金黄色、白色或柠檬黄色）及有无溶血性（表皮葡萄球菌菌落周围无溶血环，为不溶血）。

（3）血浆凝固酶实验（玻片法）：取生理盐水两滴，分别滴于洁净载玻片的两端。再以无菌接种环分别挑取金黄色葡萄球菌和表皮葡萄球菌培养物少许，各置于生理盐水滴内，制成均匀的细菌悬液，观察有无自凝现象。如无自凝则可于每滴细菌悬液内加入兔血浆各一滴，混匀。若出现颗粒状凝集即为阳性；若如不立即发生凝集，可稍待 1～2 min，并轻轻摇动玻片，若仍无凝集时为阴性（结果：含表皮葡萄球菌的血浆均匀浑浊，为阴性；含金黄色葡萄球菌的血浆发生凝固，为阳性）。

【实验总结】

实训名称	病原性球菌的形态及血浆凝固酶试验			
序号	评估项目	分值	实训要求	得分
1	实验准备	15	按实验要求完成实验用品准备	
2	完成情况	15	按时按要求完成实训任务	
3	掌握程度	25	掌握病原性球菌的形态及血浆凝固酶试验的基本操作	
4	实训记录	25	实验记录规范、完整	
5	团队合作	20	服从老师安排，能配合完成工作	
实验结果及分析：				

项目六　肠道杆菌

任务一　概　述

肠道杆菌常寄生在人体及动物的肠道内，是一群生物学性状相似的革兰阴性杆菌。大多数为正常菌群，但在宿主免疫力低下，或细菌侵入肠道以外的部位时，可成为条件致病菌引起疾病。肠道杆菌属于肠杆菌科，种类繁多，依据生化反应、抗原构造以及DNA同源性等进行分类，目前确定的有44个属，170多个种，尽管种属复杂，但该科经常引起人类感染的种却不到30个，其中与医学有关的包括埃希菌属、志贺菌属、沙门菌属、克雷伯菌属、肠杆菌属、变形杆菌属、耶尔森菌属（图2-9）。

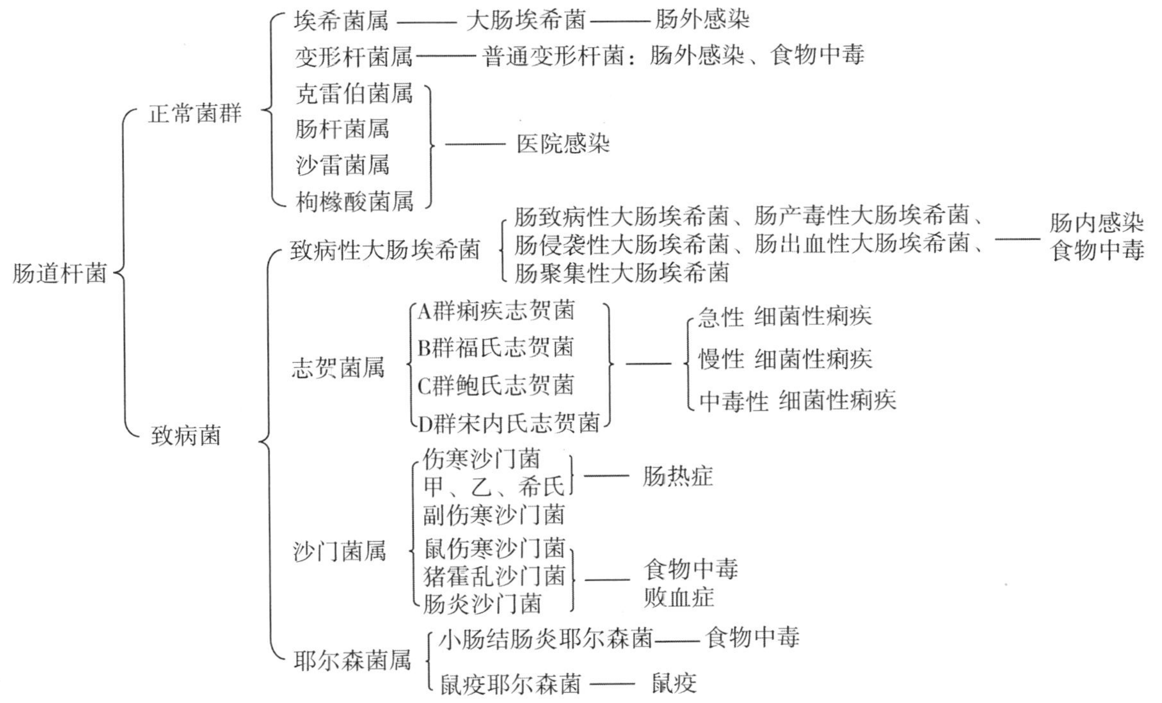

图2-9　肠道杆菌的正常菌群与致病菌分类

一、肠道杆菌共同的形态与结构

肠道杆菌多为（0.3～1.0）μm×（1～6）μm的革兰阴性杆菌，无芽孢，大多有菌毛和周质鞭毛，少数有荚膜。

二、培养特性

需氧或兼性厌氧菌，营养要求不高，在普通培养基上生长良好，可形成中等大小、湿润、光滑型菌落。有些菌在血琼脂平板上出现β溶血环，在液体培养基中呈均匀浑浊生长。

三、生化反应

细菌的生化反应是鉴别肠道杆菌的重要试验，常用的有吲哚（I）、甲基红（M）、二乙酰（VP）、枸橼酸盐利用（C）4 种试验，合称为 IMViC 试验。在 SS 琼脂培养基上致病菌多不能分解乳糖，形成无色菌落。

四、抗原构造

肠道杆菌的抗原构造比较复杂，主要有菌体（O）抗原、鞭毛（H）抗原和荚膜抗原 3 种。O 抗原存在于细胞壁脂多糖的最外层，具有种属特异，耐热，100 ℃不被破坏。细菌若失去 O 抗原，菌落由光滑型（S）转变为粗糙型（R），为 S-R 变异。H 抗原不耐热，60 ℃，30 min 即被破坏，其特异性取决于多肽链上氨基酸的排列顺序和空间构型；失去鞭毛后 O 抗原外露，其菌落为 H-O 变异。微荚膜或包膜抗原为多糖类物质，不耐热，60 ℃，30 min 可被去除；位于 O 抗原外围，可阻止 O 抗原和相应抗体的凝集现象。重要的有大肠埃希菌 K 抗原、克雷伯菌表面（K）抗原、伤寒沙门菌 Vi 抗原等。

五、抵抗力

因无芽孢，对理化因素抵抗力不强。60 ℃，30 min 即死亡。易被一般化学消毒剂杀灭，常用于氯消毒饮用水。

六、变异

易出现变异菌株。可自发突变，也可经转导、接合或转换等方式转移遗传物质而发生变异。最常见的是耐药性变异，此外，常有毒素产生、生化反应、抗原性等特性的改变。

任务二　埃希菌属

大肠埃希菌（*E.coli*）为埃希菌属（*Escherichia*）的代表菌。一般不致病，为人和动物肠道中的常居菌，在一定条件下可引起肠道外感染。某些血清型菌株的致病性强，可引起腹泻。

一、生物学特性

（一）形态与染色

大小为（0.4 ~ 0.7）μm ×（1 ~ 3）μm 的革兰阴性杆菌，无芽孢。大多数菌株有周身鞭毛，有普通菌毛与性菌毛。

（二）培养特性与生化反应

兼性厌氧，在液体培养基中呈均匀浑浊生长。在血琼脂平板上形成有色、直径为 2 ~ 3 mm 的光滑型菌落（图 2-10）。能发酵葡萄糖、乳糖等多种糖类，产酸产气，发酵乳糖是区别埃希菌与沙门菌属、志贺菌属重要特点；其 IMViC 试验结果为（++−−）。

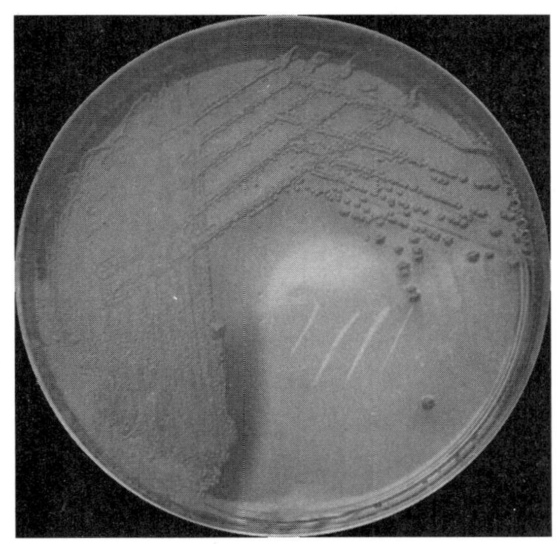

图 2-10　大肠埃希菌菌落形态

（三）抗原构造

大肠埃希菌有 O、H 和 K 三种抗原，是血清学分型的基础。O 抗原超过 170 种。与其他属细菌可有交叉，某些型别 O 抗原与腹泻和泌尿道感染密切相关。H 抗原超过 56 种，与其他肠道菌基本无交叉反应。K 抗原有 100 多种，分为 L、A、B 三种类型。

（四）抵抗力

大肠埃希菌对热的抵抗力较其他肠道杆菌强，55 ℃加热 60 min 或 60 ℃加热 15 min 仍有部分细菌存活。在自然界的水中可存活数周至数月，在温度较低的粪便中存活更久，对磺胺类、链霉素、氯霉素等敏感，但易产生耐药性。

二、致病性

（一）致病物质

大肠埃希菌的主要致病物质包括黏附素、外毒素、内毒素、荚膜、载铁蛋白等。

1. 黏附素　黏附素能使细菌紧密黏着在泌尿道和肠道的上皮细胞上，其特点是特异性高。

2. 外毒素　大肠埃希菌能产生多种外毒素，包括志贺毒素Ⅰ和Ⅱ、耐热肠毒素（ST）、不耐热肠毒素（LT）和 α 溶血素等，其中 α 溶血素在尿路致病性大肠埃希菌致病中有重要作用。

（二）所致疾病

1. 肠外感染　大肠埃希菌在肠内一般不致病，当细菌侵入肠外组织时，可引起化脓性炎症和其他疾病，以化脓性感染和泌尿道感染最为常见，如腹膜炎、阑尾炎、尿道炎、膀胱炎、肾盂肾炎。在新生儿和老年人或免疫力低下的人可致败血症、新生儿脑膜炎等。

2. 胃肠炎　某些大肠埃希菌可引起急性腹泻，按其致病机制可分为肠产毒性、肠侵袭性、肠致病性、肠出血性和肠聚集性。

（1）肠产毒性大肠埃希菌（enterotoxigenic *E.coli*，ETEC）：是导致婴幼儿和旅行者腹泻的主要病菌，在污染的水源和食物中传播，人与人不传播，临床症状为水样便。该菌株的致病物质主要是肠毒素和定居因子，内毒素 LPS 和 K 抗原也参与致病。

（2）肠侵袭性大肠埃希菌（enteroinvasive *E.coli*，EIEC）：导致较大儿童和成人腹泻的主要病菌，临床症状为发热、腹痛、腹泻、脓血便及里急后重等。其不产生肠毒素，依靠侵袭结肠黏膜上皮细胞内生长繁殖，产生内毒素破坏细胞，形成炎症和溃疡，导致腹泻。

（3）肠致病性大肠埃希菌（enteropathogenic *E.coli*，EPEC）：导致婴幼儿腹泻的主要病菌，严重者可致死。临床症状为水样便，恶心、呕吐、发热等。其不产生肠毒素，病菌黏附于小肠上皮细胞，破坏刷状缘，使机体微绒毛萎缩、上皮细胞排列紊乱和功能受损，造成严重水样腹泻。

（4）肠出血性大肠埃希菌（enterohemorrhagic *E.coli*，EHEC）：出血性结肠炎和溶血性尿毒综合征的致病菌，临床表现为水样便，继以大量出血，剧烈腹痛，低热，可并发血小板减少性紫癜。该菌能产生志贺样毒素，依靠菌毛黏附于回肠、盲肠和结肠上皮细胞，释放毒素，引起出血性结肠炎。轻者可为轻度水泻至伴剧烈腹痛的血便。少数 10 岁患儿可并发急性肾衰竭、血小板减少、溶血性贫血的溶血性尿毒综合征。牛是 EHEC 的主要宿主。

（5）肠聚集性大肠埃希菌（enteroaggregative *E.coli*，EAEC）：导致婴儿持续性腹泻的主要病菌，临床表现为持续性腹泻，伴脱水，偶有血便。该菌经菌毛黏附肠黏膜，在其表面聚集形成砖块状排列，可产生肠集聚耐热肠毒素（EAST）。

三、微生物学检查与防治原则

（一）检查

1. 标本　肠外感染取中段尿、血液、脓液、脑脊液等；胃肠炎则取粪便。

2. 分离培养与鉴定　粪便标本直接接种于肠道杆菌选择培养基。血液需先经肉汤增菌，再转种血琼脂平板；其他标本可同时接种血琼脂平板和选择培养基。37 ℃孵育 18～24 h 后，观察菌落并涂片染色镜检。采用一系列生化反应进行鉴定。

3. 卫生细菌学检查　大肠埃希菌不断随粪便排出体外，污染周围环境和水源、食品等。取样检查时，样品中大肠埃希菌越多，表示样品被粪便污染越严重；因此，卫生细菌学以“大肠菌群数”作为饮水、食品等粪便污染的指标之一。我国《生活饮用水卫生标准》（GB 5749—2022）规定，在 100 mL 饮用水中不应检出大肠菌群。

（二）防治原则

在肠产毒性大肠埃希菌的免疫预防研究中，发现其菌毛抗原在自然感染和人工自动免疫中是一种关键性抗原。治疗可选用庆大霉素、阿米卡星（丁胺卡那霉素）等。

任务三　沙门菌属

沙门菌属（*Salmonella*）是肠杆菌科中另一大群寄居于人类和动物肠道中的生化反应和抗原构造相似的革兰阴性杆菌。目前，沙门菌属细菌的血清型已达2500 多种，仅少数沙门菌如伤寒、甲型副伤寒、肖氏和希氏等沙门菌对人致病，此外猪霍乱、鼠伤寒、肠炎等沙门菌对人和动物均能致病。

一、生物学特性

（一）形态与染色

大小为（0.6～1）μm×（2～3）μm；绝大多数有周身鞭毛，无荚膜、芽孢，多数有菌毛。

（二）培养特性与生化反应

兼性厌氧菌，营养要求不高，在普通琼脂平板上可生长，在SS琼脂选择鉴别培养基上形成中等大小、无色、半透明的S型菌落。不发酵乳糖或蔗糖，除伤寒沙门菌产酸不产气外，其他沙门菌均产酸产气。各类型沙门菌的生化特性均有不同（表2-2）。

表2-2　主要沙门菌的生化特性

菌名	葡萄糖	乳糖	枸橼酸盐利用	吲哚	甲基红
伤寒沙门菌	+	−	−	−	+
甲型副伤寒沙门菌	⊕	−	−	−	+
肖氏沙门菌	⊕	−	+/−	−	+
希氏沙门菌	⊕	−	+	−	+
鼠伤寒沙门菌	⊕	−	+	−	+
猪霍乱沙门菌	⊕	−	+	−	+
肠炎沙门菌	⊕	−	−	−	+

注：⊕表示产酸产气；+表示阳性或产酸；−表示阴性。

（三）抗原构造

沙门菌属细菌主要有O和H两种抗原，少数菌中尚有一种表面抗原，功能上与大肠埃希菌的K抗原相似。一般认为它与毒力（virulence）有关，故称Vi抗原（表2-3）。

表2-3　常见沙门杆菌的抗原成分

组	菌名	O抗原	H抗原	
			第Ⅰ相	第Ⅱ相
A	甲型副伤寒沙门菌	1，2，12	a	—
B	肖氏沙门菌	1，4，5，12	b	1，2
	鼠伤寒沙门菌	1，4，5，12	i	1，2
C	希氏沙门菌	6，7，Vi	c	1，5
	猪霍乱沙门菌	6，7	c	1，5
D	伤寒沙门菌	9，12，Vi	d	—
	肠炎沙门菌	1，9，12	g，m	—

沙门菌O抗原为细菌细胞壁脂多糖中特异性多糖部分，性质较稳定，能耐100 ℃，2 h。每个沙门菌血清型含一种或多种O抗原，将相同抗原分为一组，致病的沙门菌大多在A～E组。

沙门菌H抗原分第Ⅰ相和第Ⅱ相两种。第Ⅰ相特异性高；第Ⅱ相特异性低，可为多种沙门菌共有。每一组沙门菌根据H抗原不同，可进一步将组内沙门菌分为不同菌型。

Vi抗原为不耐热的酸性多糖聚合体，加热60 ℃，30 min或经石炭酸处理即被破坏。Vi抗原是沙门菌的表面抗原，可阻止O抗原与相应抗体的凝集反应。

（四）抵抗力

沙门菌不耐热，60 ℃，15 min即死亡；75%乙醇或5%石炭酸中5 min可被杀死；在水中能生存2～3周，粪便中可活1～2个月，冰冻土壤中可过冬；对氯霉素很敏感。

二、致病性与免疫性

（一）致病物质

沙门菌有较强的内毒素，并有一定的侵袭力。个别菌型能产生肠毒素。

1. *侵袭力* 有毒株能吸附于小肠黏膜上皮细胞表面，并穿过上皮细胞层到达皮下组织，在此部位细菌可被吞噬，但不被杀死，在吞噬细胞内生长繁殖，并可随其移动而将细菌带至其他部位。Vi 抗原具有抗吞噬、阻挡抗体与补体的作用。

2. *内毒素* 沙门菌死亡后释放出的内毒素，可引起宿主体温升高、白细胞数下降，大剂量时导致中毒症状和休克。

3. *肠毒素* 个别沙门菌如鼠伤寒沙门菌可产生肠毒素，其性质类似 ETEC 产生的肠毒素。

（二）所致疾病

1. *肠热症* 包括伤寒沙门菌引起的伤寒，以及甲型副伤寒沙门菌、肖氏沙门菌（原称乙型副伤寒沙门菌）、希氏沙门菌引起的副伤寒。细菌随食物和水经口感染，到达小肠后，穿过肠黏膜上皮细胞侵入肠壁淋巴组织，经淋巴管至肠系膜淋巴结及其他淋巴组织并在其中繁殖，经胸导管进入血流，引起第一次菌血症。此时相当于病程的第 1 周，称前驱期。患者有发热、全身不适、乏力等症状。细菌随血流至骨髓、肝、脾、肾、胆囊、皮肤等并在其中繁殖，被器官中吞噬细胞吞噬的细菌再次进入血流，引起第二次菌血症。此期症状明显，相当于病程的第 2 ~ 3 周，患者持续高热，相对缓脉，出现肝脾肿大及全身中毒症状，部分病例皮肤出现玫瑰疹。存于胆囊中的细菌随胆汁排至肠道，一部分随粪便排出体外。部分细菌可再次侵入肠壁淋巴组织，出现超敏反应，引起局部坏死和溃疡，严重者发生肠出血和肠穿孔。肾中的细菌可随尿排出，第 4 周进入恢复期，患者逐渐康复。

2. *肠胃炎* 食入含有大量鼠伤寒沙门菌、猪霍乱沙门菌、肠炎沙门菌的食物所致。其致病机制是细菌对肠黏膜的侵袭和细菌释放的内毒素。临床表现为热、恶寒、呕吐、腹痛、水样腹泻，偶有黏液或脓性腹泻，一般在 2 ~ 4 天自愈；严重者可有脱水、休克、肾衰竭。

3. *败血症* 多由猪霍乱沙门菌、希氏沙门菌、鼠伤寒沙门菌、肠炎沙门菌等引起，常发生于儿童和免疫力低下的成年人。经口感染后，病菌早期即进入血液循环。败血症症状严重，有高热、寒战、厌食和贫血等临床表现，少数人可出现局部化脓性感染。

（三）免疫性

患者患伤寒或副伤寒后可获牢固的免疫力，很少再感染，主要靠细胞免疫。体液免疫方面以局部的 SIgA 较重要。食物中毒时，因细菌一般不侵入血流，故病后免疫力不显著。

三、微生物学检查和防治原则

（一）微生物学检查

1. *细菌学检查* 肠热症患者在发病 1 周内取血液标本，第 2 ~ 3 周取粪便或尿液标本，第 1 ~ 3 周均可取骨髓液标本；食物中毒患者取粪便和可疑食物标本。将标本进行分离培养与鉴定；血液、骨髓液标本进行胆盐肉汤增菌；粪便或经离心沉淀的尿沉渣可直接接种于肠道杆菌选择与鉴别培养基培，养后挑取无色半透明可疑菌落，涂片染色镜检，并转种双糖或三糖铁斜面培养基培养。疑为沙门菌时再做生化反应和玻片凝集试验进行鉴定。

2. *免疫学检查* 肠热症的血清学试验有肥达试验、间接血凝法、酶免疫分析法等，其中肥达试验仍较普及。肥达反应，即用已知的伤寒沙门菌 H、O 诊断抗原，甲型副伤寒、肖氏和希氏沙门菌等的 H 诊断抗原分别与患者血清做定量凝集试验，以测定患者血清中有无相应抗体以及相应抗体的含量辅助诊断肠热症。判定结果时要注意以下情况。

（1）本地区人群的正常值：因隐性感染或预防接种等，正常人血清中可含有一定量的有关抗体，其效价随地区而有差异。一般来说，伤寒沙门菌 O 凝集效价＞1∶80；H 凝集效价＞1∶160；甲型副伤寒、肖氏和希氏沙门菌 H 凝集效价＞1∶80 时才有诊断价值。

（2）动态观察：单次效价测定不能定论时，可在病程中逐周复查。若效价逐次递增或恢复期效价比初次效价≥4 倍者即有诊断意义。

（3）H 与 O 抗体增高的不同意义：患肠热症后，H 与 O 抗体在体内的消长情况不同。O 抗体为 IgM 类，出现较早，维持时间短（约半年）；而 H 抗体多为 IgG 类，出现较晚，但维持时间可长达数年。因此，若 H、O 凝集效价均高，则患肠热症的可能性大；若两者均低，患病可能性小；若 O 抗体高 H 抗体不高，则可能是感染早期或是与伤寒沙门菌 O 抗原有交叉反应的其他沙门菌感染；若 O 抗体不高 H 抗体高，有可能是预防接种或非特异性回忆反应。但也有极少数患者，肥达反应始终在正常范围内，这可能是早期应用大量抗生素治疗或患者免疫功能低下所致。

3. 带菌者检查　一般先用血清学方法检测可疑者 Vi 抗体进行筛选，若效价≥1∶10，再反复取粪便等进行分离培养，以确定是否为伤寒带菌者。

（二）防治原则

注意水源、食品的安全卫生管理，对于动物的肉、蛋要彻底烹饪，食品加工人员、食堂及饮食行业服务人员、保育人员等，需定期进行健康检查。对患者及带菌者的大小便、衣服、用具等要进行适当的消毒处理。推广 Ty21a 口服疫苗。治疗常选用氯霉素、氨苄西林或复方磺胺甲噁唑等药物。

任务四　志贺菌属

志贺菌属（*Shigella*）俗称痢疾杆菌，是人类细菌性痢疾最常见的病原菌。

一、生物学性状

（一）形态与染色

志贺菌为革兰阴性杆菌，大小为（0.5～0.7）μm×（2～3）μm，无芽孢、荚膜、鞭毛，多数有菌毛。

（二）培养特性与生化反应

对营养要求不高，在普通琼脂培养基上形成中等大小、半透明、光滑型菌落。能分解葡萄糖，产酸但不产气，除宋内志贺菌迟缓发酵乳糖外，一般不分解乳糖，不分解尿素，不产生 H2S，甲基红试验阳性，吲哚试验多为阴性，VP 和枸橼酸盐利用试验阴性。根据对乳糖、甘露醇的分解能力，以及吲哚、鸟氨酸脱羧酶试验等可将志贺菌分为痢疾志贺菌（A 群）、福氏志贺菌（B 群）、鲍氏志贺菌（C 群）和宋内志贺菌（D 群）。

（三）抗原构造

本属细菌有 O 和 K 抗原，O 抗原又分为群和型特异性抗原，依据 O 抗原的不同将志贺菌属分为 4 群（种）40 多个血清型。K 抗原有阻止 O 抗原与相应抗体的凝集作用，加热 100 ℃，60 min 可消除此作用。我国以福氏志贺菌多见，其次是宋内志贺菌。

（四）抵抗力

志贺菌抵抗力较弱，对酸敏感，在粪便中因产酸菌的存在而在数小时内死亡，因此粪便标本必须及时送检。在湿热 50 ~ 60 ℃状态下 30 min 即可被杀死。

二、致病性与免疫性

（一）致病物质

包括侵袭力和内毒素，有的菌株尚可产生外毒素。

1. *侵袭力* 细菌通过菌毛黏附于肠黏膜上皮细胞表面，并在上皮细胞内增殖、扩散。志贺菌感染只局限于肠道，细菌一般不侵入血流。具有 K 抗原的志贺菌致病力较强。

2. *内毒素* 其所有菌株都具有强烈毒性的内毒素，内毒素作用于肠黏膜可使其通透性增高，促进毒素吸收，引起发热、意识障碍，甚至中毒性休克，还可破坏肠黏膜，形成炎症、溃疡，出现脓血黏液便。内毒素还可作用于肠壁交感神经，使肠道功能失调、肠蠕动紊乱和痉挛，尤其是直肠括约肌痉挛最明显，出现腹痛、里急后重等症状。

3. *外毒素* 多由 A 群志贺菌Ⅰ型和Ⅱ型产生，称为志贺毒素。具有神经毒性、细胞毒性和肠毒性等多种生物活性，可严重损伤中枢神经系统，使肠黏膜细胞变性坏死，并可导致肠黏膜细胞分泌大量肠液而致水样便。由此种菌株引起的痢疾其病情比较重。

（二）所致疾病

志贺菌引起细菌性痢疾，主要通过粪 - 口传播，临床常见有①急性菌痢：起病急，发热、腹痛和水样腹泻、里急后重和排脓血黏液便；②慢性菌痢：反复发作，急性菌痢治疗不彻底，营养不良，胃酸过低，伴有肠寄生虫病或免疫功能低下者易患慢性菌痢；③急性中毒性：多见于儿童的急性感染，常无明显的消化道症状而表现为全身中毒症状。

（三）免疫性

病后可获得一定免疫力，主要免疫因素是消化道黏膜表面的 SIgA。因病菌一般不入血，菌型较多，故免疫力维持时间短且不稳固。

三、微生物学检查与防治原则

（一）微生物学检查

1. *标本采集* 取患者粪便的脓血或黏液部分做标本立即送检；若不能及时送检，可保存在 30% 甘油缓冲盐水中。中毒性菌痢可取肛拭子检查。

2. *分离与鉴定* 将标本直接接种于肠道菌鉴别或选择培养基，37 ℃培养 18 ~ 25 h，取无色半透明的可疑菌落，进行生化反应和血清学鉴定，以确定菌群和菌型。

3. *快速诊断法* ①将标本接种于含有荧光素标记的志贺菌诊断血清液体培养基中，37 ℃培养 4 ~ 8 h。若标本中有志贺菌，则生长繁殖后与标记荧光素的抗体凝集成为带荧光的菌球，可在低倍或高倍荧光显微镜下观察。此法简便、快速、易查出，且特异性高。②协同凝集试验：用志贺菌的 IgG 抗体与富含 A 蛋白的葡萄球菌结合，以此测定患者粪便滤液中志贺菌的可溶性抗原。

（二）防治原则

预防应以人为中心，努力防止人的感染和疾病传播，包括加强水源和粪便管理，以及食品卫生安全。采用口服减毒活菌苗，治疗可用磺胺类药、氨苄西林（氨苄青霉素）、氯霉素、小檗碱（黄连素）等。中药黄连、黄檗、白头翁、马齿苋等均有疗效。

任务五　弧菌属

弧菌属（*Vibrio*）细菌是一群短小、弯曲呈弧形的革兰阴性菌。种类众多，大多数菌种为非致病菌，其中至少有 12 种与人类疾病有关，以霍乱弧菌和副溶血弧菌要为主。

一、霍乱弧菌

霍乱弧菌是引起霍乱的病原体，霍乱发病急，传播迅速，被我国规定为甲类传染病。

（一）生物学特性

1. 形态与染色　霍乱弧菌大小为（0.5 ~ 0.8）μm ×（1.5 ~ 3）μm，新分离的菌体弯曲呈弧形或逗点状，但经人工培养后常呈杆状。有一根单鞭毛，运动活泼，若涂片染色镜检可见呈鱼群状排列的革兰阴性弧菌。无芽孢，有些菌株有荚膜。

2. 培养特性与生化反应　兼性厌氧，对营养要求不高，耐碱不耐酸。在 pH 8.4 ~ 9.0 碱性蛋白胨水或碱性琼脂平板上生长良好，因其他菌在此环境中不易生长，所以可用此培养基分离培养。霍乱弧菌可在无盐环境中生长，其他致病性弧菌则不能。

3. 抗原构造与分型　霍乱弧菌有耐热的 O 抗原和不耐热的 H 抗原。抗原无特异性，根据 O 抗原可分 200 多种，其中 O1 群和 O139 群能产生霍乱毒素，O1 群又可分为古典生物型和埃尔托生物型。

4. 抵抗力　埃尔托生物型和其他非 O1 群霍乱弧菌在河水、井水及海水中可存活 1 ~ 3 周。霍乱弧菌耐低温，但对热、干燥、酸、化学消毒剂等均敏感。湿热 55 ℃，15 min；100 ℃，1 ~ 2 min；0.5 mmol/L 氯，15 min 能杀死霍乱弧菌。

（二）致病性与免疫性

1. 致病物质　霍乱弧菌的致病物质主要是霍乱毒素、菌毛和鞭毛。

（1）霍乱毒素：目前已知的致泻毒素最为强烈的毒素，为不耐热的聚合蛋白，由 1 个 A 亚单位和 5 个 B 亚单位组成。B 亚单位与肠黏膜上皮细胞神经节苷脂受体结合，使 A 亚单位进入细胞，并被降解为 A1 和 A2 两条多肽，A1 能导致腺苷酸环化酶激活，使细胞内 cAMP 浓度增高，肠黏膜上皮细胞分泌功能亢进，肠液大量分泌，导致严重呕吐和腹泻。

（2）鞭毛、菌毛及其他毒力因子：鞭毛运动可使细菌穿过肠黏膜黏液层，有毒株能产生黏液素酶液化黏液，利于细菌穿过黏液层。菌毛可使细菌黏附于肠黏膜上皮细胞，并在其上迅速繁殖。

2. 所致疾病　致病性霍乱弧菌引起烈性肠道传染病，为我国法定的甲类传染病、国际检疫疾病。人类是霍乱弧菌的唯一易感者，主要通过污染的水源或食物经口感染。临床症状为剧烈呕吐和腹泻，排出米泔水样腹泻物。严重者可出现脱水、电解质紊乱和代谢性酸中毒，或可因肾功能衰竭而死亡。

3. 免疫性　病后可获得牢固免疫力，再感染者少见。主要免疫力为 SIgA，可保护肠黏膜免受霍乱弧菌及其肠毒素的侵袭。

（三）微生物学检查和防治原则

1. 微生物学检查　取患者米泔水样粪便、呕吐物，直接涂片染色镜检，观察有无鱼群状排列的细菌；或悬滴检查是否有穿梭样运动的细菌。也可用荧光菌球试验、协同凝集试验等进行快速诊断。分离细菌常用碱性蛋白胨水或硫代硫酸盐 - 枸橼酸盐 - 胆盐 - 蔗糖琼脂平板培养，取黄色菌落或可疑菌作进一步鉴定。

2. *防治原则* 加强国境检疫并及时确诊上报，对患者要严格隔离治疗，必要时对疫区实行封锁，以免扩散；严格饮水卫生、食品卫生及粪便管理。接种霍乱灭活死疫苗，增强人群免疫力，但维持时间短（3 ~ 6 个月）。现正研制活疫苗。及时补充液体和电解质，合理使用抗菌药物如复方磺胺甲噁唑、诺氟沙星等。

二、副溶血性弧菌

副溶血性弧菌（*V. parahaemolyticus*）是一种嗜盐性弧菌。常存在于近海岸的海水、海产品及海底沉积物中，是我国沿海地区食物中毒中最常见的病原菌。该菌无荚膜，不形成芽孢，有端鞭毛一根，运动活泼。其与霍乱弧菌的重要区别是在无盐环境中不能生长，以 3.5% NaCl 溶液最为适宜。在盐浓度不适宜的培养基中，该菌可呈长杆状、球杆状或丝状等多种形态。

绝大多数致病性副溶血性弧菌能产生溶血素，具有细胞毒性和心肌毒性。该菌引起食物中毒是由于口入烹饪不当的海产品或腌制品。主要症状为腹痛、腹泻、呕吐、发热、粪便呈水样或糊状，少数为血水样。潜伏期为 5 ~ 72 h，平均 17 h。病程短，恢复快，病后免疫不牢固，可再次感染。

预防的关键是注意饮食卫生，治疗可用庆大霉素、复方磺胺甲噁唑、吡哌酸、诺氟沙星等，严重病例需输液并补充电解质。

三、弯曲菌

弯曲菌属（*Ampylobacter*）是一类呈逗点状或 S 形的革兰阴性细菌，其中对人致病最常见的是空肠弯曲菌空肠亚种。

（一）生物学性状

弯曲菌形态细长，呈弧形或螺旋形，一端或两端有单根鞭毛。微需氧，对营养要求高，粪便标本可选用 CCDA 活性炭无血液培养基，抵抗力较弱。培养物放置 4 ℃冰箱中很快死亡，56 ℃，5 min 即被杀死。干燥环境中仅存活 3 h，培养物放室温可存活 2 ~ 24 周。

（二）致病性与免疫性

空肠弯曲菌是散发性细菌性胃肠炎最常见的菌种之一。该菌常通过污染饮食、牛奶、水源等被食入而传播。进入人体小肠繁殖释放外毒素，引起炎症反应。临床表现多为痉挛性腹痛、腹泻、血便或是果酱样便，也会出现头痛不适、发热等症状。机体感染空肠弯曲菌后可产生特异性抗体。

（三）微生物学检查与防治原则

1. *微生物检查* 可用粪便标本涂片、镜检，查找革兰阴性弧形菌或海鸥状弯曲菌，分离培养可直接选用含多黏菌素 B 和万古霉素的选择性培养基，于 37 ℃和 42 ℃微需氧环境下培养 48 ~ 72 h。发病 1 周后，血清内可出现抗体，主要为 IgM，可用间接血凝试验及间接免疫荧光试验等检测特异性抗体效价。

2. *防治原则* 预防的关键是加强人、畜、禽类的粪便管理，注意食品及饮水卫生；治疗可用红霉素、庆大霉素等。

四、螺杆菌属

螺杆菌属（*Helicobacter*）是从弯曲菌属中划分出来的新菌属，该属已经有 20 种被命名的螺旋杆菌，其代表菌种是幽门螺杆菌。

（一）生物学特性

幽门螺杆菌的菌体呈螺旋形或弧形弯曲，多鞭毛、末端钝圆，运动活泼，革兰染色阴性，有菌毛。幽门螺杆菌是一种微需氧菌，生长时需5%～10%的CO_2和5% O_2，营养要求高，培养时需加入动物血清或血液，最适生长温度为37 ℃，培养2～6天可见针尖状无色透明菌落。生化反应不活泼，不发酵糖类，氧化酶和过氧化氢酶均呈阳性，具有丰富的尿素酶，快速尿素酶试验阳性。

（二）致病性与免疫性

幽门螺杆菌在人群中感染非常普遍，慢性胃炎、胃溃疡和十二指肠溃疡患者的胃黏膜中，幽门螺杆菌检出率可高达80%～100%，幽门螺杆菌的主要致病物质为侵袭因子和毒素。与侵袭密切相关的物质为尿素酶、鞭毛和菌毛。感染幽门螺杆菌后，患者体内产生特异性IgG、IgM、IgA抗体，可维持多年，但保护作用不明显，与胃炎的严重程度也无直接关系。

（三）微生物学检查与治疗原则

1. *微生物学检查* 可用胃镜采取活组织进行涂片染色镜检，或将活组织磨碎进行分离培养。另外^{13}C、^{14}C呼气试验也可检测有幽门螺杆菌，人口服标有稳定性核素^{13}C标记的尿素，如果感染了幽门螺杆菌，该菌的尿素酶分解尿素产生标有核素^{13}C的CO_2，后者在患者呼出的气体中大量存在，可利用同位素比值质谱仪检测出来。

2. *治疗原则* 幽门螺杆菌的治疗以药物治疗为主，通常采用三联疗法和四联疗法。三联疗法：由质子泵抑制剂配合两种抗生素组成，如奥美拉唑＋克拉霉素＋阿莫西林（或甲硝唑）；四联疗法：由质子泵抑制剂、铋剂和两种抗生素组成，如奥美拉唑＋胶体果胶铋＋克拉霉素＋四环素（或甲硝唑）。

任务六 其他肠道杆菌

一、克雷伯菌属

克雷伯菌属是典型的条件致病菌，共有7种，其中与人类关系密切的有肺炎克雷伯菌肺炎亚种、鼻炎克雷伯菌臭鼻亚种、鼻硬结克雷伯菌硬结亚种。呈单独、成双或短链状排列。无鞭毛，无芽孢，多数菌株有菌毛。与其他肠杆菌科的细菌相比，最显著的特点是有较厚的荚膜。其营养要求不高，在普通培养基上形成较大、灰白色、黏液状菌落，相邻菌落易于融合。用接种针挑之易拉成丝，有助于鉴别；在血琼脂平板上无溶血；在肠道杆菌鉴别与选择培养基上，因能发酵乳糖，形成有色菌落。

肺炎克雷伯菌的易感者有糖尿病和恶性肿瘤患者、全身麻醉者、抗生素应用者、年老体弱者和婴幼儿等，常引起肺炎、支气管炎、泌尿道和创伤感染，有时也可导致严重的败血症、脑膜炎、腹膜炎等。由肺炎克雷伯菌、军团菌、支原体、衣原体、立克次体与病毒等引起的肺炎，临床上习惯称为非典型性肺炎。臭鼻杆菌可引起慢性萎缩性鼻炎，鼻硬结杆菌可侵犯鼻咽部，引起慢性肉芽肿病变。

二、变形杆菌属

变形杆菌属是革兰阴性杆菌，共有8种，其中与人类关系密切的有奇异变形杆菌、普通变形杆菌。明显多形性，无荚膜，有周身鞭毛，运动活泼，有菌毛，营养要求不高。在固体培养基上呈扩散性生长，形成以菌接种部位为中心的厚薄交替、同心圆形的层层波状菌苔，称为迁徙生长现象。

该菌能迅速分解尿素，是与其他肠道致病菌的重要鉴别特征。普通变形杆菌X19、X2和Xk菌株的菌体O抗原与斑疹伤寒立克次体和恙虫病立克次体有共同抗原，故可用OX19、OX2和OXk代替立克次体作为抗原与相应患者血清进行交叉凝集反应。此为外斐反应，以辅助诊断立克次体病。本属细菌为条件致病菌，是引起泌尿道感染的常见致病菌之一；也可引起创伤感染、慢性中耳炎、肺炎、腹膜炎、脑膜炎和败血症等，有的菌株可引起食物中毒、婴幼儿腹泻。该菌产生的尿素酶可分解尿素产氨，使尿液 pH 值增高，促进磷酸铵镁结石形成，碱性条件又有利于变形杆菌的生长，故一般认为该菌与肾结石、膀胱结石有关。

课后习题

1. 关于肠道杆菌的描述不正确的是（　　）。

A. 所有肠道杆菌都不形成芽孢

B. 肠道杆菌都为革兰阴性杆菌

C. 肠道杆菌中致病菌一般可分解乳糖

D. 肠道杆菌中非致病菌一般可分解乳糖

E. 肠道杆菌中少数致病菌可迟缓分解乳糖

2. 肠道杆菌不具有的一种抗原是（　　）。

A. M 抗原　　B. H 抗原　　C. O 抗原

D. K 抗原　　E. Vi 抗原

3. 伤寒杆菌 Vi 抗原变异属于（　　）。

A 独立变异　　B. 耐药性变异　　C. 菌落变异

D. 形态排列变异　　E. 对外界环境抵抗力变异

4. 初步鉴定肠道致病菌与非肠道菌常用的试验是（　　）。

A. IMViC 试验　　B. 甘露醇分解试验　　C. 乳糖发酵试验

D. 胆汁溶菌试验　　E. 葡萄糖发酵试验

5. 肠出血性大肠埃希菌（EHEC）的 O 血清型是（　　）。

A. O6　　B. O25　　C. O157

D. O111　　E. O158

6. 我国城市水饮用卫生标准是（　　）。

A. 每 1000 mL 水中不得超过 3 个大肠菌群

B. 每 1000 mL 水中不得超过 10 个大肠菌群

C. 每 100 mL 水中不得超过 5 个大肠菌群

D. 每 100 mL 水中不得超过 30 个大肠菌群

E. 每 500 mL 水中不得超过 3 个大肠菌群

7. 我国卫生标准规定：瓶装汽水、果汁等饮料每 100 mL 中大肠埃希菌不得超过（　　）。

A. 3 个　　B. 5 个　　C. 10 个

D. 50 个　　E. 100 个

8. 引起肠道疾病的无动力细菌是（　　）。

A. 沙门菌　　B. 霍乱弧菌　　C. 副溶血性弧菌

D. 痢疾杆菌　　E. 肠产毒性大肠埃希菌

9. 志贺菌的抗感染免疫在消化道黏膜表面主要的抗体类型是（　　）。

A. IgM　　B. IgG　　C. IgD

D. SIgA　　E. IgE

10. 可迟缓发酵乳糖的志贺菌是（　　）。

A. 福氏志贺菌　　B. 宋内志贺菌　　C. 鲍氏志贺菌

D. 痢疾志贺菌　　E. B 群志贺菌 Y 变种

11. 初步将志贺菌从肠道杆菌中鉴别出来的生化反应方法是（　　）。

A. 培养基中加亚碲酸钾　　B. 菊糖发酵试验　　C. 尿素分解试验

D. 胆汁溶解试验　　E. 半固体双糖含铁培养基接种试验

12. 伤寒杆菌破溃后释出内毒素使（　　）。

A. 体温升高，外周血白细胞数升高

B. 体温不变，外周血白细胞数升高

C. 体温不变，外周血白细胞数降低

D. 体温升高，外周血白细胞数降低

E. 体温升高，外周血白细胞数不变

13. 目前筛查伤寒带菌者的方法是检测血清的（　　）。

A. O 抗体　　B. H 抗体　　C. K 抗体

D. Vi 抗体　　E. O 加 Vi 抗体

14. 肠热症发热 1 周内，检出伤寒沙门菌最高阳性率的方法是（　　）。

A. 血培养　　B. 尿培养　　C. 便培养

D. 痰培养　　E. 胆汁培养

15. 肥达反应阳性开始于病程的（　　）。

A. 第 1 周　　B. 第 2 周　　C. 第 3 周

D. 第 4 周　　E. 第 5 周

实训工单　肠道杆菌的生化反应

【实验目的】

掌握肠道杆菌的主要生化反应。

【实验原理】

不同细菌具有不同的酶系，因而对底物的分解能力各异，产生的代谢产物也不相同。利用生化反应可以鉴定代谢产物从而鉴定出细菌。

【实验用品】

（1）菌种：大肠埃希菌、伤寒沙门菌。

（2）发酵管：葡萄糖、乳糖、麦芽糖、甘露糖、蔗糖、靛基质试剂。

（3）培养基：克氏双糖铁培养基、蛋白胨水培养基。

【实验步骤】

（1）糖发酵试验：用灭菌接种针分别取大肠埃希菌、伤寒沙门菌，接种于5个单糖发酵管，做好标记，置37 ℃恒温培养箱，18～24 h后观察结果。

（2）克氏双糖铁斜面培养基反应试验：用灭菌接种针分别取大肠埃希菌、伤寒沙门菌，进行穿刺接种。做好标记，置37 ℃恒温培养箱，18～24 h后观察结果。

（3）吲哚试验（靛基质试验）：分别将大肠埃希菌、伤寒沙门菌接种于蛋白胨水培养基，37 ℃，培养24 h。分别滴加吲哚试剂各10滴，在手掌中搓动试管，使管内液体混合均匀，置于试管架上5 min后，观察：吲哚试剂由黄色转为红色表示有吲哚存在，为实验阳性。

【实验总结】

实训名称	肠道杆菌的生化反应			
序号	评估项目	分值	实训要求	得分
1	实验准备	15	按实验要求完成实验用品准备	
2	完成情况	15	按时按要求完成实训任务	
3	掌握程度	25	掌握肠道杆菌的生化反应的基本操作	
4	实训记录	25	实验记录规范、完整	
5	团队合作	20	服从老师安排，能配合完成工作	
实验结果及分析：				

项目七　厌氧性细菌

任务一　厌氧芽孢梭菌属

厌氧芽孢梭菌只有一个属，即梭菌属。梭菌属是指一群厌氧、革兰阳性大杆菌，其因芽孢直径大于菌体而得名。梭菌属多数为土壤中的腐生菌，少数为致病菌。对人类有致病作用的主要有破伤风梭菌、产气荚膜梭菌、肉毒梭菌和艰难梭菌。

一、破伤风梭菌

破伤风梭菌（*C.tetani*）是破伤风的病原菌，当机体受外伤并且伤口被污染或剪断脐带的器械不干净时，破伤风梭菌及其芽孢可侵入伤口生长繁殖，引起破伤风。

（一）生物学性状

菌体细长，（0.5 ~ 1.7）μm ×（2.1 ~ 18.1）μm，有周鞭毛，无荚膜。芽孢呈圆形，直径大于菌体，细菌呈棒槌状是该菌的典型特征（图 2-11）。专性厌氧，对营养要求不高。在普通培养基上，48 h 可形成羽毛状菌落。其菌芽孢抵抗力强，在干燥的土壤和尘埃中可存活数十年。

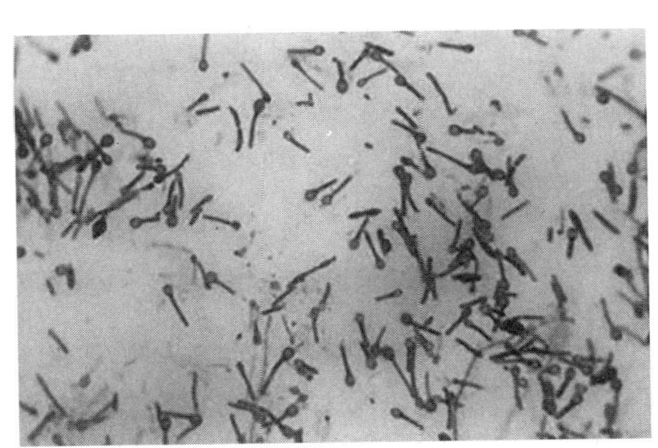

图 2-11　破伤风梭菌

（二）致病性与免疫性

1. 致病条件　破伤风梭菌由皮肤伤口或剪断脐带处侵入人体，厌氧微环境有利于细菌的生长和繁殖。

2. 致病物质　破伤风梭菌的主要致病物质是外毒素，包括破伤风痉挛毒素和破伤风溶血毒素，破伤风痉挛毒素属于神经毒素，其化学性质为蛋白质，65 ℃，30 min 即被破坏。

3. 所致疾病　分为全身型和局限型，全身型是临床上最常见的类型。潜伏期一般 7 ~ 8 天，多数在外伤后 3 周内发病。潜伏期长短与芽孢侵入部位距离中枢神经系统的远近有关。早期典型的症状是咀嚼肌痉挛所造成的苦笑面容和牙关紧闭，逐步出现持续性背部肌肉痉挛、角弓反张。

4. 免疫性　机体对破伤风的免疫主要依靠体液免疫，即抗毒素对毒素的中和作用。然而，破伤风痉挛毒素毒性很强，极少量毒素即可致病，但如此少量的毒素尚不足以刺激机体产生抗毒素，故病后一般不会获得牢固免疫力。获得有效抗毒素的途径是进行人工免疫。

（三）微生物学检查与防治原则

临床一般不做微生物学检查。破伤风的预防，首先需要正确处理伤口，清创、扩创、防止厌氧微环境的形成是重要的非特异性预防措施。对于≥ 3 个月的婴儿，可接种百白破三联疫苗，这属于人工主动免疫；早期、足量使用破伤风抗毒素（tetanus antitoxin，TAT）可用于紧急预防和特异性治疗，这属于人工被动型免疫。

二、产气荚膜梭菌

产气荚膜梭菌（*C.perfringens*）是引起人类严重创伤感染的主要病菌。

（一）生物学性状

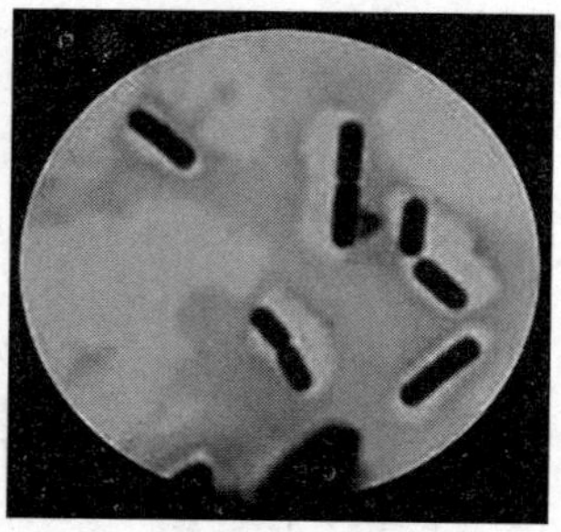

产气荚膜梭菌为两端略微钝圆的革兰阳性粗大杆菌，（0.6 ~ 2.4）μm ×（3 ~ 19）μm。芽孢呈椭圆形，无鞭毛（图 2-12）。该菌厌氧，但要求不严格，其生长速度非常快，35 ℃时繁殖周期仅 7 min。在庖肉培养基中生长迅速，培养 12 ~ 16 h 后，肉汤呈均匀浑浊，产生大量气体，肉渣不被消化，但变为粉红色。在牛乳培养基中，能分解乳糖使酪蛋白凝固，并产生大量气体将凝固的酪蛋白冲成蜂窝状，气势凶猛，称为“汹涌发酵”现象，是该菌的特点之一。

图 2-12　产气荚膜梭菌

（二）致病性

1. 致病物质　产气荚膜梭菌的致病物质主要是荚膜、外毒素和侵袭性酶。外毒素有 12 种，根据 4 种主要毒素 α、β、ε 和 π 的免疫原性，可将产气荚膜梭菌分为 A、B、C、D、E 五个血清型。对人致病的主要为 A 型和 C 型。

2. 所致疾病　① 60% ~ 80% 的气性坏疽由 A 型引起，常为两种以上细菌参与的混合感染，病原菌经伤口感染后，以组织水肿、胀气、全身中毒为特征，好发于下肢。病变部位有胀痛，触摸时有捻发感，严重者导致毒血症、败血症，病死率高。②食物中毒：主要由 A 型产气荚膜梭菌污染食物（主要为肉类食品）而引起，食入后潜伏期约 10 h，临床表现为腹痛、腹胀、水样腹泻，无恶心、呕吐。1 ~ 2 天内可自愈。③坏死性肠炎：由 C 型菌株污染食物而引起，由 β 毒素致病。儿童多见，潜伏期不到 24 h，起病急，剧烈腹痛、呕吐、腹泻、便血甚至引起衰竭和休克，病死率达 40%。

（三）微生物学检查与防治原则

一般取外伤深部的分泌物、穿刺物、坏死组织；菌血症时期的血液；食物中毒患者取可疑食物、呕吐物及粪便。取标本涂片革兰染色镜检，如查到革兰阳性粗大杆菌，再进一步检验。根据汹涌发酵现象、卵磷脂酶试验阳性、动物接种和保护试验、挥发性代谢产物的测定等特征可明确诊断。

对局部感染应尽早施行外科清创手术，切除感染和坏死组织，必要时截肢以防病变扩散。使用大剂量的青霉素等抗生素以杀灭病原菌和其他细菌。有条件可使用气性坏疽多价抗毒素治疗和高压氧舱法，后者可使血液和组织中的氧含量提高 15 倍，能部分抑制厌氧菌的生长。

三、肉毒梭菌

肉毒梭菌（*C.botulinum*）在厌氧条件下能产生肉毒毒素，可引起肉毒中毒和婴儿肉毒病。

（一）生物学特性

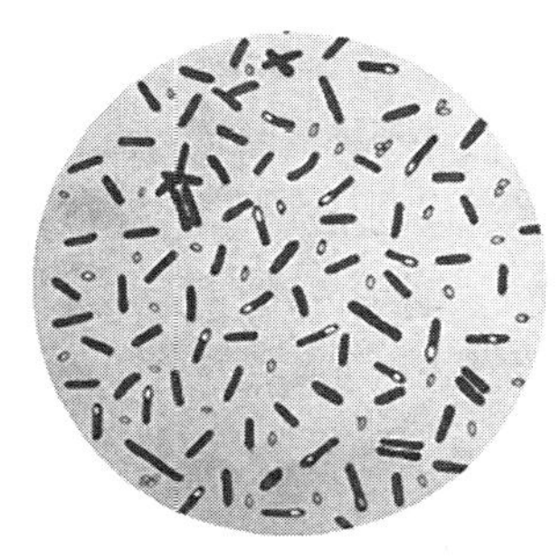
图 2-13　肉毒梭菌

肉毒梭菌为革兰阳性粗大杆菌，菌体稍长，两端钝圆，有周鞭毛，无荚膜，芽孢椭圆形，大于菌体，位于菌体次极端，使细菌呈汤匙状或网球拍状（图 2-13）。严格厌氧，在血琼脂平板上菌落较大，有溶血现象。在庖肉培养基中消化肉渣变黑，有腐败恶臭。肉毒梭菌的芽孢抵抗力较强，100 ℃至少需要 3 h 才能被杀死。

（二）致病性

1. 致病物质　肉毒梭菌产生的肉毒毒素，属于神经毒素，是已知最剧烈的毒物。不耐热，煮沸 1 min 即可被破坏。具有嗜神经性，经肠道吸收后作用于外周胆碱能神经，抑制神经肌肉接头处乙酰胆碱的释放，影响神经冲动的传递，导致肌肉弛缓性麻痹。

2. 所致疾病　①食物中毒：由进食含肉毒毒素或肉毒梭菌芽孢的食物所引起。胃肠道病症少见，患者可出现头晕、头痛、复视、眼睑下垂、瞳孔放大、吞咽困难、呼吸困难等症状，严重者因呼吸肌和心肌麻痹而死亡。②创伤感染中毒：若伤口被肉毒梭菌芽孢污染，芽孢在局部的厌氧环境中能发芽并释放出肉毒毒素，导致机体肉毒中毒。③婴儿肉毒病：婴儿食入被肉毒梭菌芽孢污染的食品（如蜂蜜）后，因芽孢发芽、繁殖，产生的毒素被吸收而致病。症状与肉毒毒素食物中毒类似，早期的症状是便秘、吸乳、啼哭无力。

（三）微生物学检查及防治原则

1. 微生物学检查　可取患者的血液或可疑食物的滤液，注入小鼠眼睑，同时用肉毒抗毒素保护的小鼠做对照组。观察未保护组小鼠的中毒症状，如有毒素，小鼠一般在 2 天内死亡。保护组小鼠不发病，也表明有相应毒素的存在。

2. 防治原则　主要是加强食品卫生管理和监督；对患者应尽早注射足量的多价肉毒抗毒素，同时加强护理和对症治疗，尤其是维持呼吸功能，以降低病死率。

任务二　无芽孢厌氧菌

无芽孢厌氧菌种类繁多，包括革兰阳性及革兰阴性的杆菌和球菌，人体正常菌群中，无芽孢厌氧菌在种类和数量上占绝对优势。无芽孢厌氧菌是条件致病菌，可导致内源性感染。

一、生物学性状

此细菌种类繁多，并无统一的生物学性状。

二、致病性

（一）致病条件

当其寄居部位改变，宿主免疫力下降和菌群失调等情况下，伴有局部厌氧微环境的形成，如因烧伤、放化疗、肿瘤压迫等组织缺氧或氧化还原电势降低，易引起内源性感染。

（二）细菌毒力

通过菌毛、荚膜等表面结构吸附和侵入上皮细胞和各种组织；可产生多种毒素、胞外酶和可溶性代谢物，如脆弱类杆菌某些菌株产生的肠毒素、胶原酶、蛋白酶、纤溶酶、溶血素、DNA 酶和透明质酸酶等；可改变其对氧的耐受性，如类杆菌属很多菌种能产生出超氧化物歧化酶，使其对局部微环境中氧的耐受性增强，利于该菌适应新的生态环境而致病。

（三）所致疾病

1. 败血症　临床败血症标本中厌氧菌培养阳性率为5%左右，多数为脆弱类杆菌，其次为革兰阳性厌氧球菌。

2. 中枢神经系统感染　最常见的为脑脓肿，其感染源主要来自于中耳炎、乳突炎和鼻窦炎等邻近器官的感染，亦可经直接扩散和转移而形成。以革兰阴性厌氧杆菌最为常见。

3. 口腔感染　主要引起牙髓炎、牙周炎和牙龈脓肿等。常由革兰阴性厌氧杆菌引起。

4. 呼吸道感染　无芽孢厌氧菌可感染上、下呼吸道的任何部位，导致扁桃体周围蜂窝组织炎、吸入性肺炎、坏死性肺炎、肺脓肿和脓胸等疾病。

5. 腹部感染　因手术、损伤、穿孔及其他异常导致肠内容物污染，腹腔最为常见，因肠道含有大量的厌氧菌，因此感染以混合感染为主，主要细菌为脆弱类杆菌。

6. 女性生殖道与盆腔感染　手术或其他并发症引起的女性生殖道一系列严重感染中，如盆腔脓肿、输卵管卵巢脓肿、子宫内膜炎、脓毒性流产等，无芽孢厌氧菌是主要病原体。

三、微生物学检查法与防治原则

切取或活检得到的组织标本，从感染深部抽出的渗出液或脓液亦可。标本应尽量少接触空气并迅速送检，立即接种。接种两个血琼脂平板，分别置于有氧和无氧环境下培养，只有在无氧环境下生长才是专性厌氧菌。

手术时应注意防止体内无芽孢厌氧菌污染创面。外科清创引流是预防厌氧菌感染的重要措施。治疗可用氯霉素、氨苄西林、哌拉西林（氧哌嗪青霉素）、甲硝唑等。

课后习题

1. 破伤风属于（　　）。

A. 败血症　　B. 菌血症　　C. 毒血症

D. 脓血症　　E. 脓毒血症

2. 患者，男，13岁。右足底被铁锈钉刺伤9天，突然出现张口困难，继之出现苦笑面容，角弓反张，声响及触碰患者可诱发上述症状，患者神志清楚，不发热。该病致病菌属于（　　）。

A. 革兰染色阴性大肠埃希菌

B. 革兰染色阴性厌氧拟杆菌

C. 革兰染色阴性变形杆菌

D. 革兰染色阳性梭形芽孢杆菌

E. 革兰染色阳性厌氧芽孢杆菌

3. 患者，男，75岁。足刺伤12天，头痛、乏力、张口困难及颈项强直，伤口红肿。临床诊断为（　　）。

A. 气性坏疽　　B. 败血症　　C. 牙周炎

D. 脑血栓　　E. 破伤风

4. 患者，男，12岁。足部刺伤2 h，已接受计划性混合疫苗注射，对预防破伤风最重要的处置是（　　）。

A. 刺伤部切开不予缝合　　B. 注射破伤风类毒素0.5 mL　　C. 注射TAT 1 500 U

D. 注射 TAT 3 000 U　　E. 注射 TAT 750 U

5. 患者，男，45 岁。右脚心被铁钉刺伤 24 h，伤处红肿，剧痛，周围边界不清，创口中心皮肤坏死。最可能感染的致病菌是（　　）。

A. 梭状芽孢杆菌　　B. 表皮葡萄球菌　　C. 铜绿假单胞菌
D. 金黄色葡萄球菌　　E. β 溶血性链球菌

6. 破伤风患者典型的症状是在肌紧张性收缩的基础上，发生阵发性肌肉强烈痉挛，通常最先受影响的肌群是（　　）。

A. 面部表情肌　　B. 咀嚼肌　　C. 胸部肌群
D. 背部肌群　　E. 四肢肌

7. 破伤风最初出现典型的肌肉强烈收缩是（　　）。

A. 咬肌　　B. 面肌　　C. 颈项肌
D. 背腹肌　　E. 四肢肌

8. 患者，男，45 岁。5 天前犁地时右下肢被拖拉机压伤，已清创缝合，现突然出现伤肢胀裂样剧痛，伤口周围皮肤变黑，伤口裂开，肌肉呈熟肉状，其周围有捻发音，渗出物恶臭，可诊断为（　　）。

A. 芽孢菌性蜂窝织炎　　B. 厌氧性链球菌性蜂窝织炎　　C. 大肠埃希菌性蜂窝织炎
D. 梭状芽孢杆菌感染　　E. 变形杆菌感染

9. 预防气性坏疽的关键措施是（　　）。

A. 纠正水电解质失调　　B. 早期行筋膜切开减张　　C. 尽早彻底清创
D. 应用高压氧　　E. 早期应用抗生素

10. 患者，男，40 岁。田间劳动时，右足底被割破，伤口 2 cm，深达肌腱，自行包扎，10 天后出现乏力、畏光、咀嚼无力、下肢痛。无神经系统疾病病史。查体：大汗，苦笑面容，张口困难，角弓反张，阵发性四肢痉挛。心肺无异常，腹肌强直，无压痛。治疗措施最重要的是（　　）。

A. 应用大剂量青霉素　　B. 控制肌肉痉挛　　C. 吸氧
D. 中和血中毒素　　E. 纠正水电解质失衡

实训工单　芽孢染色法

【实验目的】

（1）描述细菌芽孢的染色方法。

（2）学会使用油镜观察细菌芽孢的形态结构。

【实验原理】

细菌芽孢（spore）具有致密的多层壁膜结构，通透性低，难以染色，常规的染色方法不能对其进行染色，故需采用加温染色法。由于细菌菌体和芽孢对染料的亲和力不同，采用不同的染料染色，可使芽孢和菌体呈不同的颜色。芽孢染色过程包括孔雀绿初染和沙黄复染。当用弱碱性染料孔雀绿在加热条件下进行染色时，染料同时进入菌体和芽孢。经水洗后，菌体脱色，而芽孢由于其通透性低，染料不能被洗出。用沙黄染液复染后，镜检可见芽孢呈绿色，菌体呈淡红色。

【实验用品】

（1）细菌：枯草芽孢杆菌（*Bacillus subtilis*）48 h 琼脂斜面培养物 1 支。

（2）试剂：0.5% 孔雀绿染液、0.5% 沙黄水溶液、生理盐水、香柏油、二甲苯。

（3）其他：载玻片、吸水纸、接种环、酒精灯、擦镜纸、显微镜。

【实验步骤】

（1）取菌、涂片、固定（同细菌单染法）。

（2）加 0.5% 孔雀绿染液以覆盖菌膜为宜，加温染色 1 min，水洗。

（3）以 0.5% 沙黄水溶液复染 30 s，水洗。

（4）吸水纸吸干或晾干。

（5）油镜观察，芽孢呈绿色，菌体呈淡红色。

【实验总结】

实训名称	芽孢染色法			
序号	评估项目	分值	实训要求	得分
1	实验准备	15	按实验要求完成实验用品准备	
2	完成情况	15	按时按要求完成实训任务	
3	掌握程度	25	掌握芽孢染色法的基本操作	
4	实训记录	25	实验记录规范、完整	
5	团队合作	20	服从老师安排，能配合完成工作	
实验结果及分析：				

项目八　分枝杆菌属

任务一　结核分枝杆菌

结核分枝杆菌是引起结核病的病原菌。可侵犯全身各器官系统，以肺部感染最多见。结核病是目前全球尤其是发展中国家危害最为严重的慢性传染病之一。

一、生物学性状

（一）形态与染色

结核分枝杆菌菌体细长略弯曲，大小（1～4）μm×0.4 μm，呈单个、分枝状或团束状排列，无鞭毛、无芽孢，有菌毛。抗酸染色阳性，菌体呈红色（图 2-14）。

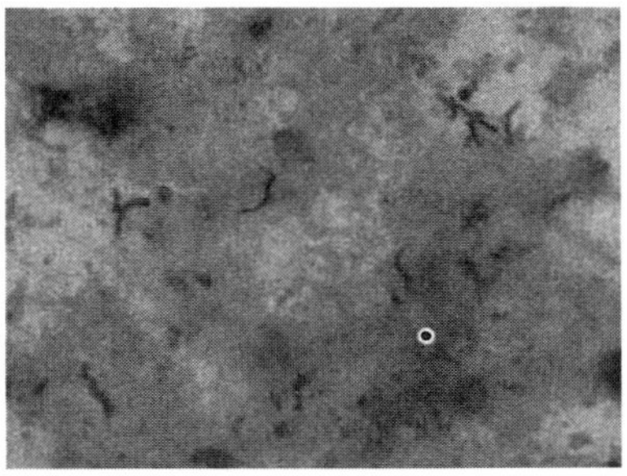

图 2-14　结核分枝杆菌

（二）培养特性

本菌为专性需氧菌，对营养要求高，最适生长温度为 37 ℃，最适 pH 为 6.5～6.8。生长缓慢，18～24 h 分裂一次，在罗氏培养基上培养 10～30 天后，出现肉眼可见的表面干燥、不透明、乳白色或米黄色 R 型菌落。

（三）抵抗力

故结核分枝杆菌的抵抗力均较一般致病菌强，在干燥痰中可存活 6～8 个月，若黏附于尘埃上，可保持传染性 8～10 天。但其对湿热、紫外线、乙醇的抵抗力弱。在液体中加热 62～63 ℃，15 min 或煮沸、直射日光下 2～3 h、75% 乙醇内数分钟即死亡。

（四）变异性

结核分枝杆菌容易发生形态、菌落、毒力、耐药性变异，结核分枝杆菌对异烟肼、链霉素、利福平等药物较易产生耐药性变异。

二、致病性与免疫性

结核分枝杆菌不产生外毒素和内毒素，其致病作用可能与该菌的脂质和蛋白质等菌体成分以及细菌繁殖引起的炎症反应和免疫损伤有关。

（一）致病物质

1. 脂质　脂质主要与细菌毒力强弱有关，主要成分包括磷脂、分枝菌酸、索状因子、蜡质 D 和硫酸脑苷脂。

2. 蛋白质　结核分枝杆菌含有多种蛋白质成分，结核菌素是主要成分，与蜡质 D 结合后，能刺激机体发生迟发型超敏反应，引起组织坏死和全身中毒症状。还能刺激机体产生相应抗体，但对人体无保护作用。

3. 荚膜　荚膜与细菌黏附和入侵细胞、抵抗吞噬及其他免疫因子杀伤或耐受酸碱有关。

（二）所致疾病

1. *原发感染* 是指机体初次感染结核分枝杆菌，多发生于儿童；最常见于肺部感染。细胞死亡释放出的细菌在细胞外繁殖或再次被细胞吞噬，反复发生上述过程，并引起渗出性炎症病灶，称为原发灶。这种原发灶、淋巴管炎和肿大的肺门淋巴结称为原发综合征。

2. *原发后感染* 指经历过初次感染后再次发生的结核分枝杆菌感染，也称为继发感染。主要表现为慢性肉芽肿性炎症，形成结核结节，发生纤维化或干酪样坏死。

（三）免疫性与超敏反应

人类对结核分枝杆菌的感染率很高，但发病率却较低，这表明人体的固有免疫和适应性免疫在抵抗结核分枝杆菌的感染中具有重要作用。机体获得对结核分枝杆菌免疫力的同时，细菌的部分蛋白质与糖脂等也可共同刺激 T 淋巴细胞，形成超敏状态。体内被致敏的 T 淋巴细胞再次遇到结核分枝杆菌时，即释放出淋巴因子，引起强烈的迟发型超敏反应。

三、微生物学检查

根据结核分枝杆菌感染部位的不同，采集不同的标本，肺结核患者，最好收集清晨第一口痰，嘱患者晨起后漱口，用力咳出气管深处的痰液，放置于清净干燥的玻璃瓶内送检。对无痰的肺结核患者，可采用支气管肺泡灌洗或支气管黏膜活检等方法采集标本。

标本可以直接涂片或离心沉淀集菌后涂片，抗酸染色后镜检，若发现抗酸染色阳性的杆菌，结合临床症状即可初步诊断。还可用金胺染色法，在荧光显微镜下，结核分枝杆菌呈现金黄色的荧光，可提高检出的阳性率。还可进行分离培养，将标本接种于罗氏固体培养基，37 ℃培养。每周观察一次，一般 2 ~ 4 周后形成肉眼可见菜花状的粗糙型菌落。近年来有金标免疫斑点法、酶联免疫吸附试验（enzyme linked immunosorbent assay，ELISA）、聚合酶链反应（polymerase chain reaction，PCR）技术、核酸杂交技术等快速检查的方法，已在实践中应用，取得了快速、准确、重复性好的结果。

四、防治原则

接种卡介苗（bacillus calmette-guerin，BCG）是降低结核病发病率的最有效的特异性预防方法。抗结核治疗的原则是早期发现、早期治疗，联合、适量、规律、全程用药，彻底治愈。对结核病患者的治疗方法，目前多采用世界卫生组织（WHO）建议推广的直接督导短程化疗（DOTS）方案，即患者每次均由医务人员督促服用规定药物，认真执行治疗方案，确保药物正确使用及完整疗程，疗程 6 个月，能使大约 95% 患者获得痊愈。

任务二 麻风分枝杆菌

麻风分枝杆菌是麻风的病原体，呈世界性流行，麻风分枝杆菌主要侵犯皮肤、黏膜和外周神经组织，晚期还可侵入深部组织和脏器，造成严重病损。

一、生物学性状

麻风分枝杆菌的形态和染色与结核分枝杆菌相似，抗酸染色和革兰染色均为阳性，是典型的胞内寄生菌，在细胞内呈团状或束状排列，使细胞胞质呈泡沫状，称为麻风细胞。

二、致病性

人类是麻风分枝杆菌唯一宿主，麻风患者是唯一的传染源，传染途径主要为破损的皮肤黏膜直接接触患者的鼻腔分泌物、痰、阴道分泌物及精液等，也可通过呼吸道传染。且潜伏期长，平均2~5年。根据患者的临床表现和免疫状态，可分为瘤型麻风、结核样麻风、界线类麻风和未定类麻风。

其中，结核样麻风为自限性疾病，病变主要在皮肤，也可累及神经。而瘤型麻风则为疾病的进行性和严重临床类型，传染性强；如果不进行及时有效的治疗，常发展至最终死亡。细菌主要侵犯皮肤、黏膜，严重时累及神经、眼及内脏。

课后习题

1. 根据致病特点，分枝杆菌属可分为几大类？（　　）

A. 2　　B. 3　　C. 4　　D. 5　　E. 6

2. 下列分枝杆菌种，不致病的是（　　）。

A. 结核分枝杆菌　　B. 麻风分枝杆菌　　C. 溃疡分枝杆菌
D. 耻垢杆菌　　E. 海分枝杆菌

3. 下列关于结核杆菌的培养特性中正确的是（　　）。

A. 专性需氧　　B. 0 ~ 42 ℃时均可生长　　C. 营养要求不高
D. 菌落表面光滑，边缘整齐　　E. 在液体培养基中呈浑浊生长

4. 麻风的传染源是（　　）。

A. 麻风患者　　B. 麻风杆菌携带者　　C. 带菌犰狳
D. 带菌小鼠　　E. 带菌黑猩猩

5. 下列细菌中不产生内、外毒素和侵袭性酶，其主要致病物质为菌体成分的是（　　）。

A. 肠侵袭性大肠埃希菌　　B. 淋球菌　　C. 霍乱弧菌
D. 志贺菌　　E. 结核分枝杆菌

6. 下列哪种细菌是专性需氧的抗酸阳性细菌？（　　）

A. 霍乱弧菌　　B. 结核分枝杆菌　　C. 布鲁菌
D. 百日咳杆菌　　E. 链球菌

7. 培养结核分枝杆菌通常用的培养基是（　　）。

A. 血琼脂平板　　B. 蛋黄培养基　　C. 吕氏血清培养基
D. 罗氏培养基　　E. 包姜氏琼脂培养基

8. 下列无芽孢菌中，最耐干燥的是（　　）。

A. 葡萄球菌　　B. 溶血性链球菌　　C. 肺炎链球菌
D. 白喉杆菌　　E. 结核分枝杆菌

9. 下列生化试验中可用于区别结核分枝杆菌与非结核分枝杆菌的是（　　）。

A. 发酵葡萄糖　　B. 合成烟酸　　C. 热触酶试验
D. 还原硝酸盐　　E. 发酵乳糖

10. BCG是应用结核杆菌的哪种变异制备的疫苗（　　）。

A. 形态　　B. 结构　　C. 毒力　　D. 耐药性　　E. 菌落

实训工单　抗酸染色法

【实验目的】

（1）描述抗酸染色法。

（2）学会使用油镜观察分枝杆菌的形态结构。

【实验与原理】

分枝杆菌的细胞壁内含有大量脂质，其主要成分为分枝菌酸，其包裹于肽聚糖的外面。一般不易着色，需用加热和延长染色时间的方法来使其着色，但分枝菌酸与染料结合后，很难被酸性脱色剂所脱色，故此种方法称为抗酸染色法。

抗酸染色法是在加热的条件下，使苯酚复红与分枝菌酸牢固结合，用 3% 盐酸乙醇处理也不脱色。当再加入碱性亚甲蓝染液复染后，分枝杆菌仍为红色，而其他细菌及背景被染成蓝色。

【实验用品】

（1）细菌：卡介苗。

（2）染液：苯酚复红液、3% 盐酸乙醇、碱性亚甲蓝溶液。

（3）其他：接种环、酒精灯、载玻片等。

【实验步骤】

（1）取菌、涂片、固定。

（2）初染：用玻片夹夹持涂片标本，滴加苯酚复红液 2～3 滴，在火焰高处缓慢加热，切勿沸腾，出现蒸汽即暂时离开，若染液蒸发减少，应再加染液，以免干涸，加热 3～5 min，待标本冷却后用水冲洗。

（3）脱色：3% 盐酸乙醇脱色 30～60 s 后，流水冲洗。

（4）复染：用碱性亚甲蓝溶液复染 1 min，流水冲洗。

（5）自然干燥。

（6）油镜观察分枝杆菌染色结果。

【实验总结】

实训名称	抗酸染色法			
序号	评估项目	分值	实训要求	得分
1	实验准备	15	按实验要求完成实验用品准备	
2	完成情况	15	按时按要求完成实训任务	
3	掌握程度	25	掌握抗酸染色法的基本操作	
4	实训记录	25	记录规范、完整	
5	团队合作	20	服从老师安排，能配合完成工作	
实验结果及分析：				

项目九　其他致病性细菌

任务一　动物源性细菌

一、炭疽芽孢杆菌

炭疽芽孢杆菌引起炭疽病，是人兽共患的传染性疾病。

（一）生物学性状

炭疽芽孢杆菌是致病菌中最大的革兰阳性粗大杆菌，两端平齐，长链状排列，如竹节状，无鞭毛。在有氧条件下形成椭圆形芽孢，位于菌体中央。有毒菌株在机体内或含血清的培养基中可形成荚膜。兼性需氧，营养要求不高，在普通培养基上可形成灰白色、边缘不齐似卷发状、大而扁平的粗糙型菌落。本菌繁殖体的抵抗力一般，但芽孢的抵抗力很强，在室温干燥环境中能存活20余年，对青霉素、红霉素、氯霉素高度敏感。

（二）致病性与防治原则

炭疽芽孢杆菌主要致病物质是荚膜和炭疽毒素，荚膜有抗吞噬作用，有利于细菌在宿主组织内繁殖扩散。炭疽毒素是造成感染者致病和死亡的主要原因，毒性作用直接损伤微血管内皮细胞，增加血管通透性而形成水肿，可抑制、麻痹呼吸中枢而引起呼吸衰竭死亡。可引起皮肤炭疽、肠炭疽和肺炭疽。这三类疾病，均可并发败血症，死亡率高。

预防炭疽病的根本措施是加强病畜的管理，病畜的尸体必须焚烧或深埋＞2 m。有关人员可接种减毒活疫苗。治疗首选青霉素，应早期使用，同时配合抗血清综合治疗。

二、布鲁氏菌属

布鲁氏菌属（*Brucella*）是一类人兽共患传染病的病原菌，有6个生物种，致病的有羊布鲁菌、牛布鲁菌、猪布鲁菌和犬布鲁菌。

（一）生物学性状

布鲁氏菌为革兰阴性短小杆菌，无芽孢，无鞭毛，光滑型菌株有微荚膜。专性需氧，对营养要求高，用血琼脂平板或肝浸液培养基培养，生长缓慢，48 h可见无色透明型（S型）菌落，经人工传代培养可转变为粗糙型（R型）菌落。对外界环境抵抗力较强，在水中可生存4个月，对日光、湿热、常用消毒剂均很敏感。

（二）致病性与防治

布鲁氏菌的致病物质主要是内毒素。此外，荚膜与侵袭性酶增强了该菌的侵袭力，使细菌能突破皮肤、黏膜的屏障作用进入宿主体内，并在机体脏器内大量繁殖和快速扩散入血流。家畜感染布鲁氏菌引起流产，病畜还可表现为睾丸炎、附睾炎、乳腺炎、子宫炎等，人类主要通过接触病畜或被污染的畜产品，经皮肤、黏膜、眼结膜、消化道、呼吸道等不同途径感染。

预防本病除控制传染源、切断传播途径外，对接触传染源概率高的人群进行预防接种也是有效措施。急性期应选用敏感药物治疗。

三、鼠疫耶尔森菌属

鼠疫耶尔森菌（*Y.pestis*）俗称鼠疫杆菌，是鼠疫的病原菌。人类鼠疫通过带菌鼠蚤叮咬而引起，是我国重点监控的甲类传染病。

（一）生物学性状

两端钝圆，两极浓染的卵圆形短小的革兰染色阴性杆菌，有荚膜，无鞭毛，无芽孢。兼性厌氧，对营养要求不高，在普通培养基上能生长。在血琼脂平板上，28 ℃培养 48 h 后形成无色透明、不溶血、中央隆起、边缘扁平呈花边样的圆形细小菌落。

（二）致病性及防治原则

鼠疫耶尔森菌的致病性主要与荚膜、毒力抗原、鼠毒素和内毒素相关，毒力很强，少量细菌即可使人致病。该菌主要寄生于鼠类和其他啮齿类动物体内，当大批病鼠死亡，鼠蚤便转向攻击人类，鼠 - 蚤 - 人之间的传播是鼠疫的主要传播方式。常引起的疾病有腺鼠疫、肺鼠疫、败血症鼠疫。其中以败血症鼠疫最为严重，多继发于其他两型，患者病情多迅速恶化而死于 DIC。预防鼠疫的根本措施是灭鼠、灭蚤，切断鼠疫传播环节。

任务二　嗜肺军团菌

军团菌属细菌现已有 50 多个种，已从人体分离出 20 个菌种。对人致病的主要为嗜肺军团菌，引起人类军团病。

一、生物学性状

革兰阴性球杆菌，不易着色。菌体形态易变，在组织中呈短杆状，在人工培养基上呈长丝状或多形性。常用 Giemsa 染色（呈红色）或 Dieterle 镀银染色（呈黑褐色）。为专性需氧菌，兼性胞内寄生，对营养要求高。在富含 L- 酪氨酸 - 苯丙氨酸琼脂平板上产生棕色水溶性色素。触酶阳性，氧化酶阳性，能分解马尿酸盐。嗜肺军团菌在自然界可长期存活，自来水中可存活 1 年。耐酸，对化学消毒剂敏感。

二、致病性与免疫性

主要致病物质是产生的多种酶类、毒素和溶血素，可直接损伤宿主。此外，菌毛的黏附作用、微荚膜的抗吞噬作用及内毒素毒性作用也参与发病过程。常见的感染源为污染的空调和供水系统，引起医院感染，在临床上可分为三类型：流感样型、肺炎型和肺外感染型。

肺军团菌是胞内寄生菌。细胞免疫在机体抗菌感染过程中起重要作用。由细胞因子活化的单核细胞，可抑制胞内细菌的生长繁殖。抗体及补体则能促进中性粒细胞对胞外细菌的吞噬和杀菌作用。

三、微生物学检查与防治原则

标本主要是痰、咽部分泌物、血液或肺组织活检等。标本采集后可直接涂片，镀银染色或特异荧光抗体染色后镜检。培养常用活性炭 - 酵母浸出液琼脂培养基，提供 2.5% ~ 5% CO_2 环境，根据菌落特征、生化反应等作出鉴定。嗜肺军团菌的预防应强调水源的管理，包括对人工管道系统的消毒处理。治疗首选红霉素，也可与利福平联合使用。

任务三　白喉棒状杆菌

白喉棒状杆菌属于棒状杆菌属，俗称白喉杆菌，是引起急性白喉的病原菌。

一、生物学性状

菌体细长微弯，一端或两端膨大呈棒状，排列不规则，无特殊结构，革兰染色阳性。用亚甲蓝、奈瑟或 Albert 染色后可见菌体内的异染颗粒，是本菌的主要特征，具有鉴别意义。

白喉棒状杆菌为需氧菌，营养要求高，常用吕氏血清培养基分离培养，用亚碲酸钾血琼脂平板鉴别培养，前者可见细小、圆形、灰白色光滑菌落，后者由于细菌吸收亚碲酸盐并将其还原为元素碲而使菌落呈黑色或灰黑色。

白喉杆菌对湿热和一般消毒剂敏感，但对干燥、寒冷和日光的抵抗力较其他细菌强。对青霉素、红霉素及广谱抗生素敏感。

二、致病性与免疫性

白喉毒素是白喉棒状杆菌的主要致病物质，该毒素为细胞外毒素。白喉棒状杆菌侵入机体，仅在鼻腔、咽喉等局部生长繁殖，其产生的白喉毒素入血引起症状，多表现为咽喉部充血、疼痛，由血管渗出的纤维蛋白将炎性细胞、黏膜坏死组织和细菌凝聚在一起，形成灰白色膜状物称为假膜。假膜脱落可引起呼吸道阻塞，甚至窒息。此菌的外毒素易被吸收入血，可与敏感组织如心肌、外周神经、肝、肾及肾上腺等结合，引起细胞变性坏死，导致中毒性心肌炎、软腭麻痹、声嘶、周围神经麻痹及肾上腺功能障碍等。病后可获得牢固免疫力，主要为抗毒素免疫。

三、微生物学检查与防治原则

（一）微生物学检查

1. 细菌学检查　无菌拭子直接从患者鼻腔、咽喉等病变部位假膜处及其边缘取材。将鼻咽拭子标本直接涂片，进行亚甲蓝、革兰或 Albert 染色后镜检。也可将标本接种于吕氏血清斜面上，培养 6 ~ 12 h 后，取培养物做涂片镜检，检出率比直接涂片高，有助于快速诊断。

2. 毒力试验　琼脂 Elek 平板毒力试验。在蛋白胨肉汤或牛肉消化液的琼脂平板上，平行接种待检菌和阳性对照产毒菌，然后垂直铺一条浸有白喉抗毒素（1000 U/mL）的滤纸片。37 ℃孵育 24 ~ 48 h，若待检菌产生白喉毒素，则在纸条与菌苔交界处出现有白色沉淀线。无毒菌株则不产生沉淀线。此外，尚可用对流免疫电泳或 SPA 协同凝集试验检测待检菌培养物上清液中的毒素。

（二）防治原则

对幼儿接种白喉类毒素（常用百白破三联疫苗）进行人工主动免疫，是预防白喉的主要措施，效果显著。

任务四　铜绿假单胞菌

目前发现的假单胞菌属菌种已超过 150 个，与人类关系密切的主要是铜绿假单胞菌，俗称绿脓杆菌，是一种常见的致病菌。

一、生物学性状

为革兰染色阴性杆菌，一端有 1 ~ 3 根细长的鞭毛，运动活泼，新分离的菌株常有菌毛和荚膜，不形成芽孢。专性需氧，对营养要求不高，在普通培养基上生长良好。可形成大小不一、扁平湿润、边缘不整齐的菌落，产生水溶性的蓝绿色色素使培养基变为绿色（图 2-15）。在血琼脂平板上菌落周围有透明溶血环。对外界因素的抵抗力较强，对干燥有抵抗力，在潮湿处能长期生长，对多种消毒剂不敏感，并对多种抗生素耐药。

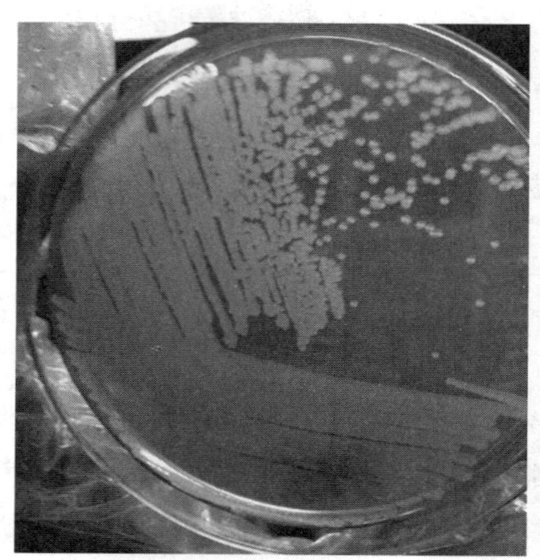

图 2-15　铜绿假单胞菌

二、致病性

铜绿假单胞菌的主要致病物质是内毒素，此外尚有菌毛、荚膜、胞外酶和外毒素等多种致病因子。其致病特点是引起继发感染，多发生在机体抵抗力降低时，如大面积烧伤、长期使用免疫抑制剂等，临床常见有术后伤口感染、烧伤感染、压疮、脓肿、中耳炎、泌尿道感染、呼吸道感染等。局部感染的细菌可通过血流播散，导致败血症。

三、微生物学检查及防治原则

主要是结合临床感染情况，根据不同感染部位采取相应标本，进行分离培养。根据形态染色、菌落特征、色素特点等进行初步诊断，进一步可通过生化反应及血清学试验予以鉴定。

预防铜绿假单胞菌感染主要是严格执行消毒及无菌操作，减少和控制医源性感染。治疗时应选择敏感抗生素联合用药，可选用多黏菌素、庆大霉素、阿米卡星、妥布霉素等敏感药物。

任务五　百日咳鲍特菌

百日咳鲍特菌（*B.pertussis*）属鲍特菌属，俗称百日咳杆菌，为引起儿童百日咳的病原菌。

一、生物学性状

百日咳鲍特菌是革兰阴性卵圆形短小杆菌，具有光滑型菌株有荚膜和菌毛，无鞭毛和芽孢，此菌专性需氧，生长较缓慢，对营养要求高，初次分离培养用含甘油、马铃薯和血液的鲍 - 金培养基。该菌常发生光滑型（有毒力）至粗糙型（无毒力）变异。其抵抗力较弱，对干燥和一般消毒剂敏感，对多种抗生素如氨苄西林（氨苄青霉素）、氯霉素、红霉素敏感。

二、致病性

百日咳鲍特菌的致病物质有荚膜、菌毛及产生的多种毒素等。主要侵犯婴幼儿呼吸道，人类是其唯一宿主。细菌进入易感儿童机体后，菌毛黏附在呼吸道上皮纤胞上生长繁殖，产生外毒素导致细胞坏死，抑制上皮细胞纤毛的正常运动，加之内毒素的作用，刺激支气管黏膜感觉神经末梢，反射性引起痉挛性阵咳。百日咳潜伏期 7 ~ 14 天，病程分 3 期。①卡他期：症状类似感冒，传染性最强。②痉咳期：出现阵发性痉挛性咳嗽，伴有高调鸡鸣样吸气声。③恢复期：症状逐渐减轻。由于整个病程较长，接近 100 天，临床症状又以痉挛性阵咳为主，故名百日咳。该病病后或预防接种后，可获持久免疫力，气管黏膜局部 SIgA 起重要的防御作用。

三、微生物学检查与防治

可用鼻咽拭子取材，接种培养，根据菌落特点进行诊断。也可用 ELISA 检测患者血清中特异性 IgM 进行早期诊断。常用百白破三联疫苗进行特异性预防。治疗可选用红霉素、氨苄青霉素等。

任务六　流感嗜血杆菌

流感嗜血杆菌俗称流感杆菌，是嗜血杆菌属中对人有致病性的最常见细菌。

一、生物学性状

无鞭毛，无芽孢，多数有菌毛，为革兰阴性小杆菌或球杆菌，多用巧克力培养基培养，培养 24 h 后，形成细小、无色透明露滴状菌落。但与金黄色葡萄球菌一起培养时，在金黄色葡萄球菌菌落周围的流感杆菌菌落大，距离远的流感杆菌菌落小，这种现象称为“卫星现象”，有助于鉴别流感杆菌。

流感嗜血杆菌抵抗力较弱，对热和干燥均敏感，56 ℃，30 min 可被杀死，在干燥痰中 48 h 内死亡。对常用消毒剂较敏感。

二、致病性

流感嗜血杆菌的主要致病物质为荚膜、菌毛、IgA 蛋白酶等。通常寄居在人上呼吸道，冬季带菌率高，易发病，原发感染多由有荚膜菌株引起，儿童多见，表现为急性化脓性感染，如脑膜炎、鼻咽炎、关节炎等。

继发感染多由呼吸道寄居的无荚膜菌株引起，成人多见，常表现为流感和百日咳等继发的支气管炎、鼻窦炎、中耳炎等。

三、微生物学检查与防治原则

根据所致疾病，采取不同标本，如痰液、脑脊液、鼻咽分泌物等，可直接涂片染色镜检，或将标本接种于巧克力培养基上分离培养，根据菌落特征、卫星现象等进行鉴定。

目前尚无特异性预防方法。治疗采用氨苄青霉素、氯霉素等。

课后习题

1. 感染动物后引起母畜流产的病原体是（　　）。

A. 布鲁氏菌　　B. 炭疽芽孢杆菌　　C. 鼠疫耶尔森菌
D. 钩端螺旋体　　E. 空肠弯曲菌

2. 食入未经消毒的羊奶，最有可能引起的病是（　　）。

A. 结核　　B. 波浪热　　C. 破伤风
D. 肉毒中毒　　E. 伤寒

3. 引起波浪热的主要原因是（　　）。

A. 反复形成败血症　　B. 细菌容易变异　　C. 细菌有较特殊的内毒素
D. 细菌在胞内繁殖，抗体和药物难起直接作用
E. 反复形成菌血症，细菌内毒素刺激体温调节中枢

4. 布鲁氏菌感染后，可采取哪种标本检查以辅助诊断？（　　）

A. 尿液　　B. 粪便　　C. 血液
D. 咽部分泌物　　E. 眼结膜分泌物

5. 流感嗜血杆菌是一种营养要求较高的细菌，常用的培养基是（　　）。

A. 改良高氏培养基　　B. 牛肉汤培养基　　C. 巧克力培养基
D. 奶油乳糖培养基　　E. 清鸡蛋培养基

6. 化脓性脑膜炎常见的致病菌为（　　）。

A. 大肠埃希菌和 B 组溶血性链球菌
B. 金黄色葡萄球菌和铜绿假单胞菌
C. 肺炎链球菌和流感嗜血杆菌
D. 肺炎链球菌和沙门菌
E. B 组溶血性链球菌和流感嗜血杆菌

实训工单 病原菌的检测——铜绿假单胞菌

【实验目的】

掌握铜绿假单胞菌检测方法的原理及鉴别要点。

【实验用品】

（1）菌种：待检测脓汁标本、铜绿假单胞菌 24 h 培养物。

（2）培养基：胆盐乳糖培养基、绿脓菌素测定培养基（PDP）、十六烷三甲基溴化铵平板、营养琼脂斜面培养基等。

（3）试剂：氧化酶试剂、氯仿、1 mol/L 盐酸溶液。

（4）器材：无菌小管、吸管、恒温培养箱等。

【实验步骤】

（1）增菌培养：将脓汁标本与铜绿假单胞菌的菌种分别接种至两瓶 100 mL 的胆盐乳糖培养基中，置于 37 ℃ 恒温培养箱中培养 18～24 h，观察生长现象。

（2）分离培养：取增菌培养液，使用分区划线接种的方法将菌体接种至十六烷三甲基溴化铵平板上，置于 37 ℃ 恒温培养箱中培养 18～24 h，观察菌落特征。

（3）纯培养：挑取可疑菌落，用接种环将菌体接种至营养琼脂斜面培养基后置于 37 ℃ 恒温培养箱中培养 18～24 h，取培养物涂片，革兰染色后镜检。

（4）氧化酶试验：将疑似铜绿假单胞菌纯培养物涂布于一张洁净的滤纸片上，滴加氧化酶试剂。

（5）绿脓菌素试验：取疑似铜绿假单胞菌纯培养物接中于 PDP 琼脂斜面，置于 37 ℃ 恒温培养箱中培养 18～24 h。取 3～5 mL 氯仿加入试管内，搅碎培养基使其与氯仿充分混合，氯仿呈蓝绿色时，用吸管将氯仿转移到另一试管内，加入盐酸溶液 1 mL，震荡后室温静置，观察结果。

【实验总结】

实训名称	病原菌的检测——铜绿假单胞菌			
序号	评估项目	分值	实训要求	得分
1	实验准备	15	按实验要求完成实验用品准备	
2	完成情况	15	按时按要求完成实训任务	
3	掌握程度	25	掌握病原菌的检测——铜绿假单胞菌的基本操作	
4	实验实训记录	25	记录规范、完整	
5	团队合作	20	服从老师安排，能配合完成工作	
实验结果及分析：				

项目十　其他原核细胞型微生物

任务一　支原体

支原体（mycoplasma）是一类缺乏细胞壁、呈高度多形性、能通过滤菌器、在无生命培养基中能生长繁殖的最小原核细胞型微生物。

一、生物学性状

支原体是原核细胞生物中最小的，大小一般为 0.2 ~ 0.3 μm，支原体没有细胞壁，呈高度多形性，但有球形、双球形和丝状 3 种基本形态。支原体为革兰阴性菌，但不易着色，Giemsa 染色着色较好，呈淡紫色。电子显微镜下支原体细胞膜的超微结构分 3 层，内、外层为蛋白质和糖类，中间层为脂质。有的支原体在细胞膜外还有一层由多糖组成的荚膜，具有毒性，参与支原体的致病。支原体对于营养的要求高于一般细菌，在含 1.4% 琼脂的固体培养基上孵育 2 ~ 3 天（有的需要 2 周）后出现菌落。典型菌落呈油煎蛋样。

支原体因无细胞壁，对理化因素的影响比细菌敏感，容易被消毒剂灭活，但对醋酸铊、结晶紫的抵抗力大于细菌。支原体对干扰细胞壁合成的抗生素耐药，但对干扰蛋白质合成或作用于核蛋白体的抗生素如多西环素、氯霉素、红霉素、螺旋霉素、链霉素等敏感。

二、致病性和免疫性

支原体的主要致病物质是黏附素、生物被膜、毒性代谢产物和脂蛋白，不同支原体感染机体的部位不同，因而引起不同类型的疾病，最主要致病的有肺炎支原体和脲原体（表 2-4）。

表 2-4　常见支原体感染部位及所致疾病

支原体	感染部位	所致疾病
肺炎支原体	呼吸道	上呼吸道感染、非典型性肺炎、支气管炎、肺外症状
生殖支原体	生殖道	尿道炎、宫颈炎、子宫内膜炎、盆腔炎、不育
人型支原体	呼吸道、生殖道	附睾炎、盆腔炎、产褥热、慢性羊膜炎、新生儿肺炎、脑炎、脑脓肿
发酵支原体	呼吸道、生殖道	流感样疾病、肺炎、关节炎
嗜精子支原体	生殖道	不孕、不育
穿透支原体	生殖道	协同人类免疫缺陷病毒（HIV）致病
脲原体	生殖道	尿道炎、宫颈炎

三、检查方法与防治原则

临床上常用冷凝集试验（用患者血清与 O 型血人红细胞或自身红细胞混合，4 ℃过夜时可发生凝集，

37 ℃时凝集消散）检测，但仅 50% 患者出现阳性。此反应为非特异性免疫反应，呼吸道合胞病毒、腮腺炎病毒、流感病毒等感染时也可出现冷凝集现象。

目前肺炎支原体感染多采用罗红霉素、克拉霉素、阿奇霉素等大环内酯类或氧氟沙星、司帕沙星等喹诺酮类抗生素治疗，但有耐药株产生。

任务二 衣原体

衣原体（chlamydia）是一类严格真核细胞内寄生、具有独特发育周期、能通过细菌滤器的原核细胞型微生物，归属于广义的细菌学范畴。其中能引起人类疾病的衣原体主要有沙眼衣原体、肺炎衣原体以及由鸟类等动物传播的鹦鹉热衣原体 3 种。

一、生物学性状

（一）发育周期

衣原体在宿主细胞内生长繁殖，有独特的发育周期，包括原体和始体。原体具有高度感染性，是衣原体在细胞外的存在形式。始体是衣原体的繁殖型，在细胞外不能存活，无感染。当原体进入宿主易感细胞后，宿主细胞膜围绕原体形成空泡，称为包涵体。衣原体专性细胞内寄生，大多数衣原体能在 6 ~ 8 日龄鸡胚卵黄囊中繁殖，感染 3 ~ 6 天可致鸡胚死亡。

（二）抗原构造

据细胞壁的抗原成分不同，可将衣原体抗原分为属、种、型特异性抗原。

（三）抵抗力

衣原体对理化因素的抵抗力不强。耐冷怕热，60 ℃、10 min 可使其失去感染性，在 –70 ℃可保存数年，冷冻干燥保存＞ 30 年仍有活性。常用的消毒剂也能迅速杀灭衣原体，如 0.5% 石炭酸 24 h、75% 乙醇 30 s 或 2% 甲酚液 5 min 均可将其杀死。

二、致病性和免疫性

（一）沙眼衣原体

根据致病力和某些生物学特性的差别，沙眼衣原体可分为 3 个亚种，即沙眼生物亚种、性病淋巴肉芽肿亚种和鼠亚种，前两种对人有致病性。

1. 沙眼亚种　主要寄生在人类，无动物储存宿主，引起沙眼、包涵体性结膜炎和泌尿生殖道感染。沙眼主要通过眼 - 眼或眼 - 手 - 眼的途径进行直接或间接接触传播，临床表现为急性或亚急性滤泡性结膜炎，到后期出现结膜瘢痕、眼睑内翻、倒睫以及角膜血管翳引起的角膜损害，影响视力或致盲。

2. 性病淋巴肉芽肿亚种　人是性病淋巴肉芽肿衣原体的自然宿主，无动物储存宿主。主要侵犯淋巴组织，临床表现为引起化脓性淋巴结炎和慢性淋巴肉芽肿或会阴 - 肛门 - 直肠狭窄和梗阻。

（二）肺炎衣原体

肺炎衣原体是衣原体属中的一个新种，只有一个血清型，是人类重要的呼吸道病原体，可引起急性呼吸道疾病，特别是肺炎，也可致支气管炎、咽炎和鼻窦炎等，还可引起免疫力低下者的继发感染。起病缓慢，临床症状与肺炎支原体相似，表现为咽痛、咳嗽、咳痰、发热等，一般症状较轻。

（三）鹦鹉热衣原体

鹦鹉热是由鹦鹉热衣原体引起的一种自然疫源性疾病。该衣原体主要在鸟类及家禽中传播。人类主要经呼吸道吸入病鸟粪便、分泌物或羽毛的气雾或尘埃而感染，也可经破损皮肤、黏膜或眼结膜感染，临床表现多为典型性肺炎，以发热、头痛、干咳、间质性肺炎为主要症状，偶尔可发生系统性并发症，如心肌炎、脑炎、心内膜炎与肝炎、肝脾肿大等。

三、微生物学检查与防治原则

（一）沙眼衣原体

1. 标本采集　根据衣原体感染的相应部位取材，实验室检查可取眼结膜刮片或眼穹隆部及眼结膜分泌物涂片或可采集泌尿生殖道拭子、宫颈刮片、精液或其他病灶部位活检标本，也可采集初段尿离心后涂片。

2. 检查方法　采用 Giemsa 染色、碘液或荧光抗体染色，镜下检查黏膜上皮细胞内是否有包涵体；应用 PCR 技术可对衣原体进行直接检测。分离培养后可通过直接免疫荧光法、ELISA 染色法检查衣原体。

3. 防治原则　注意个人卫生，单独使用毛巾、浴巾和脸盆，避免直接或间接接触传染源。

（二）肺炎衣原体

1. 标本采集　常采集痰标本、鼻咽拭子及支气管肺泡灌洗液。直接涂片后先观察包涵体，再用荧光或酶标记的特异性单克隆抗体检测标本中肺炎衣原体抗原。

2. 检验方法　微量免疫荧光试验（MIF）是目前检测肺炎衣原体感染最常用且较敏感的血清学方法，被称为“金标准”。该试验可分别测定血清中特异性 IgM 和 IgG 抗体，可区别近期感染和既往感染，也有利于区别原发感染和继发感染。

3. 防治原则　是隔离患者，避免直接接触感染人群，加强防护，切断传播途径。可选用红霉素等大环内酯类抗生素和诺氟沙星等喹诺酮类抗生素治疗，禁用磺胺类药。

（三）鹦鹉热衣原体

1. 标本采集　取患者血、痰标本或咽拭子直接涂片染色观察包涵体。如必要可先采用组织培养或动物接种进行病原体分离。

2. 检验方法　痰液需要加链霉素处理，接种于小鼠腹腔、鸡胚、敏感细胞，检查其包涵体和衣原体。也可用 ELISA、核酸探针和同位素标记抗体直接检查分离的病原体。

3. 防治原则　主要为严格控制传染源，对鸟类或禽类要加强管理，避免发生鹦鹉热衣原体的传播和流行。从事禽类加工和运输的人员应注意个人防护。海关要加强进出口禽类的检疫。

任务三　立克次体

立克次体（*rickettsia*）是一类以节肢动物为传播媒介、严格细胞内寄生的原核细胞型微生物。对人类致病的立克次体有 5 个属，包括立克次体属、柯克斯体属、东方体属、埃立克体属和巴通体属。其中立克次体属又分成两个生物型：斑疹伤寒群和斑点热群。

立克次体的共同特点：①为革兰阴性菌；②有细胞壁，但形态多样；③专性活细胞内寄生，以二分裂方式繁殖；④以节肢动物作为传播媒介或储存宿主；⑤多数是人兽共患病的病原体，在人类引起发热出疹性疾病；⑥对多种抗生素敏感。

一、生物学性状

形态多样，以球杆状或杆状为主，革兰染色阴性，但不易着色，常用 Giemsa 染色法、Gimenez 染色法或 Macchiavello 染色法进行染色。无鞭毛和菌毛。立克次体有两类抗原，分别是群特异性抗原和种特异性抗原。大多数立克次体抵抗力较弱，56 ℃，30 min 即被灭活，对常用消毒剂敏感。对氯霉素和四环素类抗生素敏感，但磺胺类药可促进其生长繁殖。

二、致病性和免疫性

立克次体病多数是自然疫源性疾病，呈世界性或地方性流行，人类感染立克次体主要通过人虱、鼠蚤、蜱或螨等节肢动物的叮咬。我国发现的立克次体病主要有斑疹伤寒、恙虫病和 Q 热等。

（一）致病性

1. 流行环节　立克次体的生命周期中，至少有一个阶段寄生于节肢动物宿主，并以节肢动物作为传播媒介感染脊椎动物宿主，其中啮齿类动物常成为寄生宿主和储存宿主。

2. 所致疾病　多数立克次体可引起人兽共患病，并且多为自然疫源性疾病，有明显的地区性。临床表现以发热、头痛、皮疹、肝脾大等为特征（表 2-5）。

表 2-5　常见立克次体所致疾病

属	群	种	所致疾病	传播媒介	储存宿主
立克次体属	斑疹伤寒群	普氏立克次体	流行性斑疹伤寒	人虱	人
		斑疹伤寒立克次体	地方性斑疹伤寒	鼠蚤、鼠虱	啮齿类
	斑点热群	立氏立克次体	落基山斑点热	蜱	啮齿类、犬
		澳大利亚立克次体	昆士兰蜱热	蜱	啮齿类
		康诺尔立克次体	地中海斑点热	蜱	啮齿类、犬
		西伯利亚立克次体	北亚蜱传斑点热	蜱	啮齿类
		小珠立克次体	立克次体痘	螨	鼠
东方体属		恙虫病东方体	恙虫病	恙螨	啮齿类
无形体属		嗜吞噬细胞无形体	人粒细胞无形体病	蜱	啮齿动物、鹿、牛、羊
埃里希体属		查菲埃里希体	人单核细胞埃里希体病	蜱	犬、鹿、啮齿动物
新立克次体属		腺热新立克次体	腺热	吸虫	鱼类

3. 致病机制　立克次体经皮肤、结膜或黏膜侵入人体后，通过淋巴管及血流播散至全身，主要侵犯小血管及毛细血管内皮细胞，其入侵细胞的主要因素包括黏附素和磷脂酶。

（二）免疫性

立克次体是严格细胞内寄生的病原体，故体内感染免疫以细胞免疫为主，体液免疫仅有部分保护功能。患者病后可获较强的免疫力。

三、微生物学检查与防治原则

（一）微生物学检查

1. 标本采集　一般在发病急性期、尚未用抗生素之前采血标本，以提高阳性分离率，流行病学调查则采取野生小动物、家畜脏器或节肢昆虫的组织悬液。

2. 分离培养　由于标本中立克次体含量较低，直接镜检意义不大。目前立克次体属的分离培养主要采用细胞培养方法，经细胞培养法分离的立克次体通常以分子生物学方法进行鉴定。

3. 血清学检查　用特异性外膜蛋白抗原或者脂多糖抗原通过间接免疫荧光法检测特异性抗体。其他方法包括间接免疫过氧化物酶法、酶免疫测定、乳胶凝集、外斐反应等。

（二）防治原则

讲究个人卫生，灭虱、灭蚤、灭鼠，加强个人防护。被宠物咬伤抓伤要立即用碘伏消毒，各种立克次体对氯霉素、多西环素、四环素等抗生素敏感，可使病程缩短，病死率明显下降。

任务四　螺旋体

螺旋体（spirochete）是一类细长、柔软、弯曲、运动活泼的原核细胞型微生物，生物学地位介于细菌与原虫之间。螺旋体目可分为密螺旋体和钩端螺旋体两个科。螺旋体科分为 5 个属，钩端螺旋体科分为 2 个属。7 个菌属中，密螺旋体、疏螺旋体和钩端螺旋体 3 个菌属能引起人的有关疾病。

一、钩端螺旋体

钩端螺旋体可分为问号钩端螺旋体和双曲钩端螺旋体，其中问号钩端螺旋体能引起人、动物和家畜的钩端螺旋体病，是自然疫源性疾病，后者不致病。

（一）生物学性状

1. 形态染色　为圆柱形，长短不等，螺旋细密，规则，在暗视野显微镜下观察，形似细小珍珠排列的细链，一端或两端呈钩状，无鞭毛，运动活泼。革兰染色阴性，但不易着色。常用 Fontana 镀银染色法，背景为淡棕色，钩端螺旋体被染成棕褐色。

2. 培养特性　需氧或微需氧，对营养要求较高。常用 Korthof 培养基，除含基本成分外，尚需加 10% 新鲜灭活兔血清或牛血清、蛋白胨和磷酸盐缓冲液。

（二）致病性与免疫性

1. 致病物质　内毒素是钩端螺旋体的主要致病物质，黏附素、溶血素、侵袭性酶类也具有致病性。

2. 所致疾病　人感染钩端螺旋体后均引起钩端螺旋体病，致病性钩端螺旋体能迅速通过破损或完整的皮肤、黏膜侵入人体，然后经淋巴系统或直接进入血流引起钩端螺旋体血症，患者出现中毒性败血症症状，如发热、寒战、乏力、头痛、肌痛、眼结膜充血、浅表淋巴结肿大等。继而钩端螺旋体随血流侵入肝、脾、肾、肺、心、淋巴结和中枢神经系统等，引起相关脏器和组织损害并出现相应体征。

3. 免疫性　致病性钩端螺旋体进入人体后，单核 - 巨噬细胞可以吞噬细菌，清除体内的钩端螺旋体。感染后机体可获得对同一血清型钩端螺旋体的持久免疫力，但不同血清群之间无明显的交叉保护作用。

（三）微生物学检查与防治原则

1. 微生物学检查

（1）标本采集。收集患者血液、尿液和脑脊液等。发病 10 天内取血液，1 周后取尿液，有脑膜刺激症状者取脑脊液。

（2）检验方法。

①显微镜检查：由于患者血液中钩端螺旋体数量不多，通过差速离心集菌法可提高检出率。取沉淀物制片暗视野镜检。或用 Fontana 镀银染色后镜检，也可用直接免疫荧光法或免疫酶染色法检查。

②分离培养：将血液标本 5 mL 接种于 Korthof 液体培养基，每份标本应接种 3 管，经 28 ℃培养 2～4 周，每隔 3～5 天用暗视野显微镜检查一次，大部分阳性标本可在 7～14 天有生长表现，培养基呈云雾状浑浊。如有钩端螺旋体生长，即可移种新鲜培养基，待出现明显生长现象后，可用已知诊断血清做群和型的鉴定。如连续培养，仍未发现生长，方可报告培养阴性。

③血清学检查：应采取病程早期和晚期双份血清，一般在疾病初期和发病第 3～4 周各采血一次。有脑膜刺激症状者可采取脑脊液检测特异抗体。

④动物试验：是分离钩端螺旋体的敏感方法，尤其适用于有杂菌的标本。常用幼龄豚鼠或金地鼠，将标本注入动物腹腔，一般 3～7 天内发病。接种 3～5 天后，可用暗视野显微镜检查腹腔液；亦可在接种后 3～6 天取心血检查并做分离培养。动物病死后解剖，可见皮下和肺部有大小不等的出血斑，肝和脾脏组织显微镜下有大量钩端螺旋体存在。

⑤分子生物学方法：PCR 技术检测患者血液或尿液中钩端螺旋体 DNA，该方法具有快速、敏感、特异等优点。

2. 防治原则　做好防鼠、灭鼠工作，以及加强对带菌家畜的管理。易感人群和疫水接触者宜接种包含当地流行株在内的多价钩端螺旋体疫苗。在流行地区，治疗钩端螺旋体病首选青霉素，青霉素过敏者可用庆大霉素或多西环素等。

二、梅毒螺旋菌

密螺旋体属包括致病性和非致病性两大类。对人致病的密螺旋体包括苍白密螺旋体和品他密螺旋体。苍白密螺旋体又分为苍白亚种、地方亚种和极细亚种。品他密螺旋体引起人类品他病。地方亚种和极细亚种分别引起非性传播梅毒（污染餐具传播）和雅司病（接触性皮肤传染病）。苍白亚种亦称为梅毒螺旋体（treponema pallidum，TP），引起人类梅毒，梅毒是性传播疾病（STD）中危害最严重的一种，人是其唯一宿主。

（一）生物学性状

有 8～14 个较为致密而规则的螺旋，两端尖直，运动活泼。梅毒螺旋体基本结构由外至内分别为外膜、细胞壁、3～4 根内鞭毛及细胞膜包绕的原生质体。革兰染色阴性，但不易着色。Fontana 镀银染色可将菌体染成棕褐色。

能在无生命人工培养基上生长繁殖。梅毒螺旋体的抗原主要有密螺旋体抗原和非螺旋体的抗原，前者即梅毒螺旋体表面的特异抗原。

（二）致病性与免疫性

1. 致病物质　毒螺旋体有很强侵袭力，但未发现有内毒素和外毒素。其他致病物质有荚膜样物质、黏附因子和侵袭性酶类。荚膜样物质为菌体表面的糖胺聚糖和唾液酸，可阻止抗体等大分子物质与菌体结合、抑制补体激活以及补体溶菌作用、干扰单核－巨噬细胞吞噬，从而有利于梅毒螺旋体在宿主内存活和扩散。

2. 所致疾病　毒螺旋体仅感染人类引起梅毒，梅毒患者是唯一的传染源。梅毒一般分为后天性（又称获得性）和先天性两种。获得性梅毒又分为三期，表现为发作、潜伏和再发作的现象（表 2-6）。

3. 免疫性　梅毒的免疫为传染性免疫或有菌性免疫，即已感染梅毒螺旋体的个体对梅毒螺旋体的再感染有抵抗力，若体内梅毒螺旋体被清除，免疫力也随之消失。

（三）微生物学检查与防治原则

1. 微生物学检查　最适标本是硬下疳渗出液，其次是梅毒疹渗出液或局部淋巴结抽出液，可用暗视野显微镜观察梅毒螺旋体，也可用直接免疫荧光或 ELISA 检查。组织切片标本可用镀银染色法染色后镜检。

表 2-6　三期梅毒的临床症状

分期	时间	症状
一期	感染后 2 ~ 10 周	局部出现无痛性硬下疳（外生殖器、肛门、直肠、口腔）
二期	一期 2 ~ 3 个月后	全身皮肤及黏膜出现梅毒疹，全身淋巴结肿大
三期	二期梅毒发病后经 2 ~ 7 年，甚至 10 ~ 30 年潜伏期后	出现全身性结节性梅毒疹和树胶肿，局部因动脉内膜炎引起缺血而使组织坏死

2. 血清学试验　有非梅毒螺旋体抗原试验和梅毒螺旋体抗原试验两类。

3. 防治原则　梅毒是性传播性疾病，加强性卫生教育和注重性卫生是减少梅毒发病率的有效措施。梅毒确诊后，应尽早予以彻底治疗，目前多采用青霉素类药物治疗 3 个月 ~ 1 年，以血清抗体转阴为治愈指标，且治疗结束后需定期复查。

三、回归热旋体

回归热（relapsing fever）是一种以反复周期性急起急退高热为临床特征的急性传染病。多种疏螺旋体均可引起回归热。根据病原体及其媒介昆虫不同分为两类。①虱传回归热：又称流行性回归热，病原体为回归热疏螺旋体，虱为传播媒介。②蜱传回归热：又称地方性回归热，病原体为杜通疏螺旋体和赫姆斯疏螺旋体，主要由软蜱传播。蜱传回归热临床表现与虱传回归热相似，但症状较轻，病程较短。我国主要流行虱传回归热。

任务五　放线菌

放线菌（*Actinomycetes*）是一类丝状或链状、呈分枝生长的原核细胞型微生物。放线菌种类繁多，有 53 个属，数千个种。其中常见的有链䓁菌属、放线菌属、诺卡菌属等。

一、放线菌属

放线菌属有 35 个种，正常寄居在人和动物口腔、上呼吸道、胃肠道和泌尿生殖道，常见的有衣氏放线菌、牛型放线菌、内氏放线菌、黏液放线菌和龋齿放线菌等。其中对人致病性较强的为衣氏放线菌，可经破损处引起邻近面、颈部感染，也可从呼吸道进入肺和胸部引起放线菌病，放线菌侵入组织后导致软组织的化脓性感染，局部形成肉芽肿及坏死性脓肿，常伴有瘘管形成。脓液中常含有“硫磺颗粒”，该颗粒中有大量的放线菌菌丝。放线菌与龋齿和牙周炎有关。

本菌为革兰阳性，无鞭毛、无芽孢、无荚膜的非抗酸性丝状菌，菌体常呈细长或有树状分枝的丝状体。注意口腔卫生、早日修补龋齿是预防的主要方法。患者的脓肿和瘘管应进行外科清创处理。同时应用大剂量青霉素进行较长时间的治疗。

二、诺卡菌属

诺卡菌属（*Nocardia*）有 51 个菌种，广泛分布于土壤，不属于人体正常菌群。对人致病的主要有星形诺卡菌、巴西诺卡菌和鼻疽诺卡，其中星形诺卡菌致病力最强，诺卡菌属为革兰阳性杆菌，形态与放线菌属相似，但菌丝末端不膨大，有时可见杆状与球状同时存在。

诺卡菌属感染为外源性感染。星形诺卡菌主要由呼吸道或创口侵入机体，引起化脓性感染，特别是免疫力低下的感染者，感染后可引起肺炎、肺脓肿，表现类似肺结核和肺真菌病。星形诺卡菌可通过血行播散，引起脑膜炎与脑脓肿。若该菌经皮肤创伤感染，可侵入皮下组织引起慢性化脓性肉芽肿和形成瘘管。

课后习题

1. 不属于原核细胞型微生物的是（　　）。

A. 细菌　B. 病毒　C. 支原体

D. 立克次体　E. 衣原体

2. 钩体病的主要传染源是（　　）。

A. 急性期患者　B. 隐性带菌者　C. 带菌的鼠类和猪

D. 带菌节肢动物　E. 以上都不是

3. 关于梅毒，下列叙述错误的是（　　）。

A. 病原体是螺旋体　B. 病后可获得终身免疫　C. 可通过性接触或通过垂直传播

D. 人是唯一传染源　E. 治疗不及时易成慢性

4. 下列微生物不属于严格细胞内寄生的是（　　）。

A. 病毒　B. 立克次体　C. 沙眼衣原体

D. 肺炎衣原体　E. 肺炎支原体

5. 沙眼由以下哪种病原微生物引起？（　　）

A. 螺旋体　B. 立克次体　C. 支原体

D. 衣原体　E. 病毒

6. 钩端螺旋体最主要的感染途径是（　　）。

A. 接触患者或病兽　B. 接触疫水或疫土　C. 经呼吸道感染

D. 经消化道感染　E. 经节肢动物叮咬

7. 下列螺旋体能穿过胎盘的是（　　）。

A. 雅司螺旋体　B. 回归热螺旋体　C. 奋森螺旋体

D. 梅毒螺旋体　E. 伯氏疏螺旋体

8. 一期梅毒患者，检测病原体应取的标本是（　　）。

A. 尿液　B. 淋巴液　C. 硬下疳渗出液

D. 梅毒疹渗出液　E. 血液

9. 最小的原核细胞型微生物是（　　）。

A. 细菌　B. 螺旋体　C. 支原体

D. 立克次体　E. 衣原体

10. 原发性非典型性肺炎是由哪种微生物引起的？（　　）

A. 立克次体　B. 肺炎支原体　C. 肺炎衣原体

D. 放线菌　E. 肺炎链球菌

11. 在世界上首先成功分离培养出沙眼衣原体的学者是（　　）。

A. 汤飞凡　　B. 郭霍　　C. 巴斯德

D. 李斯德　　E. 琴纳

12. 由立克次体引起的疾病是（　　）。

A. 非典型性肺炎　　B. 沙眼　　C. 梅毒

D. 性病淋巴肉芽肿　　E. 恙虫病

实训工单　冷凝集实验

【实验目的】

学习冷凝集实验的实验原理及实验步骤。

【实验原理】

由肺炎支原体感染引起的原发性非典型性肺炎患者的血清中常含有较高的寒冷红细胞凝集素，简称冷凝集素，它能与患者自身红细胞或O型血人红细胞于4 ℃条件下发生凝集，在37 ℃时又呈可逆性完全散开。75%的支原体肺炎患者，于发病后第2周血清中冷凝集素效价＞1∶32，一次检查凝集价；1∶64或动态检查升高＞4倍时，有诊断意义。

【实验用品】

（1）9 g/L氯化钠溶液。

（2）红细胞悬液：可用被检者收缩之血块制备，挤破血块（除去纤维蛋白），以大量温热9 g/L氯化钠溶液洗涤3次，最后制成50%红细胞悬液；也可另取与患者同血型的正常人或O型抗凝血1 mL进行制备。

【实验步骤】

（1）抽取患者静脉血4～5 mL，立即置37 ℃水浴箱中。

（2）血块收缩后，离心分离出血清，置清洁试管中。

（3）第1支试管加入血清0.5 mL，第2～17支试管中各加入9 g/L氯化钠溶液0.5 mL；第2支试管再加入血清0.5 mL，成两倍稀释，混合后吸出0.5 mL加至第3支试管，依次进行到第16管，稀释倍数为32 768；第17管为9 g/L氯化钠溶液对照液。

（4）每管各加红细胞悬液0.025 mL，混匀后置于2～5 ℃冰箱中，2 h后取出，立即观察凝集现象，并记录效价。然后再放入37 ℃水浴中温育2 h，观察凝集是否消失。

【实验总结】

实训名称	冷凝集实验			
序号	评估项目	分值	实训要求	得分
1	实验准备	15	按实验要求完成实验用品准备	
2	完成情况	15	按时按要求完成实训任务	
3	掌握程度	25	掌握冷凝集实验的基本操作	
4	实训记录	25	实验记录规范、完整	
5	团队合作	20	服从老师安排，能配合完成工作	
实验结果及分析：				

学习主题三

免疫学基础

学习目标

知识目标

学习抗原的概念和特性、免疫球蛋白（Ig）与抗体、补体系统、主要组织相容性复合体及其编码的分子、免疫系统和免疫分子、免疫应答。

能力目标

掌握抗原的特性，掌握抗体与免疫球蛋白的概念与区别。掌握补体的概念；熟悉补体系统的组成及理化性质。掌握免疫系统的组成，中枢免疫器官和外周免疫器官的组成和功能。

素质目标

培养学生科学精神，引导学生树立正确的人生观、价值观。

思维导图

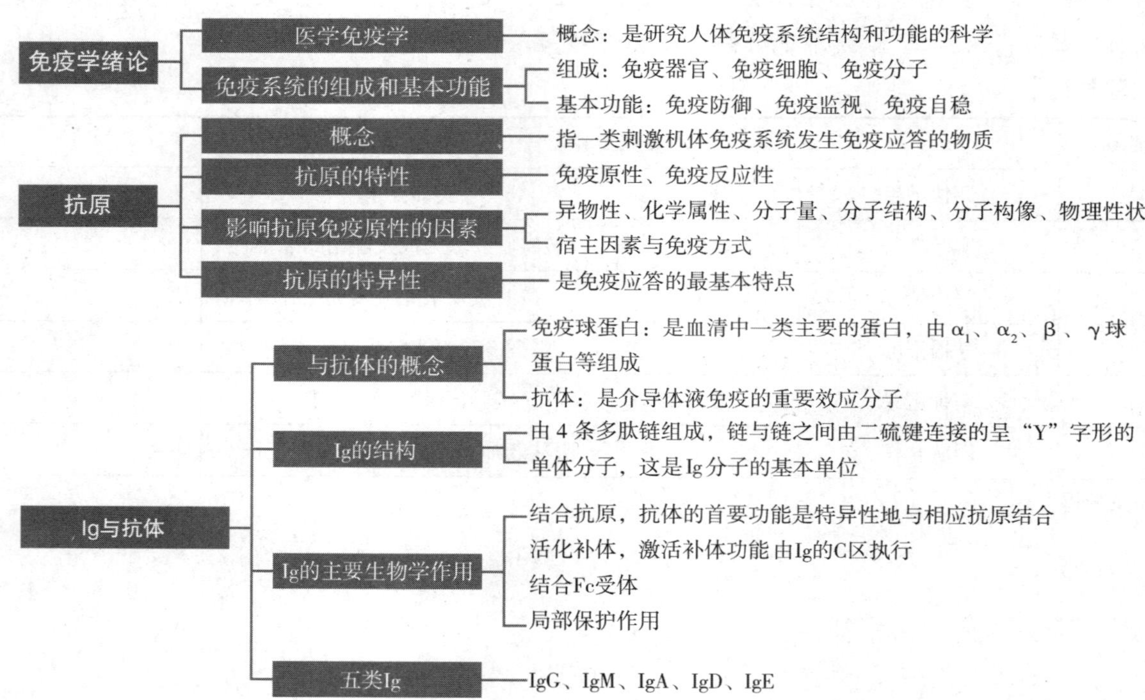

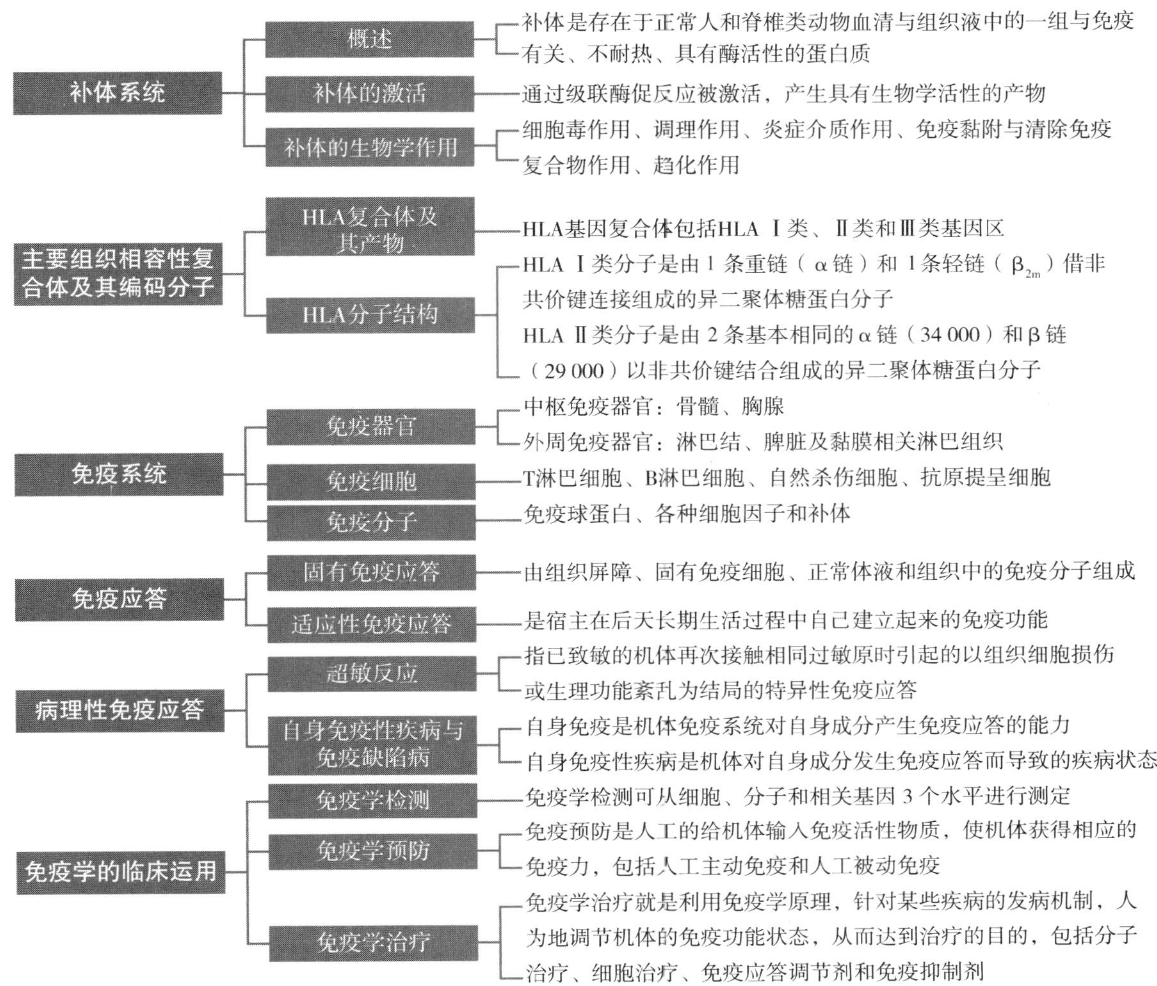

案例引入

患者，女，42岁，主诉：全身乏力1周，伴有肌痛、发热。现病史：患者患有关节炎，伴有显著炎症；面颊部（面颊和鼻梁）有红斑，日晒后更为明显。查血常规：血红蛋白81 g/L；尿常规：尿蛋白（3+），尿红细胞（3+）；肝肾功：白蛋白33 g/L，肌酐116～191.5 μmol/L，尿素氮7.3～14.35 mmol/L；红细胞沉降率42 mm/h；N末端脑钠肽前体2792 pg/mL。

思考：讨论该患者患有哪种疾病，为何会出现以上临床症状？

免疫学绪论

医学免疫学是在人类与疾病，特别是传染病斗争的过程中发展起来的，已经成为当代生命科学的重要组成部分。免疫学是研究机体免疫系统的组成、结构、功能、免疫应答的发生机制及免疫学在临床疾病诊断和防治中应用的一门科学。

一、免疫学的概念

免疫学是研究人体免疫系统结构和功能的科学，该学科重点阐明免疫系统识别抗原和危险信号后发生免疫应答及其清除抗原的规律，探讨免疫功能异常所致疾病及其发生机制，为这些疾病的诊断、预防和治疗提供理论基础及技术方法。

二、免疫系统的组成和基本功能

1. 免疫系统的组织　免疫器官、免疫细胞和免疫分子。

2. 免疫系统的基本功能　机体的免疫功能主要表现在免疫防御、免疫稳定和免疫监视。

（1）免疫防御：是指机体识别和清除病原体，保护机体免受感染的能力。若免疫防御功能低下，将导致机体对病原体易感或反复感染；若免疫防御功能过强，则发生超敏反应，造成组织损伤。

（2）免疫自稳：是指机体能识别和清除自身衰老、损伤、死亡的细胞，但对自身正常组织和细胞形成耐受的能力。免疫自稳功能失调时，将导致自身免疫性疾病的发生。

（3）免疫监视：是指机体能随时识别和清除体内出现的突变细胞，防止肿瘤发生的能力。机体免疫监视功能低下，易发生肿瘤。

三、免疫学的发展

（一）经验免疫学时期

早在16世纪，中国医者已发现种痘可以预防天花，到18世纪末，英国医生爱德华·詹纳（Edward Jenner）观察到虽然挤牛奶女工接触了患有牛痘的牛，可被传染却不会再得天花。他意识到人工接种“牛痘”可能会预防天花，于是，用两年时间在24名志愿者身上进行了接种“牛痘”预防天花的试验，取得了成功。1798年詹纳出版了相关专著，提出了“vaccination”的概念（vacca在拉丁语中是牛的意思，意为接种牛痘），开创了人工主动免疫的先河。

（二）实验免疫学兴起

19世纪后期，法国微生物学家巴斯德成功地研制了炭疽减毒疫苗、狂犬病疫苗。1890年，德国医师E.von Behring和日本学者北里（S. Kitasato）研制了白喉抗毒素，并成功地用于白喉治疗，由此形成了抗原、抗体的概念。在此期间，俄国动物学家Metchnikoff提出了原始细胞免疫学说，认为吞噬细胞的吞噬功能在免疫中起主导作用。而德国学者Ehrlich提出了原始体液免疫学说，认为血清中存在的抗体在抗感染中起关键作用。

（三）科学免疫学时期

由于分子生物学、分子遗传学的发展，20 世纪 60 年代以来，免疫学进入飞速发展的阶段。60 多年来，免疫学领域硕果累累：对免疫细胞表面分子研究日益深入；揭示了主要组织相容性复合体及其产物在免疫调节、抗原提呈中的作用；进一步阐明了免疫球蛋白基因结构及重组规律；单克隆抗体的制备及各种标记技术广泛应用于医学实践。

项目十一　抗原

任务一　抗原的概念、特性与分类

一、抗原的概念

抗原是一类能刺激机体免疫系统发生免疫应答，产生抗体或效应淋巴细胞，并能与相应的抗体或效应淋巴细胞发生特异性结合的物质。这种结合既可发生在体内，又可发生在体外。

二、抗原的特性

（一）免疫原性

免疫原性即抗原刺激机体免疫系统发生免疫应答，产生抗体或效应淋巴细胞的性能。

（二）免疫反应性

免疫反应性是指抗原与其所诱导产生的免疫应答效应物质（活化的T/B细胞或抗体）特异性结合的能力。

三、抗原的分类

抗原的种类

抗原的种类繁多，根据不同分类原则可将抗原分为不同种类。

（一）根据抗原与机体的亲缘关系分类

1. 异种抗原

（1）病原微生物及其代谢产物：各种病原生物，如细菌、真菌、病毒、寄生虫等对机体而言都是异种物质，都有很强的免疫原性，其中含有多种蛋白质、多糖、类脂等抗原成分，是医学上常见的异种抗原。

细菌的外毒素是细菌在生长繁殖过程中，分泌到菌体外的毒性蛋白，免疫原性很强，能刺激机体产生相应的抗体，即抗毒素。外毒素经0.3%～0.4%甲醛溶液处理后，可使其失去毒性，但仍然保留其免疫原性，称为类毒素。

（2）动物免疫血清：临床上使用各种抗毒素血清都是用马等动物制备的，这种动物的免疫血清对人体来说是异种抗原，能刺激人体免疫系统产生抗马血清蛋白的抗体，当再次注射此血清时，可能发生过敏性休克，所以在应用免疫血清前必须做皮肤过敏实验。

2. 同种异型抗原　同种属不同个体之间的组织表面存在不同的抗原表位，称为同种异型抗原。常见的人类同种异型抗原有血型抗原和人主要组织相容性抗原即HLA。已发现有40余种血型抗原系统，如ABO系统和Rh系统。HLA是人群中多态性最高的同种异型抗原，成为个体区别于他人的独特遗传标志，是介导人体间移植排斥反应的主要移植抗原。

3. 异嗜性抗原　存在于人、动物、植物与微生物之间的共同抗原，这种抗原与种属无关，是某些疾病发生的原因，如溶血性链球菌的表面成分（M 蛋白）与人心肌、心瓣膜及肾小球基底膜有共同抗原成分，故当机体感染溶血性链球菌后，有可能出现心肌炎和肾小球肾炎。

4. 自身抗原　能引起机体发生免疫应答的自身成分称为自身抗原。在正常情况下，机体对自身组织细胞不会产生免疫应答，但当机体在外伤、手术、感染、使用药物等情况下，使隐蔽的自身物质暴露或自身成分结构发生改变，能诱发机体对自身组织成分产生免疫应答，引起自身免疫性疾病。

（二）根据诱导 B 细胞产生抗体是否需要 T 细胞辅助分类

1. 胸腺依赖性抗原（thymus dependent antigen，TD-Ag）　含有 T 细胞决定基和 B 细胞决定基。诱导 B 细胞产生抗体时需要 T 细胞辅助。绝大多数天然抗原均属于 TD-Ag。TD-Ag 可以诱导体液免疫应答，主要产生 IgG 类抗体，同时还可以诱导细胞免疫应答和免疫记忆。

2. 非胸腺依赖性抗原（thymus independent antigen，TI-Ag）　只含有 B 细胞决定基，不需要 T 细胞辅助，可直接刺激 B 细胞产生抗体。这类抗原自然界中存在较少，如细菌脂多糖、荚膜多糖、聚合鞭毛等属于此类抗原。

（三）其他分类

根据抗原的产生方式不同，可分为天然抗原、人工抗原；根据抗原的化学组成不同，可分为蛋白质抗原、脂蛋白抗原、多糖抗原、核蛋白抗原；根据抗原的物理性状，可分为可溶性抗原、颗粒性抗原；根据抗原诱导免疫应答的作用，可分为肿瘤抗原、移植抗原等。

任务二　影响抗原免疫原性的因素

一种抗原能否成功地诱导宿主产生免疫应答取决于 3 个方面的因素：抗原的性质、宿主因素和免疫方式。

一、抗原分子的理化与结构性质

（一）异物性

除自身抗原外，抗原通常为非己物质。抗原与机体之间的亲缘关系越远，组织结构差异越大，异物性越强，其免疫原性就越强。正常情况下，自身组织或细胞成分不能刺激自身免疫系统产生应答。在医学上，具有异物性的物质主要有以下 3 种。

1. 异种物质　对人而言，病原生物及其代谢产物、动物血清蛋白及异体组织细胞等具有较强的免疫原性。从生物进化过程来看，抗原与宿主之间的亲缘关系越远，组织结构差异越大，免疫原性就越强。

2. 同种异体物质　由于不同个体之间的基因不同，其组织细胞或体液中有些成分的分子结构也存在着不同程度的差异。因此，同种异体物质也是抗原物质，如人类红细胞表面的血型抗原和组织相容性抗原等属此类物质。

3. 自身抗原　在正常情况下，自身物质无免疫原性，但在某些异常情况下，自身成分也可以具有免疫原性。例如，外伤、感染、电离辐射、药物等因素的影响，自身成分可发生改变，被免疫细胞视为异物。

（二）一定的理化特性

1. 分子量　凡具有免疫原性的抗原物质分子量都较大，一般大于 10 000，小于 4000 者无免疫原性。抗原分子量越大，含有抗原表位越多，结构越复杂，免疫原性就越强。

2. 化学结构与组成　免疫原性强的抗原物质不仅分子量大，而且具有一定的化学结构和组成。在蛋白质分子中，含有芳香族氨基酸，尤其是酪氨酸时，免疫原性就强；而以非芳香族氨基酸为主的蛋白质，其免疫原性较弱。从抗原分子结构上看，结构越复杂，其免疫原性越强。多支链或带环状结构的物质具有很强的免疫原性。另外，抗原分子的表位越容易被免疫细胞抗原受体所接近，抗原分子的免疫原性就越强。例如，某些化学基团（如酪氨酸）在分子表面时，易与免疫细胞抗原受体结合，免疫原性强；若存在于大分子内部，则表现不出免疫原性（图 3-1）。

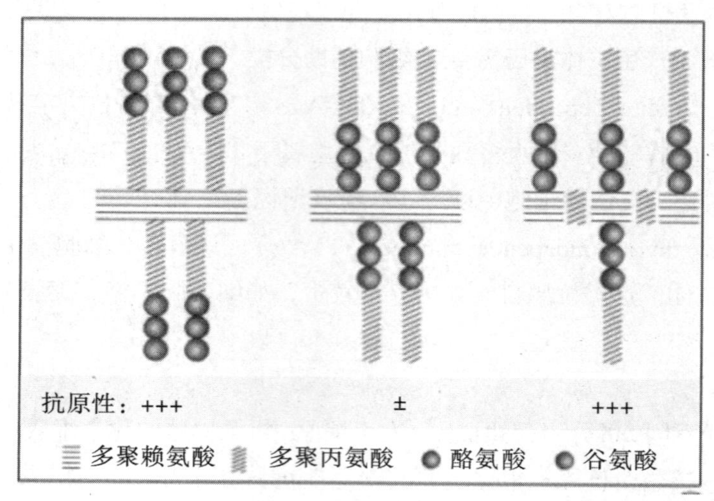

图 3-1　抗原分子的易接近性

3. 物理状态　一般情况下，聚合状态的蛋白质较单体蛋白质免疫原性强；颗粒性抗原较可溶性抗原免疫原性强。许多免疫原性较弱的物质吸附在某些大颗粒表面，可增强其免疫原性。

二、宿主因素

（一）宿主遗传

宿主对抗原的应答是受到免疫应答基因控制的。不同遗传背景的动物对同一抗原的应答能力不同。

（二）宿主身体状态

一般来说，青壮年动物比幼年或老年动物对抗原的免疫应答能力强；雌性动物比雄性动物免疫应答能力强，但在妊娠期免疫应答能力较弱。

三、免疫方式

抗原进入机体的剂量、途径、次数、间隔时间及免疫佐剂的应用都明显影响机体对抗原的免疫应答程度。一般来说，适当剂量的抗原能引起良好的免疫应答，抗原剂量太低或太高都容易诱导免疫耐受；免疫途径以皮内和皮下免疫效果最佳，腹腔注射次之，静脉和口服易诱导免疫耐受。若将免疫佐剂先于抗原或与抗原同时注入机体，可增强抗原的免疫原性。

任务三　抗原的特异性

抗原的特异性是指某一特定抗原刺激机体产生特异性抗体或致敏淋巴细胞，而且只能与其相应的抗体或致敏淋巴细胞特异性结合发生免疫反应。抗原的特异性也是免疫应答的最基本特点，其决定抗原特异性的结构基础是存在于抗原分子表面的抗原决定基，又称为抗原表位。

一、抗原表位

抗原表位是抗原分子中决定抗原特异性的特殊化学基团，又称为抗原决定基。T、B 细胞通过其表面的特异性抗原受体（免疫球蛋白或补体）对抗原的识别呈现高度特异性；被抗原活化的 T 细胞和活化 B 细胞效应产物抗体与抗原的结合也呈高度特异性。其中，1 个抗原分子中能与抗体结合的抗原表位总数称为抗原结合价。

二、抗原表位的类别

根据抗原表位中氨基酸的空间结构特点，可将其分为顺序表位（sequential epitope）和构象表位（conformational epitope）。顺序表位由连续线性排列的氨基酸构成，而构象表位由不连续排列，但在空间上彼此接近形成特定构象的若干氨基酸组成。

三、共同抗原与交叉反应

一个抗原分子常带有多种抗原表位，如果不同抗原分子间含有相同或相似的抗原表位，称为共同抗原；抗体或致敏淋巴细胞对具有相同或相似抗原表位的不同抗原反应称为交叉反应。亲缘关系很近的生物之间的共同抗原称为类属抗原，不同种属之间的共同抗原称为异嗜性抗原。

课后习题

1. 抗原应具有两个特性是（　　）。

A. 致病性和免疫原性　B. 免疫反应性和免疫原性　C. 毒性和免疫原性
D. 毒性和反应原性　E. 免疫原性和抗原性

2. 免疫学中的非己物质不包括（　　）。

A. 结构发生改变的自身物质　B. 同种异体物质　C. 胚胎期免疫细胞未接触的物质
D. 异种物质　E. 胚胎期免疫细胞接触的物质

3. 决定抗原特异性的物质基础是（　　）。

A. 抗原决定簇　B. 抗原的大小　C. 抗原的电荷性质
D. 载体的性质　E. 抗原的物理性状

4. 仅有抗原性而无免疫原性的物质是（　　）。

A. 超抗原　B. 半抗原　C. 完全抗原
D. 异嗜性抗原　E. 类属抗原

5. 下列属于半抗原的物质是（　　）。

A. 病毒　B. 细菌内毒素　C. 类毒素
D. 青霉素　E. 生理盐水

6. 下列选项中不是医学上重要的抗原是（　　）。

A. 病原微生物　B. 外毒素　C. 免疫佐剂
D. 自身抗原　E. 血型抗原

7. 血型抗原属于（　　）。

A. 异种抗原　　B. 异嗜性抗原　　C. 同种异型抗原

D. 交叉反应抗原　　E. 自身抗原

8. 同一种属不同个体之间所存在的抗原称（　　）。

A. 异种抗原　　B. 同种异型抗原　　C. 自身抗原

D. 异嗜性抗原　　E. 独特型抗原

9. 存在于不同种属的共同抗原称为（　　）。

A. 同种异型抗原完全抗原　　B. 异种抗原　　C. 异嗜性抗原

D. 自身抗原　　E. 独特型抗原

10. 异嗜性抗原的本质是（　　）。

A. 完全抗原　　B. 共同抗原　　C. 改变的自身抗原

D. 同种异型抗原　　E. 半抗原

实训工单　凝集反应——ABO 血型鉴定

【实验目的】

（1）能描述凝集反应的定义及血型鉴定实验的原理。

（2）能通过血型鉴定实验的操作完成对结果的正确观察与判断。

（3）理解血型鉴定试验的用途。

【实验原理】

血型指红细胞的血型，是根据红细胞膜外表面存在的特异性抗原确定，这种抗原或凝集原是由遗传决定。血型鉴定是将受试者的红细胞加入标准的抗 A 和抗 B 单克隆抗体中，观察有无凝集现象，判断受试者红细胞膜上有无 A 和（或）B 抗原，从而鉴定 A、B、AB、O 血型，如表 3-1 所示。

表 3-1　ABO 血型判定原理

血型	红细胞膜上的抗原	血清中的抗体
A 型	A 抗原	抗 B
B 型	B 抗原	抗 A
AB 型	A 抗原和 B 抗原	无
O 型	无 A、B 抗原	抗 A，抗 B

【实验用品】

（1）标准的抗 A 和抗 B 单克隆抗体（抗 A 为蓝色，抗 B 为黄色）。

（2）75% 乙醇、吉尔碘、无菌采血针、无菌干棉球、載玻片、记号笔、牙签等。

【实验步骤】

（1）取载玻片，75% 乙醇消毒正面，在背面标记 A、B 两区。

（2）吉尔碘消毒指端皮肤，待皮肤干燥后，用无菌采血针刺破皮肤，挤出少量血液，涂在玻片 A、B 两区，并立即用无菌干棉球压迫止血。

（3）在两区分别滴加一滴抗 A 抗体和抗 B 抗体，立即用牙签混匀。

（4）静置 3 min，观察凝集现象，判定实验结果。

【实验总结】

实训名称	凝集反应——ABO 血型鉴定			
序号	评估项目	分值	实训要求	得分
1	实验准备	15	按实验要求完成实验用品准备	
2	完成情况	15	按时按要求完成实训任务	
3	掌握程度	25	掌握凝集反应——ABO 血型鉴定的基本操作	
4	实训记录	25	实验记录规范、完整	
5	团队合作	20	服从老师安排，能配合完成工作	

续表

实训名称	凝集反应——ABO 血型鉴定	
实验结果及分析：		

项目十二　Ig 与抗体

任务一　Ig 与抗体的概念

一、Ig

Ig 是血清中一类主要的蛋白，由 α_1、α_2、β 和 γ 球蛋白等组成。1968 年和 1972 年世界卫生组织及国际免疫学会联合会的专业委员会先后决定，将具有抗体活性或化学结构与抗体相似的球蛋白统一命名为 Ig。Ig 分为两种类型：存在于体液中的 Ig 称为分泌型 Ig（SIg），存在于 B 细胞膜的 Ig 称为膜 Ig（membrane Ig，mIg），构成 B 细胞表面的抗原受体。

二、抗体

抗体是介导体液免疫的重要效应分子，是免疫系统在抗原刺激下，由 B 细胞或记忆 B 细胞增殖分化成的浆细胞所产生的、可与相应抗原发生特异性结合的 Ig，主要分布在血清中，也分布于组织液、外分泌液及某些细胞膜表面。

任务二　Ig 的结构

一、Ig 的基本结构

Ig 的基本结构是由 4 条多肽链组成，链与链之间由二硫键连接的呈“Y”形的单体分子，这是 Ig 分子的基本单位（图 3-2）。其中两条链长，且氨基酸的序列完全相同称为重链（heavy chain，H 链）；两条链短，且氨基酸的序列完全相同，称为轻链（light chain，L 链）。

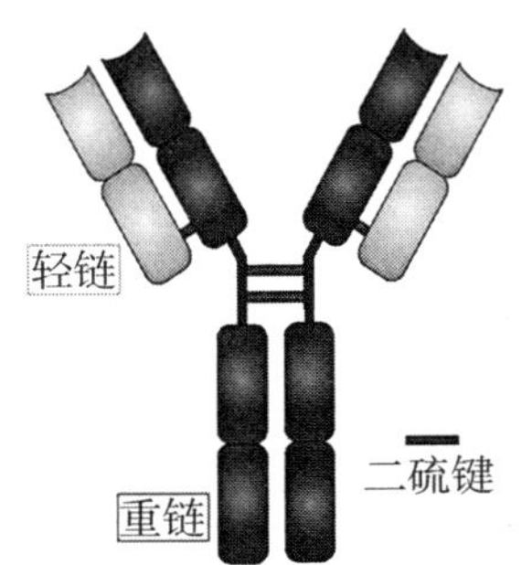

图 3-2　Ig 分子基本结构

（一）重链

Ig 两条相同的重链分子量较大，为 50 ~ 75 kDa，每条有 450 ~ 550 个氨基酸残基。按 Ig 重链恒定区免疫原性不同，重链可分为 μ、γ、α、δ 和 ε 链 5 种类型，据此可将 Ig 分为 IgM、IgG、IgA、IgD 和 IgE 5 类。

（二）轻链

轻链分子量约为 25 kDa，由约 214 个氨基酸残基构成。轻链分为 k 链和 λ 链，据此可将 Ab 分为两型，即 k 型和 λ 型。一个天然 Ig 分子上两条轻链的型别总是相同的。人类血清中各类 Ig 轻链的 k 型与 λ 型比例约为 2：1。

（三）可变区与恒定区

1. 可变区　各种 Ig 在多肽链的 N 端 L 链的 1/2 与 H 的 1/4 或 1/5 区域，其氨基酸的组成和排列次序多变，称为可变区（V 区）。重链和轻链的可变区分别称为 VH 和 VL。有 3 个区域的氨基酸组成和序列变化更大，称为高变区（HVR）或互补决区（CDR）。

2. 恒定区　多肽链的 C 端即 L 链剩余的 1/2 及 H 链剩余的 3/4 和 4/5 部分区域，在同一种属动物中，氨基酸的数量、种类及排列顺序都比较稳定，称为恒定区（C 区）。H 链和 L 链的 C 区分别称为 CH 和 CL（图 3-3）。

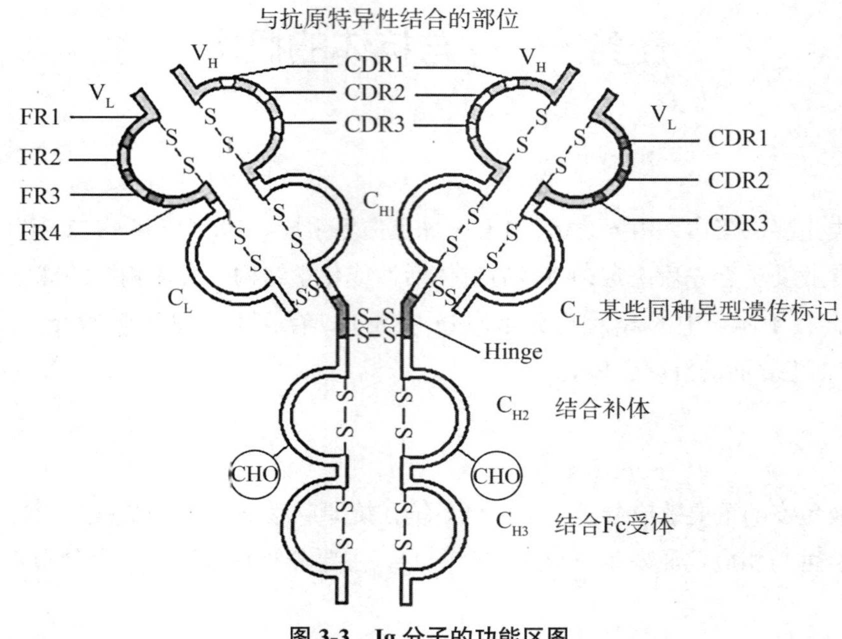

图 3-3　Ig 分子的功能区图

（四）铰链区

铰链区（hinge region）位于 CH1 与 CH2 之间，含有丰富的脯氨酸，因此易伸展弯曲，能改变“Y”形两个臂之间的距离，有利于两臂同时结合两个相同的抗原表位。不同类或亚类的抗体铰链区不尽相同，例如 IgG1、IgG2、IgG4 和 IgA 的铰链区较短，而 IgG3 和 IgD 的铰链区较长。IgM 和 IgE 无铰链区。

二、Ig 的其他结构

（一）连接链

连接链（joining chain，J 链）是一条富含半胱氨酸的多肽链，分子量约为 20 kDa，由浆细胞合成。其主要功能是将单体 Ig 分子连接成为多聚体。IgG、IgD、IgE 和血清型 IgA 为单体分子，不含 J 链；血清中 IgM 是由 5 个单体通过二硫键和 J 链连接组成的五聚体；分泌型 IgA 为 2 个单体由 J 链连接形成的二聚体。

（二）分泌片

分泌片（secretory piece，SP）是一种含糖的肽链，由黏膜上皮细胞合成分泌，是 SIgA 的一个重要组成部分。分泌片通过与 IgA 二聚体结合，介导 SIgA 从黏膜下转运至黏膜表面，同时保护 SIgA 不被蛋白酶水解消化。

三、Ig 的功能区

Ig 的功能区是由多肽链内部二硫键折叠成的球状结构，有不同的功能。由 N 端向 C 端可将 L 链分为 VL 和 CL 两区，将 H 链分为 VH、CH1、CH2 和 CH3 4 个区，IgM 和 IgE 的 H 链有 5 个功能区，即多一个 CH4 功能区。

四、Ig 的水解片段

（一）木瓜蛋白酶水解片段

木瓜蛋白酶水解 IgG，可将铰链区链间二硫键近 N 端处断裂，获得 3 个片段，即两个完全相同的抗原结合片段（fragment antigen binding，Fab）和一个可结晶片段（fragment crystallizable，Fc）。每个 Fab 段具有单价抗体活性，只能与一个相应的抗原表位结合，因此与相应抗原结合后不能形成大分子免疫复合物。Fc 段主要由 IgG 的 CH2 和 CH3 区组成，是 IgG 分子与相应免疫细胞（表面有 FcγR）结合的部位。

（二）胃蛋白酶水解片段

胃蛋白酶水解 IgG，可将铰链区链间二硫键近 C 端处断裂，获得一个大分子片段和若干小分子碎片。大分子片段由两个 Fab 段组成，故称 F（ab′）2 片段。该片段具有双价抗体活性，与相应抗原结合后可形成大分子免疫复合物，可形成肉眼可见的凝集物或沉淀物。小分子碎片称 pFc′，无任何生物学活性。由于 F（ab′）2 片段既保留了结合抗原的生物学活性，又避免了 Fc 段免疫原性可能引起超敏反应的副作用，而被广泛地用于生物制品制备。如用胃蛋白酶水解破伤风抗毒素、白喉抗毒素后提纯的精制品，可极大减少临床使用时可能引起的超敏反应。

任务三　Ig 的主要生物学作用

Ig 是体液免疫的主要参与者，具有结合抗原、活化补体、结合 Fc 受体和局部保护的作用。

一、结合抗原

抗体的首要功能是特异性地与相应抗原结合，该功能是由 Ig 的 V 区执行的。免疫球蛋白通过其 V 区与细菌毒素或病原体结合，可产生中和毒素、中和或抑制病原体生长的作用，在补体和吞噬细胞的参与下，通过介导 Ig 恒定区的溶菌作用和调理吞噬作用而杀伤病原体。

二、活化补体

激活补体功能是由 Ig 的 C 区执行的。IgG1、IgG2、IgG3 和 IgM 与相应抗原结合后，可因构象改变使其位于 CH2/CH3 功能区内的补体 Clq 结合位点暴露，从而激活补体经典途径。IgG4 和 IgA 的凝聚物可激活补体旁路途径。

三、结合 Fc 受体

（一）调理作用

中性粒细胞、单核 - 巨噬细胞表面有 IgG Fc 受体（FcγRI），当 IgG 分子的 Fab 段与相应细菌等颗粒性抗原特异性结合后，通过其 Fc 段与单核 - 巨噬细胞或中性粒细胞表面高亲和力的 IgG Fc 受体结合，从而促进吞噬细胞对上述颗粒性抗原的吞噬作用，称为抗体介导的调理作用。

（二）ADCC 作用

IgG 类抗体与肿瘤或病毒感染的靶细胞表面相应抗原表位特异性结合后，可通过其 Fc 段与 NK 细胞表面相应的 IgG Fc 受体（FcγR Ⅱ）结合，增强或触发自然杀伤细胞（又称 NK 细胞）对靶细胞的杀伤作用，即为抗体依赖细胞介导的细胞毒作用（antibody dependent cell-mediated cytotoxicity，ADCC），简称 ADCC 效应。

四、局部保护作用

IgA 主要在黏膜淋巴样组织中产生，有选择地穿过肠或其他部位黏膜并覆盖其表面，并与 J 链分泌片形成二聚体 SIgA，在呼吸道、消化道黏膜局部发挥重要的免疫功能。另外，母乳喂养时，母乳中的 SIgA 通过乳汁到达新生儿肠道，在局部可以起到抗感染作用。

任务四　五类 Ig 的主要特性

五类 Ig 的共性是能特异性结合抗原，但它们在分子结构、体内分布、生物学功能等方面又各有不同。

一、IgG

IgG 通常以单体形式存在于血液和组织液中，是血清 Ig 的主要成分，占血清 Ig 总量的 75%～80%，于出生后 3 个月开始合成，3～5 岁接近成人水平。IgG 是重要的抗感染抗体，抗毒素、抗病毒和大多数抗菌抗体均为 IgG，是唯一能够通过胎盘的抗体，在新生儿抗感染中起重要的免疫作用。

二、IgM

IgM 主要由脾中浆细胞合成，占血清 Ig 总量的 5%～10%。血清型 IgM 是由 5 个单体通过若干个二硫键和一个连接链（J 链）相连组成的五聚体，又称为巨球蛋白。IgM 的抗原结合价最高（5 价），是高效的抗菌抗体，其激活补体能力、促进杀菌与溶菌、调理吞噬及凝集作用等都强于 IgG，若人体缺乏 IgM，可导致致死性败血症。IgM 是种属进化和个体发育过程中最早产生的抗体，在胚胎晚期已能合成。IgM 也是接受抗原后最早产生的抗体，因此 IgM 在抗感染中起先锋作用。血清中特异性 IgM 水平升高，提示近期发生感染，有助于感染性疾病的早期诊断。

三、IgA

血清型 IgA 主要由肠系膜淋巴组织中的浆细胞合成，SIgA 主要由呼吸道、消化道、泌尿生殖道黏膜固有层中的浆细胞合成。血清型 IgA 为单体，主要存在于血清中，占血清 Ig 总量的 10%～15%。SIgA 合成和分泌的部位在肠道、呼吸道、乳腺、唾液腺和泪腺，因此主要存在于胃肠道和支气管分泌液、初乳、唾液和泪液中，是局部黏膜免疫的主要抗体。新生儿易患呼吸道、胃肠道感染可能与 IgA 合成不足有关。婴儿可从母亲初乳中获得 SIgA，是重要的自然被动免疫。

四、IgD

IgD 是人体内较晚出现的 Ig，分为血清型和膜结合型，两者均以单体形式存在。血清型 IgD 占血清 Ig 总量的 0.2%。因 IgD 的铰链区较长，易被蛋白酶水解，故其半衰期很短（仅 3 天）。其生物学功能目前还不清楚。膜结合型 IgD（mlgD）作为抗原受体表达于 B 细胞表面，是 B 细胞分化成熟的标志。

五、IgE

IgE 主要由黏膜下淋巴组织中浆细胞分泌，以单体形式存在。IgE 是种属进化过程中最晚出现的 Ig，也是正常人血清中含量最低的 Ig，仅占血清 Ig 总量的 0.002%，但在过敏性疾病或寄生虫感染患者血清中，特异性 IgE 含量显著增高。IgE 主要由呼吸道如鼻咽、扁桃体、支气管和胃肠道黏膜固有层中的浆细胞产生，这些部位正是过敏原入侵和超敏反应的好发部位。

任务五　人工制备的抗体

以特异性抗原免疫动物，制备相应的抗血清，是早年人工制备多克隆抗体的主要方法。根据抗体制备的原理和方法不同，人工制备的抗体可分为 3 种类型。

一、多克隆抗体

用抗原物质免疫时，由于每种抗原有多种抗原表位，可刺激机体多种 B 细胞克隆，合成、分泌针对各个抗原表位的抗体，并分泌到血清或体液中，所以血清中存在的抗体是针对多种抗原表位的混合物，称之为多克隆抗体（polyclonall antibcdy，PAb）。

二、单克隆抗体

单克隆抗体（monoclonal antibody，mAb）是通过细胞融合和克隆技术获得的，由单一 B 细胞克隆分化增殖的杂交瘤细胞分泌产生的识别抗原分子上某一特定抗原表位，简称单抗。其抗体结构均一，每种单克隆抗体只能识别一种抗原表位，具有特异性强，效价高，交叉反应低等特点。

三、基因工程抗体

基因工程抗体（genetic engineering antibody）是利用 DNA 重组技术或蛋白质工程技术，在基因水平上对 Ig 进行重组或修饰后，导入受体细胞表达产生的抗体。其既具有 mAb 的均一性、特异性，又具有克服鼠源性的弊端。

课后习题

1. 产生抗体的细胞是（　　）。

A. T 细胞　　B. B 细胞　　C. 浆细胞

D. NK 细胞　　E. 肥大细胞

2. 抗体与抗原结合的部位是（　　）。

A. VL 和 VH　　B. CH1 区　　C. 铰链区

D. CH3 区　　E. CH2 区

3. IgG 的补体结合部位在（　　）。

A. Fab 段　　B. Fc 段　　C. CH4

D. CH2　　E. 铰链区

4. 免疫接种后首先产生的抗体是（　　）。

A. IgA　　B. IgM　　C. IgG

D. IgD　　E. IgE

5. 能与肥大细胞和嗜碱性粒细胞结合的抗体是（　　）。

A. IgG　　B. IgA　　C. IgM

D. IgE　　E. IgD

6. 参与黏膜局部抗感染的 Ig 是（　　）。

A. SIgA　　B. IgM　　C. IgG

D. IgD　　E. IgE

7. 介导 NK 细胞、巨噬细胞、中性粒细胞发挥 ADCC 效应的抗体主要是（　　）。

A. IgA　　B. IgM　　C. IgG

D. IgD　　E. IgE

8. 新生儿从母乳中获得的抗体是（　　）。

A. IgA 类抗体　　B. IgM 类抗体　　C. IgG 类抗体

D. IgD 类抗体　　E. IgE

实训工单　双向免疫扩散实验

【实验目的】

掌握琼脂双向扩散实验基本原理、方法、结果分析及临床用途。

【实验原理】

双向扩散为定性试验。将可溶性抗原与相应抗体分别加入琼脂板上相对应的孔内，两者相互扩散，在比例适宜处形成沉淀线。如抗原与抗体无关则不形成沉淀线。此实验用来检测抗原或抗体的纯度，亦可用已知的抗原（抗体）来测未知的抗体（抗原）。临床上常用于检测甲胎蛋白（AFP），作为原发性肝癌等的辅助诊断。

【实验用品】

（1）试剂：AFP 免疫血清、脐带血清、待测血清、1% 琼脂糖、0.5 mol/L pH 8.6 巴比妥缓冲液。

（2）器材：恒温水浴锅、恒温培养箱、三角烧杯、吸管、琼脂板（塑料）、打孔器（直径 3 mm）、坐标纸、标尺、铅笔、电泳仪、聚苯乙烯塑料条、微量加样器及移液器吸头等。

【实验步骤】

（1）琼脂反应板的制备：取融化好的 1% 盐水琼脂 3.3 mL，置于琼脂板内，待冷却即制成琼脂反应板。

（2）打孔：用打孔器在琼脂反应板上打孔，孔距 6 mm，呈梅花形排列，即中间 1 个孔，周围 6 个孔，将孔内琼脂用注射器针头挑出。

（3）加样：用微量移液器取 10 μL AFP 免疫血清准确加入中央孔内，上下孔各加 10 μL 脐带血清作为阳性对照。其余孔加等量的待测血清。

（4）反应：将加好样的琼脂板置水平湿盘内，于 37 ℃恒温培养箱培养 24 h。

【实验总结】

实训名称	双向免疫扩散实验序			
序号	评估项目	分值	实训要求	得分
1	实验准备	15	按实验要求完成实验用品准备	
2	完成情况	15	按时按要求完成实训任务	
3	掌握程度	25	掌握双向免疫扩散试验的基本操作	
4	实训记录	25	实验记录规范、完整	
5	团队合作	20	服从老师安排，能配合完成工作	
实验结果及分析：				

项目十三　补体系统

任务一　补体系统概述

补体（complement）是存在于正常人和脊椎类动物血清与组织液中的一组与免疫有关、不耐热、具有酶活性的蛋白质。

补体系统

一、补体系统的组成

（一）补体固有成分

补体的固有成分是指存在于体液中，参与补体活化过程的补体成分包括①经典激活途径的成分，如Clq、Clr、Cls、C4、C2；②甘露聚糖结合凝集素（mannan-binding lectin，MBL）激活途径的成分，如MBL及MBL相关丝氨酸蛋白酶（MASP）；③旁路激活途径的成分，如B因子、D因子、P因子；④参与共同末端通路活化的补体成分，如C3、C5、C6、C7、C8和C9。

（二）补体调节蛋白

补体调节蛋白指存在于血浆中和细胞膜表面、通过调节补体激活途径中关键酶而控制补体活化强度和范围的蛋白分子。

（三）补体受体

补体受体（complement receptor，CR）是存在于不同细胞膜表面、能与补体激活后所形成的活性片段相结合、介导多种生物效应的受体分子。主要包括CR1 ~ CR5、C3aR、C5aR、C2aR、C4aR、Clq受体及某些调节因子的受体（如H因子受体等）。

二、补体理化性质

补体系统各成分均为糖蛋白，但有不同的肽链结构。各成分分子量变动范围很大。血清补体蛋白约占血清总蛋白的5%，含量相对稳定，但在某些疾病情况下可有波动。补体固有成分对热不稳定：经56 ℃温育30 min即灭活；在室温下很快失活；在0 ~ 10 ℃中活性仅能保持3 ~ 4天，故补体应保存在 −20 ℃以下。紫外线照射、机械振荡等可使补体失活。

三、补体的代谢

（一）补体的来源

许多不同组织细胞均能合成补体蛋白，包括肝细胞、单核 - 巨噬细胞、角质形成细胞、内皮细胞、肠道上皮细胞和肾小球细胞等，其中肝细胞和巨噬细胞是补体的主要产生细胞。

（二）补体生物合成的调节

补体的生物合成具有两个特点：①补体的基因表达存在组织特异性，不同细胞各自调节其补体的生物合成。例如，家族性 C3 缺乏症患者肝细胞产生的 C3 明显减少，未达正常水平，但巨噬细胞产生的 C3 可超过正常水平。②补体生物合成可受多种因素调节，其中既包括局部组织特异的因子，也包括多种全身激素。例如：某些补体组分属于"急性期反应物"（acute phase reactant）机体应激反应中所产生的细胞因子（如 IL-1、IL-6、TNF-α、IFN-γ 等）可调节其生物合成。

（三）补体的分解代谢

补体代谢率极快，血浆补体每天约有一半被更新。在疾病状态下，补体代谢会发生更为复杂的变化。

任务二　补体系统的激活

补体固有成分以非活化形式存在于体液中，通过级联酶促反应被激活，产生具有生物学活性的产物。已发现 3 条补体激活途径，它们有共同的终末反应过程（图 3-4）。

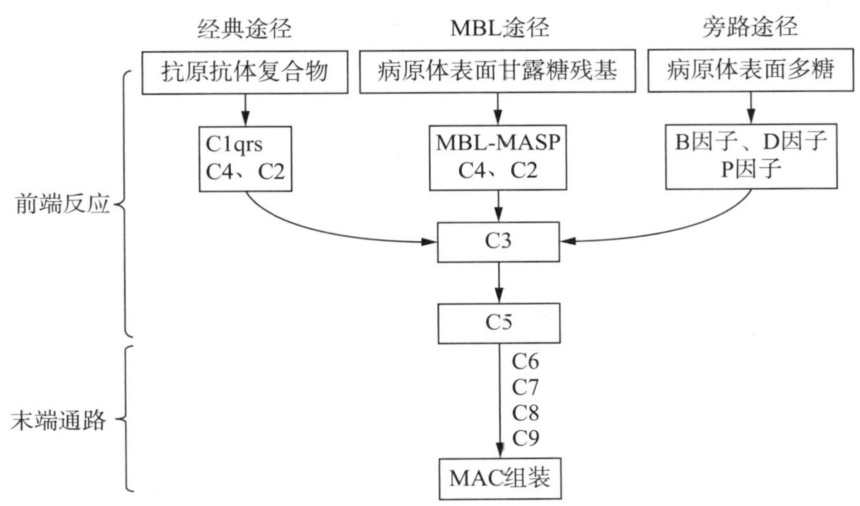

图 3-4　3 条补体激活途径反应过程

一、经典激活途径

（一）激活物

抗原抗体免疫复合物是经典激活途径的激活物，此外，血清中 C 反应蛋白（CRP）、淀粉样蛋白 p 成分（SAP）和五聚素 3（PTX3）等蛋白能识别并结合微生物表面成分，如磷脂胆碱、磷脂酰乙醇胺等，进而激活 C1q。人类不同类型抗体活化 C1q 的能力各异（IgM > IgG3 > IgG1 > IgG2），IgG4 无激活经典途径的能力。

（二）激活途径

1. 识别阶段　即补体 C1 与抗原抗体免疫复合物中抗体 Fc 段结合阶段，此时 Fc 段构型改变，暴露出补体结合位点，便于补体识别和结合。

2. 活化阶段　C1 与抗原抗体免疫复合物中抗体 Fc 段结合后，依次激活 C1q、C1r、C1s、C3、C4、C2、C5，最后形成 C5 转化酶（图 3-5）。

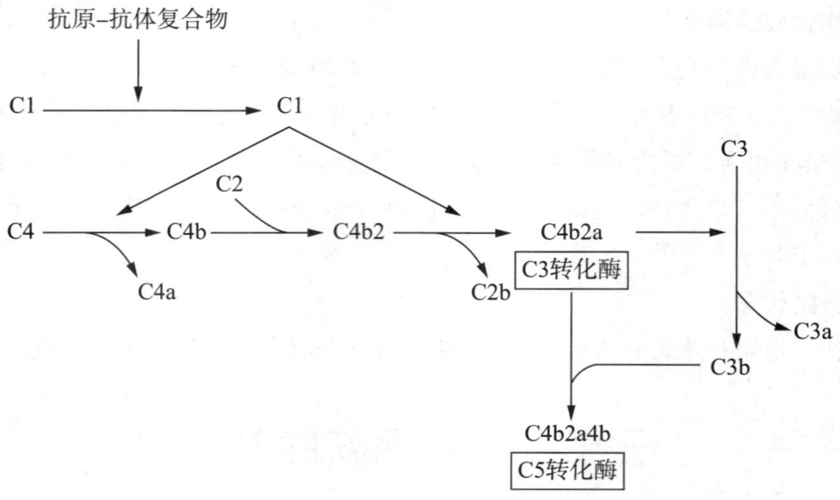

图 3-5 补体激活的经典途径

3. 膜攻击阶段 膜攻击阶段是形成攻膜复合物（MAC）导致靶细胞溶解的阶段。C5 在 C5 转化酶的作用下裂解成 C5a 与 C5b 两个片段。C5a 游离，具有趋化作用和过敏毒素作用。C5b 与靶细胞膜结合，并与 C6、C7 形成复合物。复合物能与 C8、C9 结合形成大分子 MAC，MAC 贯穿整个靶细胞膜形成跨膜孔道，导致细胞膜通透性改变，电解质从细胞内逸出，水分子大量进入，最终使靶细胞膨胀破裂而溶解。

二、旁路途径

旁路途径（alternative pathway）又称替代激活途径，其不依赖于抗体，而由微生物或外源异物直接激活 C3，在 B 因子、D 因子和备解素 P 因子参与下，形成 C3 转化酶和 C5 转化酶，启动级联酶促反应过程（图 3-6）。

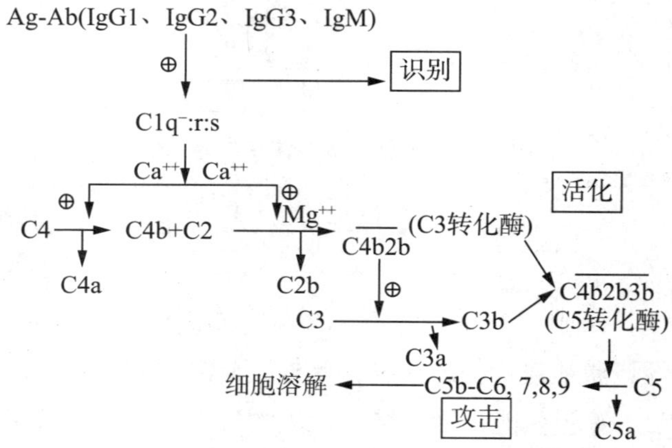

图 3-6 补体激活的旁路途径

三、MBL 途径

补体激活的 MBL 途径又称为凝集素途径，与经典途径的过程基本相同，唯一不同的是其激活物是 MBL 与病原体的结合物，而不是抗原抗体免疫复合物。MBL 是一种钙依赖性糖结合蛋白，可与甘露糖残基结合。正常血清中 MBL 含量极低，在炎症急性期时，其水平明显提高。MBL 首先与细菌的甘露糖残基结合，再与丝氨酸蛋白酶结合，形成 MBL 相关的丝氨酸蛋白酶（MASP-1、MASP-2）。MASP-2 具有与

C1s 同样的生物学活性，可裂解 C4 和 C2，继而形成 C3 转化酶（图 3-7）。

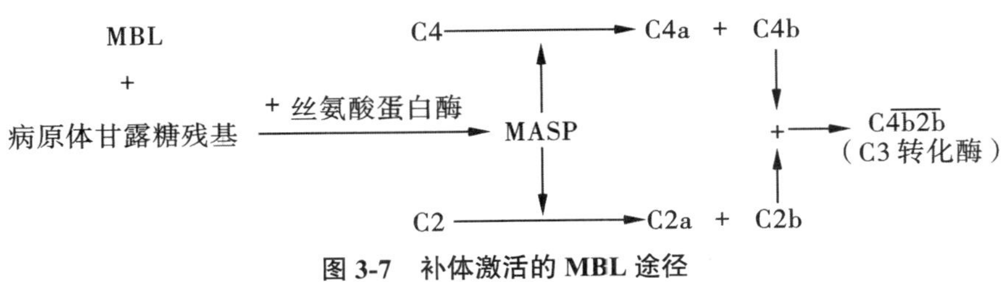

图 3-7　补体激活的 MBL 途径

四、3 条补体激活途径的比较

在生物种系进化中，3 条补体激活途径出现的先后顺序是旁路途径→ MBL 途径→经典途径。3 条途径起点各异，但存在相互交叉，并具有共同的末端通路（图 3-8）。在病原生物初次感染或感染早期，没有特异性抗体产生或量很少的情况下，旁路途径和 MBL 途径对机体的免疫防御具有非常重要意义。

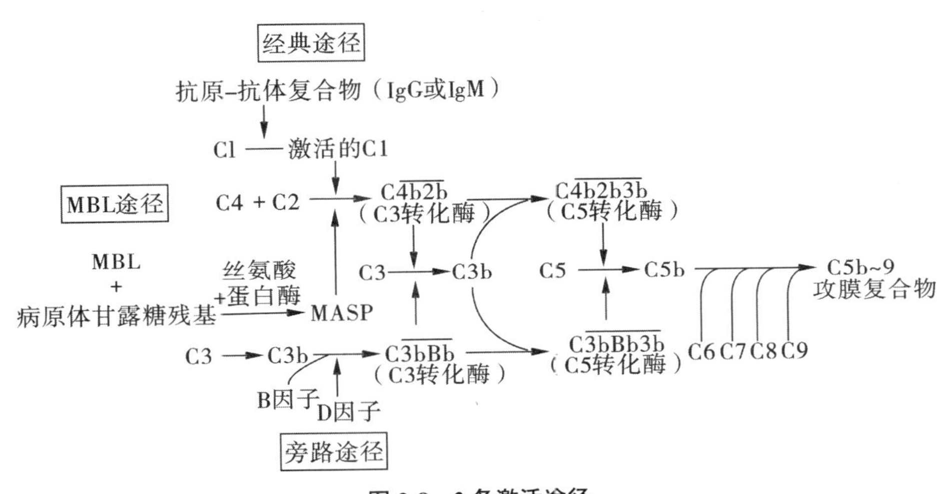

图 3-8　3 条激活途径

任务三　补体的主要生物学作用

补体具有多种生物学作用，既参与非特异性免疫应答，又参与特异性免疫应答。补体生物学活性分为两大类：①在靶细胞表面激活并形成 MAC，介导靶细胞溶解作用；②在激活过程中产生的一系列活性片段介导各种生物效应。

一、细胞毒作用

补体系统激活后，最终在靶细胞表面形成 MAC，从而使细胞内外渗透压失衡，导致细胞溶解。该效应的意义为：参与宿主抗细菌（主要是 G 细菌）、抗病毒及抗寄生虫等防御机制；参与机体抗肿瘤免疫效应机制；某些病理情况下引起机体自身细胞破坏，导致组织损伤与疾病（如血型不符输血后的溶血反应以及自身免疫病）。

二、调理作用

细菌、免疫复合物、病毒或其他细胞等颗粒物质与补体 C3b 结合，可促进吞噬细胞的吞噬作用，称为补体的调理作用。这种调理吞噬的作用是机体抵御全身性细菌感染和真菌感染的重要机制之一。

三、炎症介质作用

补体活化过程中产生多种具有炎症介质作用的片段，如 C5a、C3a 和 C4a 等。三者均可与肥大细胞或嗜碱性粒细胞表面相应受体结合，触发靶细胞脱颗粒，释放组胺和其他生物活性物质，引起血管扩张、毛细血管通透性增高、平滑肌收缩等，从而介导局部炎症反应。

四、免疫黏附与清除免疫复合物作用

补体还可通过 C3b 或 C4b 使免疫复合物黏附到具有 CR1 和 CR3 的红细胞表面，形成较大的复合物，有利于吞噬细胞的捕获和吞噬，此现象称为免疫黏附作用。循环中的红细胞数量大，CR1 丰富，因此在清除免疫复合物中起主要作用。

五、趋化作用

C3a、C5a、C 有趋化作用，能吸引中性粒细胞和单核巨噬细胞向炎症部位集聚，发挥吞噬作用，同时引起炎症反应。

课后习题

1. 补体旁路激活途径的C3 转化酶是（　　）。

A. C4b2a　　B. C4b2a3b　　C. C3bBb3b
D. C3bBb　　E. C1INH

2. 补体不具备的作用是（　　）。

A. 溶解细胞　　B. 调理作用　　C. 过敏毒素
D. 趋化作用　　E. 中和毒素

3. 补体经典激活途径的主要激活物质是（　　）。

A. 细菌脂多糖　　B. 肽聚糖　　C. 凝聚的 IgA
D. 免疫复合物　　E. 酵母多糖

4. 细胞溶解的关键性补体成分是（　　）。

A. B 因子　　B. P 因子　　C. D 因子
D. 膜攻击复合物　　E. C1

5. 在经典激活途径中补体的识别单位是（　　）。

A. C3　　B. C2　　C. C1
D. C9　　E. C5

6. 下列关于补体的叙述错误的是（　　）。

A. 存在于人和动物新鲜血清中　　B. 具有酶活性　　C. 其性质不稳定

D. 其作用是非特异性　　E. 受抗原刺激后产生的

7. 形成膜攻击复合物的补体成分是（　　）。

A. C5b　　B. C5b67　　C. C5b678

D. C5b678　　E. C1 ~ C9

8. 下列哪种成分与 C3 转化酶形成无关（　　）。

A. C3　　B. C4　　C. C5

D. C2　　E. P 因子

9. 具有调理作用的补体成分是（　　）。

A. C4a　　B. C3b　　C. C3a

D. C2b　　E. C5b

实训工单　50%溶血实验（CH50）测定补体

【实验目的】

观察补体溶解细胞的现象，进一步认识补体的生物学功能。

【实验原理】

溶血素（抗绵羊红细胞抗体）与绵羊红细胞接触从而使绵羊红细胞溶解。其溶血程度与补体量成正比，溶血程度为30%～70%，补体的用量稍有变动即能影响溶血程度。在CH50时，其溶血的程度与补体量的关系最敏感，近似直线关系，故以50%溶血度作为反应的终点指标，其所测补体量较为准确。绵羊红细胞与溶血素结合激活补体是经典途径，C1～C9任何一种成分缺失都可使CH50降低，所以此反应反映了总补体的活性。

【实验用品】

（1）液体：巴比妥缓冲液（BB）、2%绵羊红细胞（sheep red blood cell，SRBC）悬液。为使红细胞浓度标准化，取2%SRBC悬液0.2 mL加BB液5 mL混匀后，用0.5 cm比色杯于721分光光度计比色（波长542 nm），调T（透光率）至40%。

溶血素（抗SRBC抗体）按效价用BB液稀释至2单位。如效价为1∶4000，使用时按1∶2000。

（2）器材：试管、空针、针头、刻度吸管、离心机、721分光光度计（配0.5 cm比色皿）、水浴箱等。

【实验步骤】

（1）制备1∶20待测血清：抽取静脉血于试管中，室温下静置，分离血清（2 h以内），用BB液稀释为1∶20。

（2）制备50%溶血标准管：取2% SRBC悬液2 mL加蒸馏水8 mL，SRBC全部溶解，为100%全溶管。取全溶管上清液2.5 mL加BB液2.5 mL，混匀，即为50%溶血标准管。

（3）取试管10支，分别编号1～10，按照表3-2加入相关物质。

表3-2　CH50测定补体试管法

成分	试管编号									
	1	2	3	4	5	6	7	8	9	10
1∶20待测血清（mL）	0.10	0.15	0.20	0.25	0.30	0.35	0.40	0.45	0.50	—
缓冲液（mL）	1.40	1.35	1.30	1.25	1.20	1.15	1.10	1.05	1.00	1.50
致敏红细胞（mL）	1	1	1	1	1	1	1	1	1	1

【实验总结】

实训名称	CH50测定补体			
序号	评估项目	分值	实训要求	得分
1	实验准备	15	按实验要求完成实验用品准备	
2	完成情况	15	按时按要求完成实训任务	
3	掌握程度	25	掌握CH50测定补体的基本操作	
4	实训记录	25	实验记录规范、完整	
5	团队合作	20	服从老师安排，能配合完成工作	

续表

<table>
<tr><td>实训名称</td><td>CH50 测定补体</td><td></td></tr>
<tr><td colspan="3">实验结果及分析：</td></tr>
</table>

项目十四　主要组织相容性复合体及其编码的分子

任务一　HLA 复合体及其产物

人类主要组织相容性抗原因首先在白细胞表面发现，故称为 HLA 编码该抗原的基因称 HLA 复合体（图 3-9）。HLA 基因复合体位于人第 6 号染色体短臂 6p21.31 区，全长 3.6 Mb，共有 224 个基因座，其中 128 个为有功能基因座，可表达蛋白分子。HLA 基因复合体包括 HLA Ⅰ类、Ⅱ类和Ⅲ类基因区（表 3-3）。

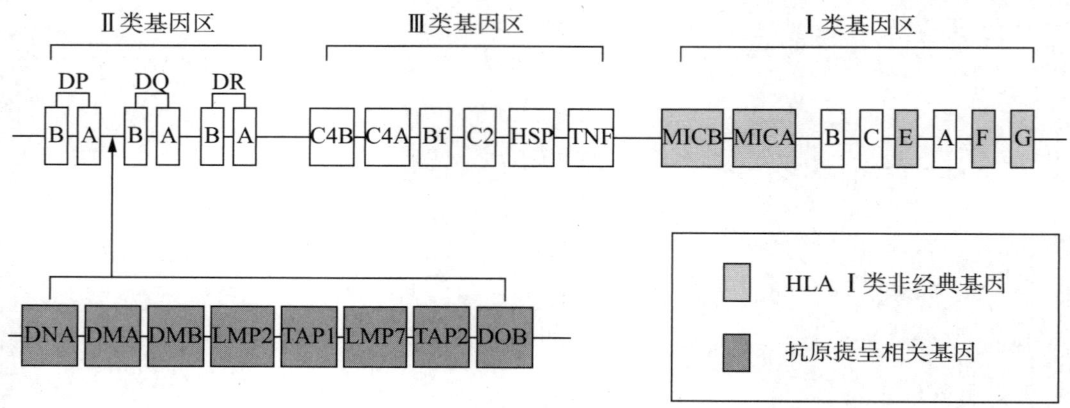

图 3-9　HLA 复合体结构示意图

表 3-3　HLA 复合体等位基因与基因数

经典Ⅰ类基因	经典Ⅱ类基因	免疫功能相关基因	其他 * 合计
A B C	DRA DRB1 DRB3 DQA1 DQB1 DPA1 DPB1	E G MICA TAP	
基因数 478805256	3 527 23 34 73 23 125	9 23 61 11	190 2641

* 包括 DRB4 ~ DRB7，以及 DOA/DOB、DMA/DMB 等。

一、HLA Ⅰ类基因及其产物

HLA Ⅰ类基因区分为经典和非经典的Ⅰ类基因。经典的Ⅰ类基因包括 *HLA-A*、*HLA-B*、*HLA-C*。

Ⅰ类基因编码 HLA Ⅰ类分子的重链（α 链），此链与 15 号染色体编码的 β2 微球蛋白（β_2 microglobulin，β_2m）（轻链）非共价结合共同组成 HLA Ⅰ类抗原或 HLA Ⅰ类分子。其主要功能是结合、提呈内源性抗原肽。非经典的 HLA Ⅰ类基因包括 *HLA E*、*HLA F*、*HLA G*、*HLA H* 等基因，其中有些基因为免疫功能相关基因，有些基因功能尚不清楚。

二、HLA Ⅱ类基因及其产物

经典的 HLA Ⅱ类基因座在复合体中靠近着丝粒一侧，依次由 DP、DQ 和 DR 3 个亚区组成。每个亚区又包括 A 和 B 两种功能基因座位，分别编码分子量相近的 HLA Ⅱ类分子的 α 链和 β 链，形成 α/β 异二聚体蛋白（DPα/DPβ、DQα/DQβ 和 DRα/DRβ）。

三、HLA Ⅲ类基因及其产物

HLA Ⅲ类基因位于 HLA Ⅱ类与 HLA Ⅰ类基因区之间，主要编码血清补体成分如 C4、C2、B 因子，TNF 和热休克蛋白 70（heat shock protein 70，HSP70）等其他血清蛋白。

任务二　HLA 分子结构

一、HLA Ⅰ类分子的结构

HLA Ⅰ类分子是由一条重链（α 链）和一条轻链（β_2m）借非共价键连接组成的异二聚体糖蛋白分子。α 链为多态性跨膜糖蛋白，分子量 44 kDa，其胞外部分含有 α_1、α_2 和 α_3 3 个功能区。β_2m 为非多态性的非跨膜蛋白，分子量 12 kDa。HLA Ⅰ类分子结构可分为 4 个部分，即抗原肽结合区、免疫球蛋白样区、跨膜区和胞质区。①抗原肽结合区：由 α_1 和 α_2 结构域组成，呈凹槽状结构。该凹槽两端封闭，可容纳 8 ~ 12 个氨基酸残基组成的抗原肽，是 HLA Ⅰ类分子与内源性抗原肽结合的部位。②免疫球蛋白样区：由 α_3 和 β_2m 组成，两者氨基酸序列高度稳定，与免疫球蛋白恒定区具有同源性，故称免疫球蛋白样区（Ig 样区）。α_3 是 Tc 细胞表面 CD8 分子识别结合的部位。③跨膜区：α 链的跨膜区含疏水性氨基酸残基，以 α 螺旋形式跨越脂质双层疏水区，并借此将 HLA Ⅰ类分子锚定在细胞膜上。④胞质区：即 α 链的羧基末端，约 30 个氨基酸残基位于胞质中，含有可形成磷酸化的氨基酸序列，其功能与细胞内外信号传递有关。

二、HLA Ⅱ类分子的结构

HLA Ⅱ类分子是由两条基本相同的 α 链（34 kDa）和 β 链（29 kDa）以非共价键结合组成的异二聚体糖蛋白分子。α 链和 β 链均为跨膜蛋白，其胞外区各含有两个结构类似的功能区，即 α_1、α_2 和 β_1、β_2。HLA Ⅱ类分子的结构也分为抗原肽结合区、Ig 样区、跨膜区和胞质区 4 个部分（图 3-10）。①抗原肽结合区：由 α_1 和 β_1 组成，呈凹槽状结构。该凹槽两端开放，可容纳 12 ~ 17 个氨基酸残基组成的抗原肽，是 HLA Ⅱ类分子与外源性抗原肽结合的区域。②免疫球蛋白样区：由 α_2 和 β_2 组成，α_2 与 β_2 交界处是 Th 细胞表面 CD4 分子识别结合的部位。③跨膜区：由 α 链和 β 链跨膜区氨基酸组成，功能与 HLA Ⅰ类分子相似。④胞质区：胞质区内氨基酸残基数明显少于 HLA Ⅰ类分子，其功能是传导跨膜信号。

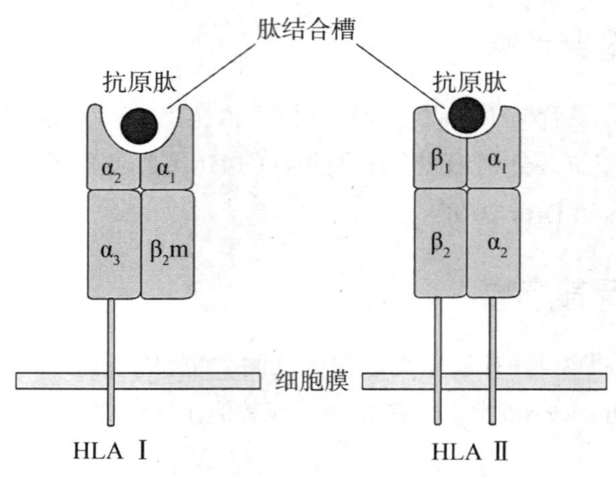

图 3-10 HLA Ⅰ类、Ⅱ类分子结构

任务三 HLA 在医学上的意义

一、HLA 与同种异体器官移植的关系

临床研究证明，同种异体器官移植成功与否，主要取决于供者与受者之间的组织相容性程度，其中 HLA 等位基因的匹配程度起关键作用，所以必须选择 HLA 基因型相同或相近的个体作为供者。

二、HLA 与疾病的相关性

HLA 是与疾病有明确关联的。遗传因素决定了不同个体对疾病的易感性。最典型的例子是强直性脊柱炎，超过 90% 的患者表达 HLA-B27 抗原。有 HLA-DR4 抗原者易患类风湿性关节炎。研究 HLA 复合体与疾病相关性，将有助于对某些疾病诊断、分类、干预及预后的判断。目前已发现与 HLA 关联的疾病多达 500 余种，大部分为自身免疫病。

三、HLA 与输血反应的关系

临床发现多次接受输血的患者会出现非溶血性输血反应，患者主要表现为发热、白细胞减少和荨麻疹等。此类输血反应的发生主要与患者血液中存在的抗白细胞和抗血小板 HLA 的抗体有关。若供者血液中含高效价此类抗体，也可引发这种非溶血性输血反应。

四、HLA 与法医的关系

HLA 系统具有高度多态性，这意味着在无血缘关系的人群中，HLA 表型相同的概率几乎等于零。并且每个人所拥有的 HLA 等位基因一般终身不变，因而特定等位基因及其表达的产物可作为个体的特征性标志，用于确定个体的身份。另外，由于 HLA 为单倍型遗传，子代 HLA 基因型是由双亲各一单倍型组成的，即亲代与子代之间必然有一个单倍型相同。因此，HLA 可用于亲子鉴定。

五、HLA 分子的异常表达和临床疾病

所有有核细胞表面表达 HLA Ⅰ类分子，但恶变细胞Ⅰ类分子的表达常减弱甚至缺如，以致不能有效地激活特异性 $CD8^+$Tc，造成肿瘤免疫逃逸。在这个意义上，Ⅰ类分子的表达状态可以作为一种警示系统，如表达下降或者缺失则提示细胞可能发生恶变。发生某些自身免疫病时，原先不表达 HLA Ⅱ类分子的某些细胞，如胰岛素依赖性糖尿病中的胰岛 β 细胞、乳糜泻中的肠道细胞、萎缩性胃炎中的胃壁细胞等，可被诱导表达Ⅱ类分子，促进了免疫细胞的过度活化。

课后习题

1. 引起人类移植排斥反应的 HLA 分子属于（　　）。

A. 同种异型抗原　　B. 异嗜性抗原　　C. 异种抗原

D. 改变的自身抗原　　E. 同种抗原

2. 人类 HLA 复合体定位于（　　）。

A. 第 6 号染色体　　B. 第 9 号染色体　　C. 第 17 号染色体

D. 第 22 号染色体　　E. 第 33 号染色体

3. 与强直性脊柱炎密切相关的 HLA 分子是（　　）。

A. HLA-A5　　B. HLA-B8b　　C. HLA-B7

D. HLA-B27　　E. HLA-B15

4. HLA 分子多态性部位是（　　）。

A. 肽结合区　　B. Ig 样区　　C. 跨膜区

D. 胞质区　　E. 转化区

5. 父母与子女之间一条单倍型相同的比率为（　　）。

A. 25%　　B. 75%　　C. 50%

D. 100%　　E. 60%

实训工单 盐水交叉配合实验

【实验目的】

了解 HLA 在输血反应中的重要作用。

【实验用品】

普通离心机；血型专用离心机；0.9% 氯化钠注射液；静脉血（EDTA 抗凝剂：血液 =1：10）。

【实验步骤】

（1）将受血者与献血者的红细胞血清分离。

（2）分别配制受血者与献血者红细胞 2% 盐水悬液。

（3）取洁净小试管（10 mm×60 mm）2 支，1 支标明主侧：受血者血清（PS）+ 供血者红细胞（DC）；另 1 支标明次侧：供血者血清（DS）+ 受血者红细胞（PC）。

（4）按标记主侧管加受血者血清 1 滴和供血者红细胞悬液 1 滴。次侧管加供血者血清 1 滴和受血者红细胞悬液 1 滴。混匀，以 1 000 r/min 离心 1 min，轻轻晃动试管，观察结果。冬季室温较低，应将试管保温，以防冷凝集素引起凝集反应影响结果判断。

【实验总结】

实训名称	盐水交叉配合实验			
序号	评估项目	分值	实训要求	得分
1	实验准备	15	按实验要求完成实验用品准备	
2	完成情况	15	按时按要求完成实训任务	
3	掌握程度	25	掌握盐水交叉配合实验的基本操作	
4	实训记录	25	实验记录规范、完整	
5	团队合作	20	服从老师安排，能配合完成工作	
实验结果及分析：				

项目十五　免疫系统

机体承担免疫功能的组织、器官、细胞和分子统称为免疫系统，是执行机体免疫功能的细胞、组织结构，由免疫器官、免疫细胞和免疫分子等构成（图 3-11）。

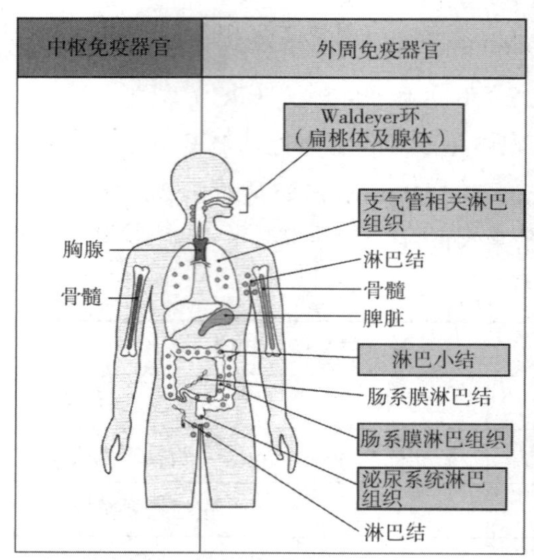

图 3-11　人体免疫系统模型

任务一　免疫器官

一、中枢免疫器官

中枢免疫器官是免疫细胞产生、增殖、分化、成熟的场所，同时对外周免疫器官的发育和全身免疫功能起调节作用，人和哺乳动物的中枢免疫器官包括骨髓和胸腺。

（一）骨髓

骨髓是各种免疫细胞和血细胞发生、发育的场所，是机体重要的中枢免疫器官。骨髓中多能造血干细胞分化为淋巴样干细胞和髓样干细胞，前者发育为淋巴细胞系，其中一部分在骨髓微环境作用下，继续发育成为 B 淋巴细胞（又称为骨髓依赖淋巴细胞）和 NK 细胞；另一部分经血流进入胸腺组织，最终分化发育为成熟 T 细胞。

（二）胸腺

胸腺出现于胚胎第 9 周，到 20 周发育成熟，是发生最早的免疫器官。胸腺组织内的细胞主要由胸腺基质细胞和胸腺细胞组成。胸腺基质细胞主要包括胸腺上皮细胞、巨噬细胞、树突状细胞等，分泌多种胸腺激素和细胞因子，构成了 T 淋巴细胞选择性发育的微环境。胸腺细胞是骨髓造血干细胞进入胸腺后形成的前 T 淋巴细胞，这些前 T 淋巴细胞在胸腺微环境中历经阳性选择和阴性选择，分化、发育、成熟为 T 淋巴细胞（又称为胸腺依赖淋巴细胞）。

二、外周免疫器官

外周免疫器官由淋巴结、脾脏及黏膜相关淋巴组织构成，是 T、B 淋巴细胞定居和发生免疫应答的场所。

（一）脾脏

脾脏是最大的外周免疫器官，有过滤血液、对血源性抗原产生免疫应答及提供免疫细胞（T、B 淋巴细胞）居住等重要功能。

（二）淋巴结

淋巴结是结构最完备的外周免疫器官，是成熟 T 淋巴细胞和 B 淋巴细胞的主要定居部位，也是免疫应答发生的场所；其主要作用包括过滤淋巴液、参与淋巴细胞再循环等作用。

（三）黏膜相关淋巴组织

黏膜相关淋巴组织（MALT）又称为黏膜免疫系统，是广泛分布于呼吸道、消化道及泌尿生殖道黏膜下的淋巴小结和弥散淋巴组织，以及带有生发中心的器官化淋巴组织如扁桃体、小肠派尔集合淋巴小结、阑尾等。MALT 中的 B 淋巴细胞产生的 SIgA 在局部黏膜抗感染免疫中发挥重要的作用。

任务二　免疫细胞

免疫细胞泛指参与免疫应答或与免疫应答有关的所有细胞，包括造血干细胞、淋巴细胞和单核 - 巨噬细胞等，免疫细胞来源于骨髓中的多能造血干细胞。

一、T 淋巴细胞

T 淋巴细胞，来源于骨髓淋巴样干细胞，在胸腺中发育成熟，外周血 65% ~ 80% 淋巴细胞是 T 细胞，承担细胞免疫功能和免疫调节功能。

（一）T 淋巴细胞表面分子

1. T 淋巴细胞抗原受体（TCR）　TCR 是所有 T 淋巴细胞特征性的表面标志，也是 T 淋巴细胞特异性识别抗原的受体，TCR 由 α、β 或 γ、δ 两条肽链借链间二硫键组成 TCRαβ 或 TCRγδ 两种类型。外周血中 95% 为 TCRαβ 型。

2. CD3 分子　表达于所有成熟 T 淋巴细胞表面，由 γ、δ、ε、ζ 和 η 5 种肽链组成，通过非共价键与 TCR 形成稳定的 TCR-CD3 复合物。

3. CD4 和 CD8 分子　成熟 T 淋巴细胞一般只表达 CD4 或 CD8 分子，借此将外周血 T 淋巴细胞分为 $CD4^+T$ 淋巴细胞或 $CD8^+T$ 淋巴细胞两群。CD4 是 MHC- Ⅱ类分子的受体，可识别 MHC- Ⅱ类分子；CD8 是 MHC- Ⅰ类分子的受体。主要功能是辅助 TCR 识别抗原和参与 T 淋巴细胞活化信号的传导，又称为 T 淋巴细胞辅助识别受体。

4. CD28 为协同刺激分子　其配体是 B7（CD80/CD86），CD28 与 B7 结合产生的协同刺激信号，在 T 淋巴细胞活化过程中发挥重要作用。

5. 绵羊红细胞受体　人 T 淋巴细胞特征性的表面标志，又称 E 受体。绵羊红细胞可借此结合在 T 细胞周围形成玫瑰花环状，称玫瑰花环形成试验。临床常用此试验检测受试者外周血中 T 淋巴细胞的数量，判断细胞免疫情况。

6. 丝裂原受体　丝裂原是非特异性的淋巴细胞激活剂，当丝裂原与T淋巴细胞表面相应受体结合，可刺激静止的淋巴细胞转化为淋巴母细胞，即淋巴细胞转化试验，用于检测T淋巴细胞的功能。

7. MHC分子　人类所有有核细胞均表达MHC-Ⅰ类分子，活化的T淋巴细胞还可表达MHC-Ⅱ类分子。参与T淋巴细胞的活化和免疫调节。

（二）T细胞亚群及功能

CD不同的T淋巴细胞，执行的免疫功能也不同，可将T淋巴细胞分群称为T淋巴细胞亚群。T淋巴细胞主要分为$CD4^+$T淋巴细胞和$CD8^+$T淋巴细胞两个亚群，并根据其功能不同分为辅助T淋巴细胞（Th）、细胞毒性T细胞（Tc或TCL）、调节性T细胞。

1. $CD4^+$T淋巴细胞　$CD4^+$T淋巴细胞识别由13～17个氨基酸残基组成的抗原肽，受自身MHC-Ⅱ类分子的限制，活化后，分化为Th细胞，根据产生的因子不同，又分为Th1和Th2两类。但也有少数$CD4^+$效应T淋巴细胞具有细胞毒作用和免疫抑制作用。

2. $CD8^+$T淋巴细胞　CD8表达于30%～35%细胞。$CD8^+$T淋巴细胞识别由8～10个氨基酸残基组成的抗原肽，受自身MHC-Ⅰ类分子的限制，活化后，分化为细胞毒性T细胞（CTL），具有细胞毒作用，可特异性杀伤靶细胞。

二、B淋巴细胞

B淋巴细胞在中枢免疫器官中的分化发育过程中发生的主要事件是功能性细胞受体（B cell receptor，BCR）的表达和B细胞自身免疫耐受的形成。

（一）B淋巴细胞的表面标志

1. B淋巴细胞抗原受体（BCR）　BCR实质上是表达于B细胞膜表面的免疫球蛋白（mIg），是B淋巴细胞识别抗原的特异性受体，也是所有B淋巴细胞特有的膜表面分子。

2. IgG Fc受体　大多数B淋巴细胞具有与IgG Fc段结合的受体，有利于B淋巴细胞捕获结合抗原。

3. 补体受体（CR）　B淋巴细胞表面有CR1（CD35）和CR2（CD21），能与C3b和C3d结合，参与免疫调理作用和B淋巴细胞的活化。

4. 丝裂原受体　B淋巴细胞表面有美洲商陆丝裂原（PWM）、脂多糖、葡萄球菌A蛋白等丝裂原受体，与相应的有丝分裂原结合后能多克隆活化B淋巴细胞。

（二）B淋巴细胞表面抗原

1. HLA抗原　B淋巴细胞表面高效表达HLA Ⅰ类和HLA Ⅱ类抗原。HLA Ⅱ类抗原对B淋巴细胞的活化及产生免疫应答具有重要作用。

2. 白细胞分化抗原　多种分化抗原参与B淋巴细胞活化、增殖和分化，包括CD40、CD19、CD21、CD20、CD81。

（三）B淋巴细胞的亚群

按照B淋巴细胞表面是否表达CD5分子，可将B淋巴细胞分为B1和B2两个亚群。B1为$CD5^+$B淋巴细胞，主要识别多糖抗原，参与固有免疫应答。B2即通常所指的B淋巴细胞，为$CD5^-$B细胞，可识别天然抗原，在Th2细胞的辅助下，介导特异性体液免疫应答。B淋巴细胞也是专职抗原提呈细胞，具有提呈抗原作用和免疫调节作用。

三、自然杀伤细胞

自然杀伤细胞（NK 细胞）是一群不需抗原刺激就能直接杀伤肿瘤细胞、被病毒或细菌感染的细胞和异体移植的组织细胞等的一类细胞。主要分布于外周血和脾脏中。NK 细胞杀伤靶细胞的机制是释放穿孔素溶解靶细胞；释放颗粒酶（丝氨酸蛋白酶）诱导靶细胞凋亡（图 3-12）；NK 细胞表面带有 IgG 的 Fc 受体，IgG 与带抗原的靶细胞结合后，NK 细胞借助 Fc 受体与 IgG 结合发挥抗体依赖细胞介导的细胞毒作用（ADCC）等。

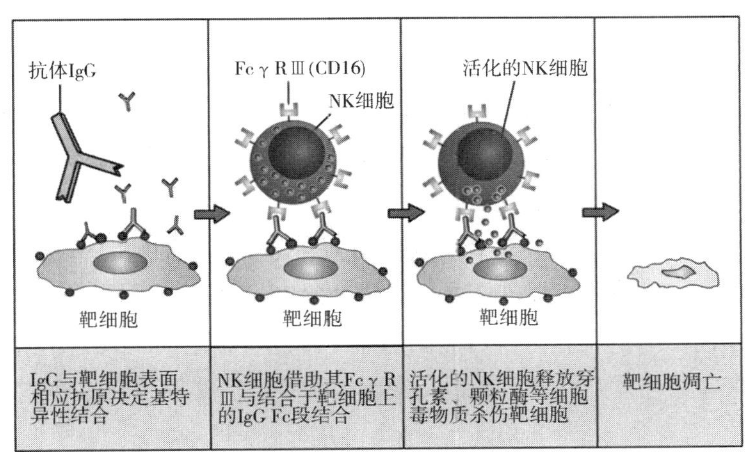

图 3-12　NK 细胞介导的 ADCC 作用

四、抗原提呈细胞

抗原提呈细胞（APC）是指能摄取抗原，并对抗原进行加工、处理并提呈给特异性淋巴细胞，对免疫的发生和调节起重要作用的一类免疫细胞。专职 APC 包括单核 - 巨噬细胞、树突状细胞和 B 淋巴细胞。

（一）单核 - 巨噬细胞

单核 - 巨噬细胞是体内专职的吞噬细胞，包括血液中的单核细胞和组织器官中的巨噬细胞，不同组织器官中的巨噬细胞名称不同，如肺组织中的尘细胞、神经组织的小胶质细胞、骨组织的破骨细胞等。其主要功能是吞噬杀伤作用、抗原处理与提呈作用和免疫调节作用。

（二）树突状细胞

树突状细胞（DC）因其细胞膜向外伸出形成许多很长的树状突起而命名，是体内功能最强的抗原提呈细胞。可分为并指状 DC 和滤泡 DC。其主要功能有摄取、加工、处理抗原，提呈抗原信息；通过分泌多种细胞因子，参与调节免疫细胞的分化、发育、活化及移行等；参与免疫耐受维持与诱导。

任务三　免疫分子

免疫分子是指参与免疫应答和免疫调节的一类分子，主要包括 Ig、各种细胞因子和补体。

一、细胞因子的种类及特征

细胞因子（CK）是指活化的淋巴细胞或其他非免疫细胞（如血管内皮细胞、成纤维细胞、基质细胞等）

合成、分泌的一类具有多种生物效应的小分子多肽，主要功能有调节细胞生理功能、介导炎症反应、参与免疫应答和组织修复等。

根据功能将目前已知的细胞因子分为白细胞介素（interleukin，IL）、干扰素（interferon，IFN）、肿瘤坏死因子（tumor necrosis factor，TNF）、集落刺激因子（colony stimulating factor，CSF）、生长因子（growth factor，GF）。

细胞因子特点有①高效性：通常极低浓度下能发挥显著的生物学效应；②多效性和重叠性：一种细胞因子作用于不同的靶细胞出现多种生物学活性，多种细胞因子作用于同一细胞表面具有相同或相似的生物学效应；③协同性和拮抗性：一种细胞因子可强化或抑制另一细胞因子的功能；④多源性：一种细胞因子可由多种细胞产生。

二、细胞因子的生物学作用

细胞因子的生物学作用有①介导炎症反应：IL-1、IL-8、IFN-γ 及 TNF-α 等细胞因子能够促进单核 - 巨噬细胞和中性粒细胞等炎症细胞聚集，并可激活这些细胞和血管内皮细胞表达黏附分子和释放炎症介质，引起或加重炎症反；②抗病毒作用：IFN 可抑制病毒感染的细胞合成 DNA 和 RNA 复制的酶，从而干扰病毒的复制；③刺激造血功能：有些细胞因子可刺激造血干细胞，在不同发育分化阶段促进其分化；④调节免疫应答：免疫细胞间存在错综复杂的调节关系，细胞因子是传递这种调节信号必不可少的信息分子。

课后习题

1. 下列属于中枢免疫器官的是（　　）。

A. 胸腺　　B. 脾　　C. 淋巴结

D. 扁桃体　　E. 肝

2. 免疫细胞产生、发育、分化成熟的场所为（　　）。

A. 胸腺和淋巴结　　B. 脾脏和胸腺　　C. 骨髓和黏膜免疫系统

D. 淋巴结和脾脏　　E. 胸腺和骨髓

3. T 淋巴细胞分化成熟的场所是（　　）。

A. 骨髓　　B. 胸腺　　C. 法氏囊

D. 脾脏　　E. 淋巴结

4. 切除胸腺的新生鼠的淋巴结中缺乏的细胞是（　　）。

A. 巨噬细胞　　B. B 淋巴细胞　　C. T 淋巴细胞

D. 干细胞　　E. 粒细胞

5. 人体中单位体积最大的免疫器官是（　　）。

A. 胸腺　　B. 法氏囊　　C. 脾脏

D. 淋巴结　　E. 骨髓

6. 外周免疫器官是（　　）。

A. 淋巴结、脾脏、胸腺

B. 胸腺、淋巴结、黏膜组织

C. 脾脏、淋巴结、黏膜相关淋巴组织

D. 骨髓和黏膜相关淋巴组织

E. 扁桃体、淋巴结和骨髓

7. T 淋巴细胞和 B 淋巴细胞定居的场所是（　　）。

A. 骨髓　　B. 外周免疫器官　　C. 中枢免疫器官

D. 胸腺　　E. 腔上囊

8. 中枢免疫器官与外周免疫器官的区别是（　　）。

A. 中枢免疫器官是 T 淋巴细胞的分化成熟部位

B. 外周免疫器官是 B 淋巴细胞的分化成熟部位

C. 中枢免疫器官是免疫细胞分化成熟的部位，外周免疫器官是免疫细胞定居及发生免疫应答的场所

D. 外周免疫器官是 T 淋巴细胞分化成熟的场所

E. 中枢免疫器官是 B 淋巴细胞分化成熟的场所

9. T、B 淋巴细胞发生免疫应答的场所是（　　）。

A. 骨髓　　B. 外周免疫器官　　C. 中枢免疫器官

D. 胸腺　　E. 血流

实训工单 E 花环试验

【实验目的】

（1）概述 T 淋巴细胞 E 花环实验的原理及正常值。

（2）学习 E 花环试验操作方法，学会对光镜下 E 花环的形态进行观察和计数。

【实验原理】

T 淋巴细胞表面具有能与绵羊红细胞（SRBC）表面糖肽结合的受体，称为 E 受体（CD2）。已证实 E 受体是人类 T 淋巴细胞所特有的表面标志。当 T 淋巴细胞与 SRBC 混合后，形成以 T 淋巴细胞为中心，周围吸附有 SRBC 的细胞团，呈现花环状。通过花环形成检查 T 淋巴细胞的方法，称为 E 花环形成实验。根据花环形成的多少，可测知 T 淋巴细胞的数目。从而间接了解机体细胞免疫功能状态，用于判断疾病的预后、考核药物疗效等。

【实验用品】

（1）肝素抗凝静脉血、Hank's 液、小牛血清、淋巴细胞分离液、1% 绵羊红细胞悬液、0.8% 戊二醛、瑞氏染液。

（2）吸管、毛细滴管、玻片、试管、水平离心机、显微镜、恒温培养箱等。

【实验步骤】

（1）取分离过后的淋巴细胞悬液加入等量 1% 绵羊红细胞悬液、0.1 mL 小牛血清，混匀。37 ℃ 水浴 5 min，500 r/min 离心 5 min，放 4 ℃ 恒温培养箱 20 min。

（2）弃去适量上清液，轻轻摇匀，加 0.8% 戊二醛 1 滴，混匀后置 4 ℃ 恒温培养箱 15 min。

（3）取出后轻轻混匀涂片，自然干燥。

（4）瑞氏染色：将瑞氏染液加于玻片上先染 1 min，再滴以等量的蒸馏水，轻轻晃动混匀，继续染 5 min 后水洗，自然干燥后镜检观察结果。

（5）油镜检查：淋巴细胞呈蓝色，SRBC 呈红色围绕淋巴细胞形成花环，凡表面黏附 ≥ 3 个 SRBC 者为花环形成细胞（即 E 花环阳性细胞）。

（6）计数 200 个淋巴细胞，算出花环形成率，并推测其 T 淋巴细胞百分率。正常值为 50%～80%。

$$\text{花环形成率（\%）} = \frac{\text{E 花环形成阳性细胞数}}{\text{E 花环形成阳性细胞数} + \text{未形成细胞数}} \times 100\%$$

【实验总结】

实训名称	E 花环试验			
序号	评估项目	分值	实训要求	得分
1	实验准备	15	按实验要求完成实验用品准备	
2	完成情况	15	按时按要求完成实训任务	
3	掌握程度	25	掌握 E 花环试验的基本操作	
4	实训记录	25	实验记录规范、完整	
5	团队合作	20	服从老师安排，能配合完成工作	

续表

实训名称	E 花环试验	
实验结果及分析：		

项目十六　免疫应答

任务一　固有免疫应答

一、固有免疫应答的组成及其作用

参与固有免疫应答的主要有组织屏障、固有免疫细胞和固有免疫分子。

（一）组织屏障及其作用

1. 皮肤黏膜屏障　健康完整的皮肤黏膜可阻挡病原体进入体内，成为机体抵御病原体侵入的第一道防线，其功能有①物理作用：皮肤表面覆盖多层鳞状上皮细胞，构成阻挡病原生物有效的物理屏障；②化学作用：黏膜和皮肤的附属器官可产生分泌液，其内含有多种杀菌和抑菌物质；③正常菌群的生物拮抗作用：正常人体体表以及与外界相通的腔道存在着一定种类和数量的微生物群，它们通过与病原微生物竞争结合上皮细胞和营养物质或分泌某些杀菌、抑菌物质发挥重要的生物屏障作用。

2. 血脑屏障　由脑内毛细血管内皮细胞、基底膜和壁外的小胶质细胞等组成，是血液和脑组织、脑脊液之间的屏障结构。能阻挡血液中病原微生物及其他有害物质进入脑组织及脑脊液，对中枢神经系统起保护作用。

3. 胎膜屏障　胎膜屏障由母体子宫内膜的基蜕膜和胎儿的绒毛膜滋养层细胞共同构成。胎膜屏障可阻挡母体内病原微生物或有害物质进入胎儿体内，防止宫内胎儿感染。

（二）固有免疫细胞及其主要作用

1. 吞噬细胞　体内吞噬细胞可分为大吞噬细胞和小吞噬细胞两类。小吞噬细胞是指外周血中的中性粒细胞，大吞噬细胞是指血液中的单核细胞和组织中的巨噬细胞，其吞噬和杀伤功能可分为以下 3 个阶段。

（1）募集和迁移：吞噬细胞与病原生物随机相遇或者通过趋化因子的吸引向炎症部位定向运动。

（2）识别：由于吞噬细胞表达多种表面受体，如 IgG Fc 受体、C3b 受体、甘露糖受体、Toll 样受体等，可识别并结合病原体及其代谢产物，所致效应包括：①使病原体与吞噬细胞发生黏附；②启动、传递胞内活化信号；③启动吞噬细胞的杀伤效应。

（3）吞噬与杀伤：吞噬细胞通过表面受体与病原体及其代谢产物结合，通过内化被摄入细胞内，形成吞噬体，继而与胞质内的溶酶体结合为吞噬溶酶体杀灭病原体。吞噬细胞吞噬病原体后，可出现完全吞噬和不完全吞噬两种结果。

2. 其他固有免疫细胞　主要包括 NK 细胞、γδT 细胞、B1 细胞、DC、肥大细胞、NKT 细胞、嗜酸性粒细胞、嗜碱性粒细胞、上皮细胞等，在非特异性免疫中均发挥着重要的免疫作用。

（三）固有免疫分子及其主要作用

正常体液和组织中含有补体、细胞因子、防御素、溶菌酶、乙型溶素、急性期蛋白等。

1. 补体　存在于正常人和动物血清等体液中的一组具有酶活性的蛋白质。细菌脂多糖等能从旁路途径直接激活补体，急性期蛋白等可从 MBL 途径直接激活补体。补体被激活后可发挥溶菌作用、免疫调理作用和介导炎症反应等多种免疫效应。

2. 细胞因子　病原体感染机体后，免疫细胞和非免疫细胞可分泌多种细胞因子，发挥重要的非特异性免疫效应。

3. 防御素　广泛存在于中性粒细胞和几乎所有的上皮细胞内，是具有广谱抗菌作用的小分子多肽，对胞外感染有直接杀伤作用。

4. 溶酶素　主要来源于吞噬细胞，是一种低分子碱性蛋白质，广泛存在于机体组织和体液中，能够破坏革兰阳性菌细胞壁中的肽聚糖结构，导致革兰阳性菌溶解。

5. 急性期蛋白　是机体感染的早期肝细胞等合成的一类血浆蛋白，如 C 反应蛋白、MBL 等，它们通过激活补体和促进吞噬等发挥免疫作用。

二、固有免疫应答的作用时相

初次感染时，固有免疫应答的作用时相可分为瞬时固有免疫应答、早期固有免疫应答和适应性免疫应答诱导阶段。

（一）瞬时固有免疫应答阶段

发生于感染 0 ~ 4 h，主要作用包括：①皮肤黏膜及其附属成分的屏障作用；②某些病原体可直接激活补体旁路途径介导产生抗感染免疫作用；③病原体刺激感染部位上皮细胞产生的 CXCL8（IL-8）和 IL-Iβ 可募集活化中性粒细胞，引发局部炎症反应，有效吞噬杀伤病原体；④活化中性粒细胞和病原体刺激角质细胞释放的 α/β- 防御素、阳离子抗菌蛋白或 CCL2（MCP-1）、CCL3（MIP-lα）等趋化因子，可直接抑杀某些病原体或趋化募集单核 - 巨噬细胞和朗格汉斯细胞。

（二）早期固有免疫应答阶段

发生于感染后 4 ~ 96 h，主要作用包括通过其识别受体与病原生物结合，并分泌多种细胞因子以增强吞噬细胞、NK 细胞的非特异性杀伤功能。组织中的巨噬细胞和血液中的单核细胞被募集到感染所在部位，产生大量的 IL-1、TNF-α 等细胞因子，扩大固有免疫应答和炎症反应，发挥抗感染作用。IL-1、TNF-α 可刺激下丘脑体温调节中枢，引起机体发热反应和产生急性期反应蛋白。急性期反应蛋白（如 MBL、C 反应蛋白）可经旁路途径激活补体，发挥抗感染作用。NK 细胞在早期感染中发挥抗感染和抗肿瘤的免疫作用。

（三）适应性免疫应答诱导阶段

感染 96 h 后，接受病原体等抗原性异物刺激的未成熟 DC 迁移到外周免疫器官，发育成熟为并指状 DC。这些成熟 DC 高表达抗原肽 -MHC 分子复合物和 CD80/86 等共刺激分子，可有效激活抗原特异性初始 T 淋巴细胞，启动适应性细胞免疫应答。

三、固有免疫应答的特点

免疫系统的三大功能之一是免疫防御功能。固有免疫作为抵抗病原体入侵的第一道防线，在抗感染中的作用毋庸置疑。机体感染一般经 96 h 后，才启动适应性免疫应答，因此机体免疫功能是两者相互配合、共同完成的。在机体抗感染过程中，如果没有固有免疫细胞和免疫分子的参与，适应性免疫应答就不能启动。

固有免疫应答和适应性免疫应答的主要特征，如表 3-4 所示。

表 3-4 固有免疫应答和适应性免疫应答的主要特征

项目	固有免疫应答	适应性免疫应答
参与细胞	皮肤黏膜上皮细胞、巨噬细胞、中性粒细胞、肥大细胞等	$CD4^{+}$Th1 细胞、Th2 细胞、Th17 细胞等
获得形式	先天获得	后天获得
作用时相	补体、细胞因子、抗菌蛋白、酶类物质等	特异性抗体、细胞因子、穿孔素等
识别特点	直接识别，具有非特异性	识别 APC 表面 MHC 分子提呈的抗原肽或 FDC 表面捕获的抗原分子，具有高度特异性
识别受体	模式识别受体或有限多样性抗原识别受体，较少多样性	特异性抗原识别受体，具有高度多样性
作用特点	募集活化后迅速产生免疫效应，没有免疫记忆功能	经克隆选择、增殖分化为效应细胞后发挥免疫作用，具有免疫记忆功能

任务二 适应性免疫应答

一、适应性免疫应答概述

适应性免疫应答（adaptive immune response）又称为特异性免疫应答，是宿主在后天长期生活过程中自己建立起来的免疫功能，是机体免疫系统对抗原性异物识别和清除的生理过程，包括抗原提呈细胞对抗原的加工、处理和提呈，抗原特异性淋巴细胞（T 淋巴细胞和 B 淋巴细胞）对抗原进行识别，自身活化、增殖、分化及产生相应的免疫分子，并参与免疫效应的全过程。

（一）适应性免疫应答的不同类型

1. *按参与细胞不同分类* 可分为 B 淋巴细胞介导的体液免疫应答和 T 淋巴细胞介导的细胞免疫应答两种类型。两种免疫应答对同一抗原常可同时出现，互相配合，共同发挥免疫效应。

2. *按抗原刺激顺序分类* 可分为初次应答和再次应答两种类型。一般来说，无论细胞免疫还是体液免疫，初次应答比较缓慢柔和，而再次应答比较快速激烈。

3. *按应答效果分类* 可表现为正应答和负应答两种类型。正应答是指正常情况下机体对“非己”抗原的识别和清除，发挥相应的免疫功能；负应答又称为免疫耐受（immunological tolerance），是指机体接受某种抗原刺激后，对该抗原产生的特异性不应答状态，以维持机体自身的生理平衡与稳定。

（二）适应性免疫应答发生场所与过程

1. *发生场所* 淋巴结和脾等外周免疫器官是发生适应性免疫应答的主要场所。免疫活性细胞在中枢免疫器官中发育成熟，获得 MHC 限制性识别能力，清除自身反应性淋巴细胞克隆或使其成为无能状态，成熟的淋巴细胞运输至外周免疫器官定居，并参与淋巴细胞再循环，当外源性抗原侵入机体后，经淋巴液或血液进入淋巴结或脾等外周免疫器官，通过 APC 对抗原的非特异性摄取、加工、处理，并将抗原信息提呈给抗原特异性淋巴细胞，启动特异免疫应答，产生免疫效应分子，发挥清除病原生物等一系列生物效应。

2. *过程* 适应性免疫应答的发生、发展和最终效应是多种免疫细胞相互作用与共同完成的复杂生理或病理过程。

（1）抗原提呈与识别阶段（感应阶段）：APC 对抗原进行摄取、加工、处理成小分子抗原肽，与 APC 细胞自身 MHC 分子结合形成抗原肽 -MHC 分子复合物，表达于 APC 表面。

（2）淋巴细胞活化阶段（反应阶段）：T、B 淋巴细胞特异性识别抗原后，在多种细胞因子和黏附分子的协同作用下，自身活化、增殖、分化为效应 T 细胞或浆细胞。部分接受抗原刺激的 T、B 淋巴细胞可停止分化，转化为长寿命的记忆细胞（Tm），当记忆细胞再次接触相同抗原时，可迅速分化为效应 T 细胞或浆细胞。

（3）效应阶段：浆细胞最终合成分泌抗体，效应 T 细胞最终产生细胞因子，发挥细胞免疫和（或）体液免疫的效应，其结果为清除异己抗原物质或者诱导产生免疫耐受，维持机体的生理平衡与稳定。

二、T 淋巴细胞介导的细胞免疫应答

T 淋巴细胞介导的免疫应答也称细胞免疫应答，是一个连续的过程，可分为 3 个阶段：T 淋巴细胞特异性识别抗原阶段；T 淋巴细胞活化、增殖和分化阶段；效应性 T 淋巴细胞的产生及效应阶段。

（一）细胞对抗原的识别

初始 T 淋巴细胞的 TCR 与 APC 提呈的抗原肽 -MHC 特异结合的过程称为抗原识别，这是 T 淋巴细胞特异活化的第一步。介导细胞免疫应答的 T 细胞（Th、Tc）只能识别 APC 或靶细胞表面表达的特定抗原肽 -MHC 分子复合物，T 淋巴细胞对抗原肽的识别受 MHC 分子的制约，即 MHC 限制性。

1. *外源性抗原的提呈与识别*　外源性抗原指来源于细胞外的抗原物质，如病原微生物等。外源性抗原进入机体后，首先被 APC 摄入、加工、处理，抗原被蛋白水解酶等降解为含 13 ~ 18 个氨基酸的多肽，并与内质网合成的 MHC- Ⅱ类分子结合成抗原肽 -MHC- Ⅱ类分子复合物，表达于 APC 表面，提呈给 $CD4^+$Th 细胞，供其识别。$CD4^+$Th 细胞通过 TCR 和 CD4 分子识别 APC 表面的抗原肽 -MHC- Ⅱ类分子复合物，即“双识别”，这是 Th 细胞活化的第一信号。

2. *内源性抗原的提呈与识别*　内源性抗原是指在细胞内合成的抗原，如病毒感染细胞后合成的病毒蛋白和肿瘤细胞合成的肿瘤抗原等。内源性抗原在胞质内被蛋白酶体降解为含 6 ~ 30 个氨基酸的多肽，经抗原加工相关转运体（TAP）转移至内质网中，与新合成的MHC- Ⅰ类分子结合成抗原肽 -MHC-I 类分子复合物，表达于靶细胞表面，并提呈给 $CD8^+$Tc 细胞，供其识别。$CD8^+$Tc 细胞通过其表面 TCR 和 $CD8^+$ 分子识别靶胞表面抗原 -MHC Ⅰ类分子复合物，即“双识别”，这是 Tc 细胞活化的第一信号。

（二）T 淋巴细胞活化、增殖和分化阶段

T 淋巴细胞的完全活化有赖于抗原信号和共刺激信号的双信号激活以及细胞因子的作用，是 T 细胞增殖和分化的基础。

1. $CD4^+$Th *细胞*　通过 CD4 和 TCR 与 APC 表面的抗原肽 -MHC- Ⅱ类分子复合物结合，经 CD3 传导信号至细胞内，此即 $CD4^+$Th 活化的第一信号。APC 表面的主要协同刺激分子 B7 与 $CD4^+$T 细胞表面的膜分子 CD28 分子结合，产生活化第二信号，在双信号的刺激下，$CD4^+$Th 细胞活化、增殖，产生多种细胞因子并表达相应的细胞因子受体。也可在 IL-2R 等细胞的作用下继续增殖分化为 Th1、Th2 或形成记忆细胞。

2. $CD8^+$Tc *细胞*　$CD8^+$Tc 细胞的活化也需要“双信号”。第一信号是 Tc 细胞表面的 CD8 和 TCR 与靶细胞表面的抗原肽 -MHC- Ⅰ类分子复合物结合。第二信号是协同刺激信号，即 $CD8^+$Tc 细胞上的 CD28 与靶细胞上 B7 的结合。

（三）效应阶段

1. $CD4^+$Th1 *免疫效应*　效应 $CD4^+$Th1 细胞再次接受相同抗原刺激后，可释放趋化因子、IL-2、IFN-γ、TNF、IL-3、IL-10 等细胞因子，并表达膜表面分子（CD40L、FasL），发挥细胞免疫效应或产生以单核细胞及淋巴细胞浸润为主的Ⅳ型超敏反应，又称为迟发型超敏反应。

2. $CD8^+$Tc *免疫效应*　$CD8^+$Tc 细胞的生物学作用主要是清除肿瘤和病毒感染的靶细胞（图 3-13）。

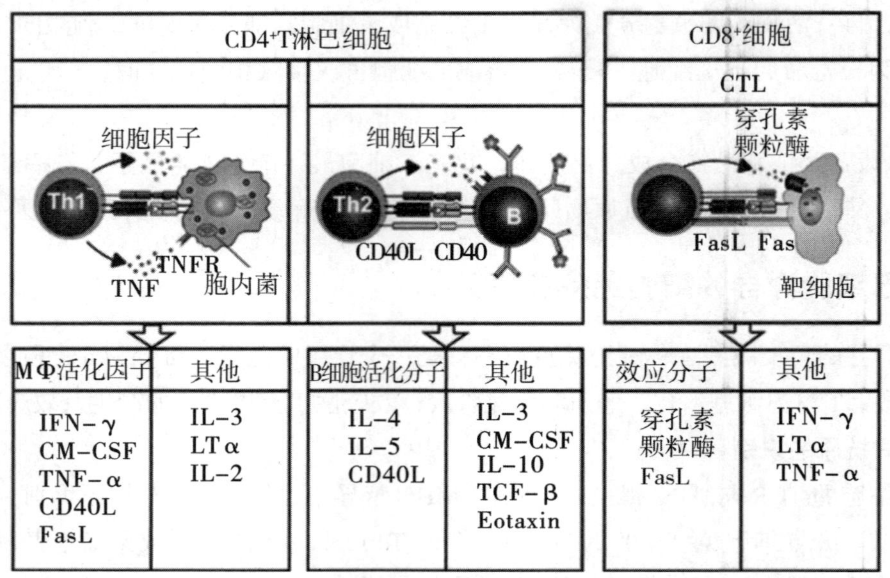

图 3-13　效应 T 淋巴细胞及其效应分子

（四）细胞免疫效应的生物学作用

1. *抗感染作用*　Th1 和 CTL 细胞介导的细胞免疫效应主要是针对胞内病原体感染。

2. *抗肿瘤作用*　特异性细胞免疫是主要的抗肿瘤因素，包括 CTL 对肿瘤细胞的杀伤、T 淋巴细胞分泌细胞因子的直接抗肿瘤作用、激活巨噬细胞或 NK 细胞的细胞毒作用以及细胞因子的其他抗肿瘤作用等。

3. *免疫病理作用*　细胞介导的细胞免疫效应在迟发型超敏反应和移植排斥的病理过程中发挥重要作用，还可以直接作用或通过调节 B 淋巴细胞功能等间接效应参与某些自身免疫病的发生和发展。

4. *免疫调节作用*　$CD4^+$Th 亚群之间的平衡有助于调控机体产生合适类型和强度的免疫应答；Treg 则通过多种机制抑制过度免疫应答和及时终止免疫应答，从而在清除抗原的同时保持机体的免疫平衡状态，并预防自身免疫病的发生。

三、B 淋巴细胞介导的体液免疫应答

体液免疫是指B淋巴细胞介导的免疫应答过程。B淋巴细胞接受抗原刺激后，活化、增殖、分化为浆细胞，浆细胞分泌抗体并发挥特异性体液免疫效应。胸腺依赖性抗原（TD-Ag）和胸腺非依赖性抗原（TI-Ag），均可诱导体液免疫应答。

（一）TD-Ag 诱导的体液免疫应答

1. *抗原提呈与识别阶段*　在抗原提呈细胞中除 B 淋巴细胞可通过其表面的 BCR 直接识别抗原外，其余 APC 均无抗原识别受体，但它们可通过吞噬、吞饮及表面受体等方式有效地捕获抗原，并将其加工、处理成抗原肽 -MHC- Ⅱ类分子复合物，提呈给 $CD4^+$Th 细胞识别（图 3-14）。

2. *$CD4^+$Th 细胞及 B 淋巴细胞的活化、增殖、分化阶段*

（1）$CD4^+$Th 细胞的活化：TD 抗原诱导 B 淋巴细胞产生抗体需要有 Th 细胞辅助，但 Th 细胞必须活化后才具有辅助 B 淋巴细胞产生抗体的能力。

（2）B 淋巴细胞的活化：BCR 与抗原特异性结合，产生 B 淋巴细胞活化的第一信号。活化的 $CD4^+$Th2 细胞表达的 CD40L，与 B 淋巴细胞表面的 CD40 结合，这是 B 淋巴细胞活化的主要协同刺激信号，为 B 淋巴细胞活化提供第二信号。在“双信号”的作用下，B 淋巴细胞活化、增殖、分化，同时，效

应 CD4$^+$Th2 细胞分泌多种细胞因子，促进 B 淋巴细胞进一步增殖、分化成浆细胞，浆细胞合成分泌抗体，发挥体液免疫效应。

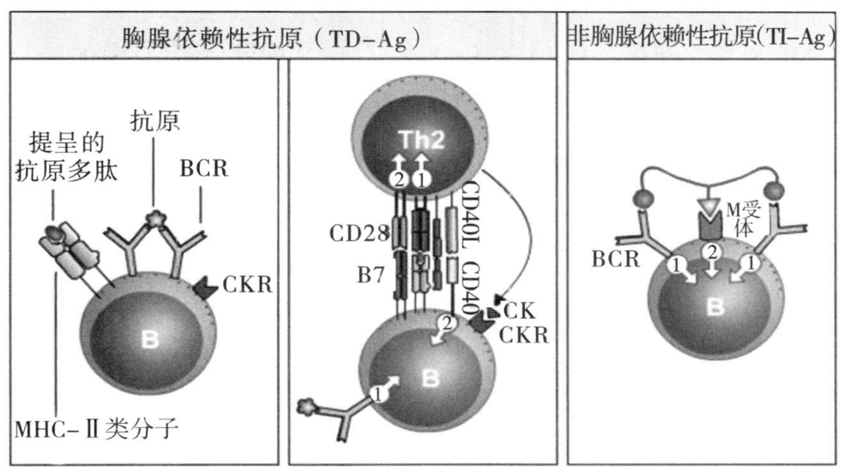

图 3-14 细胞活化的“双信号”示意图

（二）TI-Ag 诱导的体液免疫应答

根据 TI-Ag 激活 B 淋巴细胞的机制不同，可将其分为 TI-1 抗原和 TI-2 抗原两类。

1. TI-1 抗原 又称为 B 淋巴细胞丝裂原，TI-1 抗原除能与 BCR 结合，还能通过其丝裂原成分与 B 淋巴细胞上的丝裂原受体结合。故 B 淋巴细胞对 TI-1 抗原的应答比对 TD 抗原的应答出现早，在早期抵抗某些胞外病原菌感染时发挥重要作用。

2. TI-2 抗原 多为细菌细胞壁与荚膜多糖成分，其分子结构中具有高度重复排列的结构。B 淋巴细胞对 TI-2 抗原的应答具有重要的生理意义。大多数胞外菌有胞壁多糖，能抵抗吞噬细胞的吞噬消化。B 淋巴细胞针对此类 TI-2 抗原所产生的抗体，可发挥调理作用，促进吞噬细胞对病原体的吞噬，并且有利于巨噬细胞将抗原提呈给 T 淋巴细胞。

（三）体液免疫的生物学作用

1. 中和作用 当病毒与抗体结合后，掩盖了病毒与易感细胞的结合部位，阻止病毒吸附感染易感细胞，使其失去侵袭易感细胞的能力，无法进入宿主细胞内增殖。当抗原为细菌外毒素时，外毒素与相应的抗体的结合可中和外毒素对组织细胞的毒性作用。当抗原为激素或者酶时，若与抗体结合也可使其活性失去。

2. 抗体介导的溶菌作用 IgG 和 IgM 类抗体与细菌结合后，可激活补体的经典途径，引起溶菌等生物学效应。

3. 吞噬调理作用 IgG 和 IgM 等抗体与细菌结合后，不具有直接杀伤作用，但可作为免疫调理素，通过调理吞噬作用增强吞噬细胞对细菌的吞噬杀伤作用。

4. ADCC 作用 ADCC 是指 IgG 通过其 Fc 段与 NK 细胞、MΦ 等免疫细胞表面的 IgG Fc 受体结合，触发 NK、MΦ 对肿瘤细胞及病毒感染的靶细胞的杀伤作用。

5. 引起免疫损伤 某些病理情况下，IgG 和 IgM 类等抗体也可参与Ⅰ、Ⅱ、Ⅲ型超敏反应，引起免疫病理损伤，如产生自身抗体可造成自身免疫性疾病。

四、免疫耐受

免疫耐受是指对自身组织细胞表达的抗原表现为“无反应性”（unresponsiveness）以避免自身免疫病，

免疫耐受可天然形成，也可后天获得，如人工注射某种抗原后可出现获得性耐受。

（一）产生免疫耐受的条件

1. 抗原性质　与机体遗传背景接近或分子量小的物质易诱发免疫耐受，可溶性小分子抗原易成为耐受原。而大分子的物质如血细胞、细菌等为良好的免疫原。

2. 抗原剂量　适当剂量的抗原刺激机体，易诱导正免疫应答；而过高或过低剂量抗原刺激均可诱导免疫耐受。

3. 免疫途径　经口服和静脉注射途径最易诱导机体产生免疫耐受，腹腔注射次之，皮下和肌内注射易诱导正免疫应答。

4. 免疫系统成熟程度　胚胎期或新生儿期个体的免疫系统不成熟，易诱导免疫耐受，免疫系统成熟的成年个体则不易形成免疫耐受。

5. 机体生理状态　单独应用抗原难以诱导健康成年人个体产生耐受，联合应用射线照射或与免疫抑制措施联合则可诱导耐受。

（二）免疫耐受的意义

免疫耐受与多种临床疾病的发生、发展及转归密切相关，如天然自身耐受破坏，可导致自身免疫病；对病原生物耐受可导致持续性感染；对肿瘤细胞的免疫耐受可导致肿瘤的发生。在临床中，研究免疫耐受机制并通过人为干预而建立或终止耐受，具有重要的理论和临床应用意义。人工诱导或终止免疫耐受正受到广泛关注，并成为应用于防治自身免疫性疾病、超敏反应、器官移植和肿瘤的新策略。

课后习题

1. 参与细胞免疫的主要细胞是（　　）。

A. B 淋巴细胞　　B. T 淋巴细胞　　C. 嗜中性粒细胞
D. NK 细胞　　E. 浆细胞

2. 特异性免疫应答的基本特征不包括（　　）。

A. 特异性　　B. 记忆性　　C. MHC 限制性
D. 属于人工被动免疫　　E. 都是经抗原刺激产生的

3. 免疫应答过程不包括（　　）。

A. Mφ 对抗原的处理和提呈
B. B 淋巴细胞对抗原的特异性识别
C. T 淋巴细胞在胸腺内的分化成熟
D. T、B 淋巴细胞的活化、增殖、分化
E. 效应细胞和效应分子的产生和作用

4. CTL 杀伤靶细胞的特点是（　　）。

A. 无须细胞直接接触　　B. 无特异性　　C. 不受 MHC 限制
D. 不需要抗原刺激　　E. 具有特异性

5. 通过多种分泌细胞因子参与细胞免疫的是（　　）。

A. 巨噬细胞　　B. NK 细胞　　C. Tc 细胞
D. Th1 细胞　　E. Th2 细胞

6. 细胞免疫应答产生的炎症反应主要是由（　　）。

A. Th0 细胞产生的细胞因子引起

B. Th1 细胞产生的细胞因子引起

C. Th2 细胞产生的细胞因子引起

D. CTL 细胞分泌的颗粒酶引起

E. M 细胞产生的细胞因子引起

7. 初次应答产生的抗体主要是（　　）。

A. IgM　　B. IgG　　C. IgA

D. IgD　　E. IgE

8. 下列关于对抗体产生再次应答的描述，错误的是（　　）。

A. 产生抗体量多　　B. 在体内持续时间短　　C. 抗体亲和力高

D. 以 IgG 为主　　E. 潜伏期短

实训工单　T淋巴细胞亚群测定

【实验目的】

（1）了解单克隆抗体检测T淋巴细胞亚群的原理和方法。

（2）知晓T淋巴细胞亚群测定的意义。

【实验原理】

T淋巴细胞亚群为CD系统。应用CD单克隆抗体与T淋巴细胞表面分化抗原结合后再用标记的二抗（兔或羊抗鼠IgG）结合单抗，通过检测二抗来间接反映阳性亚群的百分数。标记技术有免疫荧光法、免疫酶法和SPA花环法。本实验采用免疫酶法：以兔或羊抗鼠IgG二抗为桥抗体，连接单克隆抗体和碱性磷酸酶复合物（APAAP复合物），最后加底物显色。

【实验用品】

（1）标本淋巴细胞悬液。

（2）粘片剂1瓶（1 mL）、铅笔1支、固定液1瓶（15 mL）、鼠抗人CD3、CD4、CD8单抗3瓶（各1 mL）、羊抗鼠IgG二抗1瓶（3 mL）、APAAP复合物1瓶（3 mL）、底物液1瓶（15 mL）、固红TR盐1瓶（20 mg）、苏木精染色液1瓶（15 mL）、封片剂1瓶（10 mL）磷酸缓冲盐溶液（PBS）。

（3）器材：37 ℃恒温培养箱、显微镜、载玻片等。

【实验步骤】

（1）标本制作：分离单个核细胞，离心后将试管倒置，尽量去掉上清液。用剩余的少许液体将沉淀物混匀，制成细胞悬液。选洁净载玻片，取5 μL粘片剂均匀推片，干后制备细胞涂片，有利于细胞黏附。取细胞悬液滴于涂有粘片剂的载玻片上，然后再吸回液滴，剩一薄层细胞，快速吹干，也可用加样器吸取悬液，由里向外涂一层于载玻片上，快速吹干；还可取悬液用推片法制片。

（2）标本染色：细胞涂片标本置室温干燥2 h以上或过夜，先用铅笔将标本圈起，然后滴加固定液，1～2 min后用PBS冲洗。加抗T淋巴细胞亚群单克隆抗体10～15 μL，pH 7.2的PBS洗3次。加羊抗鼠IgG二抗10～15 μL，放湿盒内置室温20～30 min，用0.01 molL、pH 7.2的PBS洗3次。加APAAP复合物10～15 μL，放湿盒内置室温孵育20～30 min，用0.01 mol/L、pH 7.2的PBS洗3次。加碱性磷酸酶底物显色。临用前取底物液，按每毫升底物液加1 mg坚固红TR盐的比例加入坚固红TR盐，充分混匀。取20～40 μL加于标本上，置室温或37 ℃恒温培养箱显色15～30 min。在低倍显微镜下观察，可见细胞膜上出现红色标志物，待显色效果很明显时，用自来水冲洗中止显色。加苏木精染色液1滴复染1～2 min，自来水洗，如果核着色很深影响观察，可用1%盐酸分色5～10 s，再用自来水冲洗。

（3）甘油明胶封片：如标本需长期保存，可将封片剂瓶放热水中融化，加1滴于标本上或加于盖玻片上，封片后镜检。若不需要保存可加1滴水于标本上，加盖玻片后观察。标本干燥后细胞形态不易观察。

【实验总结】

实训名称	T 淋巴细胞亚群测定			
序号	评估项目	分值	实训要求	得分
1	实验准备	15	按实验要求完成实验用品准备	
2	完成情况	15	按时按要求完成实训任务	
3	掌握程度	25	掌握 T 淋巴细胞亚群测定的基本操作	
4	实训记录	25	实验记录规范、完整	
5	团队合作	20	服从老师安排，能配合完成工作	
实验结果及分析：				

项目十七　病理性免疫应答

任务一　超敏反应

超敏反应又称为变态反应，是指已致敏的机体再次接触相同过敏原时引起的以组织细胞损伤或生理功能紊乱为结局的特异性免疫应答。根据超敏反应发生机制和临床特点，可将其分为Ⅰ、Ⅱ、Ⅲ、Ⅵ四型。

一、Ⅰ型超敏反应

Ⅰ型超敏反应又称为速发型超敏反应，是由 IgE 抗体介导发生。主要反应特点：发作快，消退快；以生理功能紊乱为主，一般无明显组织细胞损伤；具有明显个体差异和遗传倾向。

（一）发生机制

1. *致敏阶段*　变应原进入机体后，诱导变应原特异性 B 淋巴细胞产生 IgE 类抗体应答；IgE 以其 Fc 段与组织中的肥大细胞或血液中的嗜碱性粒细胞表面相应的 IgE Fc 受体结合，而使机体处于对该变应原的致敏状态。引起Ⅰ型超敏反应的变应原有很多，常见的有：①药物类，如青霉素、链霉素、普鲁卡因等；②异种蛋白，如海鲜、尘螨、真菌孢子、寄生虫及其代谢产物、花粉蛋白（图 3-15）。

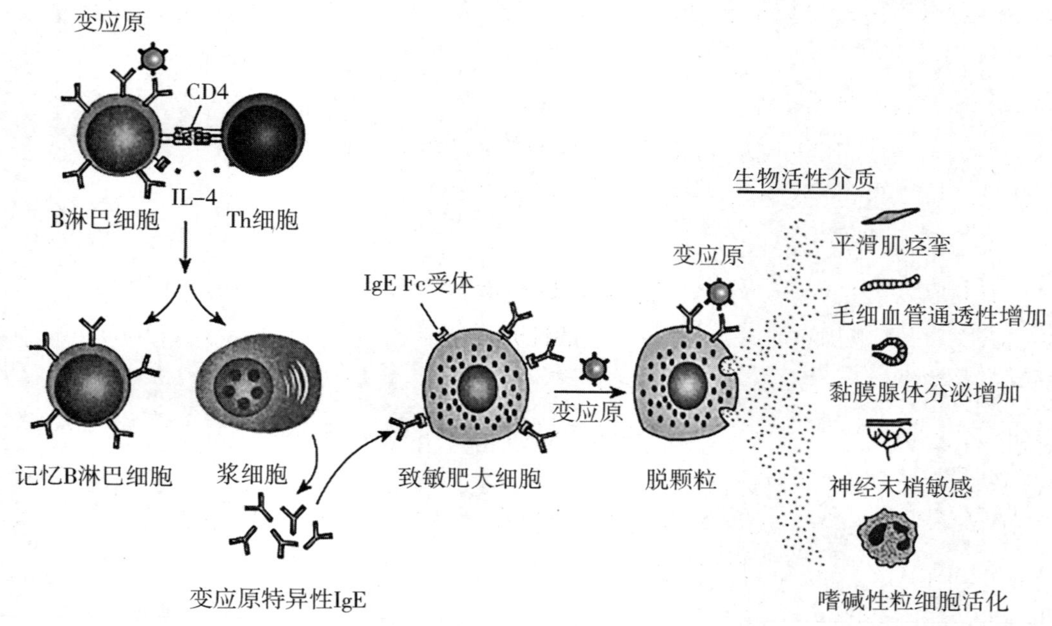

图 3-15　Ⅰ型超敏反应发生机制

2. *发敏阶段*　处于致敏状态的机体再次接触相同过敏原时，过敏原即可与吸附在肥大细胞或嗜碱性粒细胞表面 IgE Fab 段特异性结合，导致肥大细胞或嗜碱性粒细胞膜通透性增加，脱颗粒释放生物活性介质，如组胺、白三烯等。

3. 效应阶段　在此阶段释放的生物活性介质（炎症介质）作用于效应组织和器官，引起局部或全身性的过敏反应。

（二）临床常见疾病

1. 全身过敏性疾反应　是最严重的一种过敏性反应，致敏者可在接触变应原数分钟内出现胸闷、呼吸困难、面色苍白、脉搏细速、出冷汗和血压下降等症状。常见的有药物过敏性休克和血清过敏性休克。

（1）药物过敏性休克：以青霉素引发的最为常见，此外头孢菌素、链霉素等也可引起过敏性休克。青霉素降解产物青霉烯酸或青霉噻唑酸，作为半抗原与组织蛋白结合构成变应原，可刺激机体产生特异性IgE，使肥大细胞和嗜碱性粒细胞致敏。少数人在初次注射青霉素就可发生过敏反应，这可能与其曾经使用过被青霉素药物污染的注射器等医疗器械，或吸入空气中青霉菌孢子而使机体处于致敏状态有关。

（2）血清过敏性休克：临床用动物免疫血清治疗或紧急预防疾病时，有些患者可因再次注射同种动物血清，可出现过敏休克，严重者可导致死亡。

2. 呼吸道过敏反应　过敏性鼻炎和过敏性哮喘是临床常见的呼吸道过敏反应。常因吸入花粉、尘螨、真菌和毛屑等过敏原引起。

3. 消化道过敏反应　少数人进食鱼、虾、蟹、蛋、奶等食物后，出现呕吐、腹痛、腹泻等急性肠胃炎症状，严重者可发生过敏性休克。

4. 皮肤过敏反应　主要表现为荨麻疹、血管神经性水肿、特应性皮炎等。这些皮肤过敏反应可由药物、食物、肠道寄生虫或冷热刺激等引起。

（三）防治原则

1. 过敏原检测　通过询问过敏史和皮肤试验查明变应原、避免与之接触是预防Ⅰ型超敏反应的最有效方法。

2. 脱敏治疗和减敏治疗　抗毒素血清皮试阳性的患者，又必须使用血清时可采用脱敏疗法，采用小剂量、短间隔（20～30 min）、连续多次注射的方法。其原理是少量变应原进入体内，使机体释放少量生物活性介质，不引起明显的临床症状。脱敏是暂时的，经一定时间后机体又可重新被致敏。

对于已经检出而又难于避免接触的变应原，如花粉、尘螨等，可采用少量、长间隔、多次反复皮下注射的方法。其原理与改变变应原进入机体的途径、诱导机体产生特异性封闭性IgG有关。

3. 药物防治

（1）抑制活性介质合成与释放的药物：阿司匹林能抑制环氧合酶，阻断前列腺素的生成；色甘酸钠可稳定细胞膜，阻止致敏靶细胞脱颗粒释放生物活性介质；肾上腺素E等能促进cAMP合成；甲基黄嘌呤和氨茶碱则可通过抑制磷酸二酯酶阻止cAMP分解。

（2）拮抗活性介质作用的药物：苯海拉明、异丙嗪、扑尔敏等抗组胺药，可通过与组胺竞争结合效应器官上的组胺受体而发挥拮抗组胺的作用。

（3）改善效应器官反应性的药物：肾上腺素可解除支气管平滑肌痉挛，减少腺体分泌并使用外周毛细血管收缩，升高血压，可用于抢救过敏性休克；葡萄糖酸钙、氯化钙、维生素C等可解痉，降低毛细血管通透性和减轻皮肤黏膜的炎症反应。

二、Ⅱ型超敏反应

Ⅱ型超敏反应又称细胞溶解型或细胞毒型超敏反应，是由IgG或IgM类抗体与靶细胞表面相应抗原结合后，在补体、吞噬细胞和NK细胞参与下，引起的以细胞溶解或组织损伤为主的病理性免疫反应。主要特征是溶解、破坏靶细胞。

（一）发生机制

正常组织细胞、改变的自身组织细胞和被抗原或抗原表位结合修饰的自身组织细胞，均可成为Ⅱ型超敏反应中被攻击杀伤的靶细胞。其发生机制为细胞表面固有抗原、感染或外伤所致的自身改变的抗原和外来的抗原或半抗原吸附在细胞上（图3-16）。

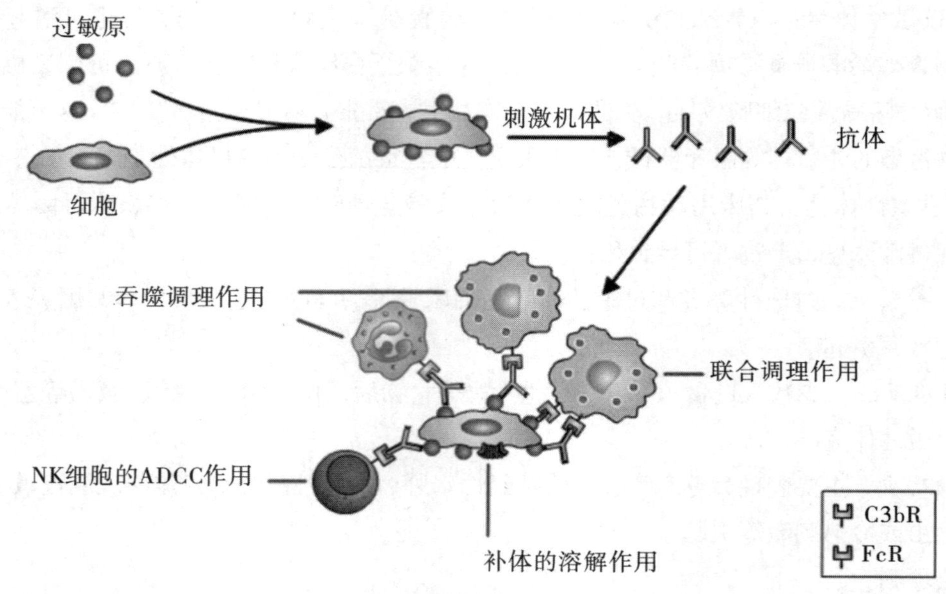

图3-16　Ⅱ型超敏反应的发生机制

（二）效应机制

靶细胞表面抗原刺激机体产生IgG、IgM抗体，与细胞表面的相应抗原通过以下3种方式，导致细胞溶解死亡，组织损伤。

1. *补体*　抗体和靶细胞表面抗原结合后激活补体使靶细胞裂解。

2. *吞噬调理作用*　抗体与靶细胞特异性结合后，结合抗体的靶细胞被吞噬细胞吞噬。

3. *ADCC作用*　抗体与靶细胞特异性结合后，结合抗体的靶细胞与具有IgGFc受体的NK细胞结合，通过ADCC发挥细胞外非吞噬性杀伤作用。

（三）临床常见疾病

1. *输血反应*　Ⅱ型超敏反应多发生于ABO血型不符的输血。例如，将A型供血者的血误输给B型受血者，由于A型血红细胞表面有A抗原，受者血清中有天然抗A抗体（IgM），两者结合后激活补体可使红细胞溶解破坏引起溶血反应。

2. *新生儿溶血病*　血型为Rh阴性的母亲由于输血、流产或分娩等原因接受Rh阳性红细胞刺激后，可产生抗Rh的IgG类抗体。再次妊娠且胎儿血型为Rh阴性时，抗Rh抗体通过胎盘进入胎儿体内，溶解红细胞，引起流产、死胎或新生儿溶血病。

3. *自身免疫性溶血性贫血*　服用甲基多巴类药物，或某些病毒如流感病毒、EB病毒感染机体后，能使红细胞膜表面成分发生改变，从而刺激机体产生红细胞自身抗体。

4. *药物过敏性血细胞减少症*　青霉素、磺胺类、安替比林、奎尼丁和非那西汀等药物抗原表位能与血细胞膜蛋白或血浆蛋白结合获得免疫原性，从而刺激机体产生药物抗原表位特异性抗体。

三、Ⅲ型超敏反应

Ⅲ型超敏反应是由抗原和抗体结合形成中等大小的可溶性免疫复合物沉积于局部或全身多处毛细血管基底膜后激活补体，并在中性粒细胞、血小板、嗜碱性粒细胞等效应细胞参与下，引起的以充血水肿、局部坏死和中性粒细胞浸润为主要特征的炎症反应和组织损伤。

（一）发生机制

1. 可溶性免疫复合物的形成与沉积　存在于血液循环中的可溶性抗原与相应的IgG或IgM类抗体结合，可形成可溶性抗原抗体免疫复合物（图 3-17）。

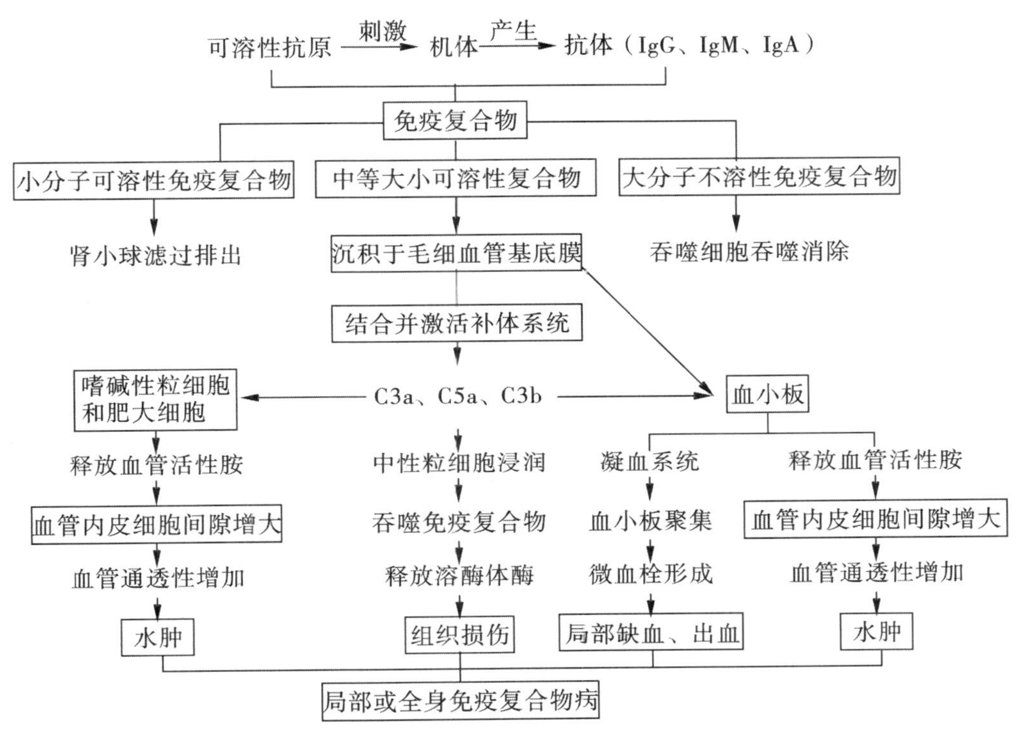

图 3-17　Ⅲ型超敏反应的发生机制

2. 免疫复合物沉积引起的组织损伤机制

（1）补体的作用：免疫复合物通过经典途径激活补体，产生裂解片段 C3a 和 C5a。C3a 和 C5a 与肥大细胞或嗜碱性粒细胞上的 C3a 和 C5a 受体结合，使其释放组胺等炎症介质，致局部毛细血管通透性增加，渗出增多，出现水肿。C3a 和 C5a 同时又可趋化中性粒细胞至免疫复合物沉积部位。

（2）中性粒细胞的作用：聚集的中性粒细胞在吞噬免疫复合物的同时，还释放许多溶酶体酶，包括蛋白水解酶、胶原酶和弹性纤维酶等，可水解血管及周围组织。

（3）血小板作用：肥大细胞或嗜碱性粒细胞活化释放的血小板活化因子，可使局部血小板集聚、激活，促进血栓形成，引起局部出血、坏死。血小板活化还可释放血管活性胺类物质，进一步加重水肿。

（二）常见临床疾病

1. 局部免疫复合物病

（1）Arthus 反应：一种实验性局部Ⅲ型超敏反应。1903 年 Arthus 发现用马血清经皮下反复免疫家兔数周后，当再次注射马血清时，可在注射局部出现红肿、出血和坏死等剧烈炎症反应。

（2）类 Arthus 反应：可见于 1 型糖尿病患者，局部反复注射胰岛素后可刺激机体产生相应 IgG 类抗体，若此时再次注射胰岛素，即可在注射局部出现红肿、出血和坏死等与 Arthus 反应类似的局部炎症反应。

2. 全身性免疫复合物病　血清病：通常是在初次大量注射抗毒素（马血清）后 1 ~ 2 周发生，其主要临床症状是发热、皮疹、淋巴结肿大、关节肿痛和一过性蛋白尿等。这是由于患者体内针对抗毒素的抗体已经产生而抗毒素尚未完全排除，两者结合形成可溶性免疫复合物所致。链球菌感染导致的肾小球肾炎一般发生于 A 族溶血性链球菌感染后 2 ~ 3 周。此时体内产生抗链球菌抗体，与链球菌可溶性抗原结合形成循环免疫复合物，沉积在肾小球基底膜上，引起免疫复合物型肾炎。

四、Ⅵ型超敏反应

Ⅵ型超敏反应是抗原诱导的一种细胞性免疫应答。效应 T 细胞与特异性抗原结合作用后，引起的以单核细胞浸润和组织损伤为主要特征的炎症反应。此型超敏反应发生较慢，通常在接触相同抗原后 24 ~ 72 h 出现炎症反应，因此又称迟发型超敏反应（DTH）。

（一）发生机制

1. 抗原与相关细胞　引起Ⅵ型超敏反应的抗原主要有胞内寄生菌、病毒、寄生虫和化学物质。这些抗原物质经 APC 摄取、加工处理成抗原肽 -MHC 分子复合物，表达于 APC 表面，提供给具有特异性抗原受体的 T 淋巴细胞识别，并使之活化和分化成为效应性 T 淋巴细胞。效应性 T 淋巴细胞主要为 $CD4^+$Th1 细胞，但也有 $CD8^+$CTL 的参与（图 3-18）。

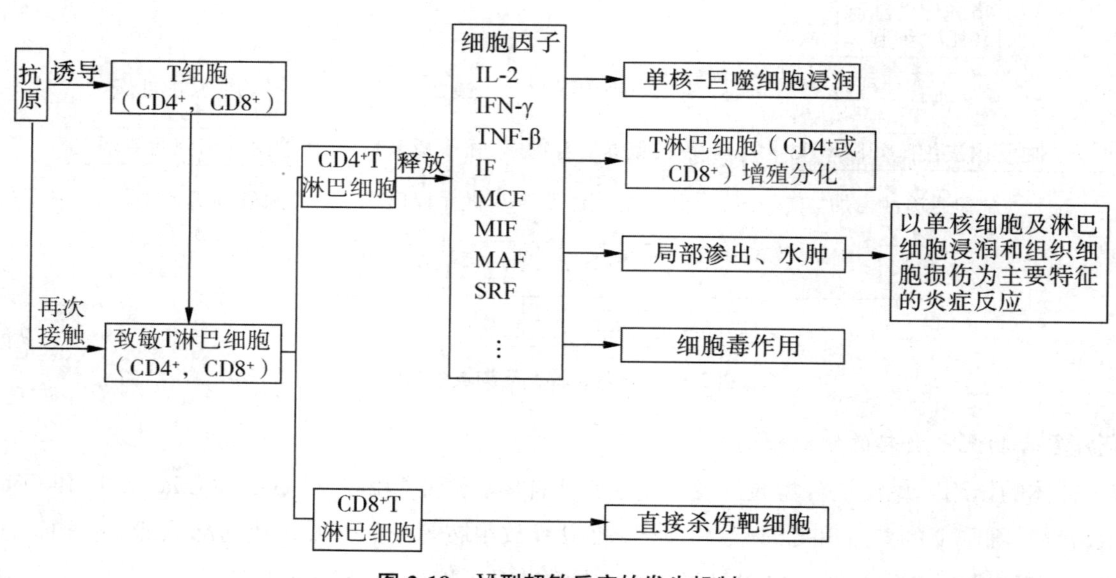

图 3-18　Ⅵ型超敏反应的发生机制

2. T 淋巴细胞介导炎症反应和组织损伤

（1）$CD4^+$Th1 细胞介导的炎症反应和组织损伤：效应性 Th1 细胞识别抗原后活化，释放多种细胞因子，如 IFN-γ、TNF、LT-α、IL-3 等。使毛细血管通透性增强，渗出增多，并发挥趋化作用，在抗原存在部位引起以单核细胞和淋巴细胞浸润为主要特征的炎症反应。

（2）$CD8^+$CTL 介导的细胞毒作用：效应 $CD8^+$CTL 细胞与特异性抗原结合被活化后，通过释放穿孔素和颗粒酶等介质，使靶细胞溶解或凋亡；或通过其表面表达的 FasL 与靶细胞表面表达的 Fas 结合，导致靶细胞发生凋亡。

（二）临床常见疾病

1. 结核病 结核病是典型的感染性迟发型超敏反应性疾病。胞内感染有结核分枝杆菌的巨噬细胞在Th1释放的IFN-γ作用下被活化后清除结核杆菌。如结核杆菌抵抗活化巨噬细胞的杀菌效应则可发展为慢性感染，形成肉芽肿。

2. 接触性皮炎 接触性皮炎为典型的接触性迟发型超敏反应。由于接触小分子半抗原物质如油漆、染料、农药、化妆品和某些药物（磺胺类药和青霉素）等引起皮肤局部红肿、皮疹和水疱，严重者可发生皮肤剥脱。其机制为小分子半抗原与体内蛋白质结合成完全抗原，经朗格汉斯细胞摄取并提呈给T淋巴细胞，使其活化、分化为效应性和记忆性Th1、Th17。机体再次接触相应抗原后刺激记忆性T淋巴细胞活化，产生IFN-γ和IL-17等细胞因子，使皮肤角化细胞释放促炎性细胞因子和趋化因子，诱导单核细胞趋化并分化为巨噬细胞，介导组织炎症损伤。

3. 其他临床疾病 主要由T淋巴细胞介导的炎症性疾病也与Ⅳ型超敏反应相关，如Th1和Th17介导的类风湿性关节炎、多发性硬化、炎症性肠病和银屑病，以及CTL介导的1型糖尿病等。

任务二 自身免疫性疾病与免疫缺陷病

一、自身免疫性疾病

自身免疫是机体免疫系统对自身成分产生免疫应答的能力。自身免疫性疾病（AID）是机体对自身成分发生免疫应答而导致的疾病状态。在对自身细胞或组织抗原发生免疫应答时，机体的免疫系统不能或不易清除自身的细胞或细胞间的抗原成分，而是持续不断地对其进行免疫攻击，结果引起AID。与其他疾病相比，AID有下述特点：①患者体内可检测到自身抗体和（或）自身反应性T淋巴细胞；②自身抗体和（或）自身反应性T淋巴细胞介导对自身细胞或组织成分的获得性免疫应答，造成组织损伤或功能障碍；③病情的转归与自身免疫反应强度密切相关；④反复发作，慢性迁延。

自身抗原包括隐蔽抗原的释放，改变结构的自身组织以及异嗜性抗原等。正常机体具有一套非常精密和严格控制的免疫调节系统，因此，体内虽存在针对自身成分的T、B淋巴细胞，但并不引起组织损伤及发生AID，即机体针对自身抗原的自身反应性淋巴细胞（如果存在）对自身抗原处于免疫忽视状态。若免疫调控系统发生紊乱，使自身免疫发生、持续与强度失控，则可能发生AID。其可能因素包括：①胸腺功能异常：由于胸腺功能异常，导致T淋巴细胞发育障碍，使自身反应性T淋巴细胞克隆得以逃避凋亡机制而存活；老年个体胸腺萎缩及功能障碍，易发生自身免疫性疾病。②Th1细胞和Th2细胞功能失衡：微生物感染或组织损伤等因素所致的炎症反应及刺激产生的细胞因子，可以影响Th0细胞向Th1或Th2细胞分化；Th1细胞功能增强，易增加器官特异性自身免疫病（如1型胰岛素依赖性糖尿病、多发性硬化）的发生；Th2细胞功能增强，参与器官非特异性自身免疫病（如系统性红斑狼疮、类风湿性关节炎）的发生。③年龄、性别及内分泌等因素：临床发现，自身免疫病多好发于老年人及妇女，老年人自身抗体检出率高。动物实验证实，性激素参与自身免疫病的发生与发展。

二、免疫缺陷病

免疫缺陷病（immunodeficiency disease，IDD）是免疫系统先天发育不全或后天损害而使免疫系统中任何一个成分的缺失或功能不全导致免疫功能障碍所出现的临床综合征。按病因不同分为原发性免疫缺陷病

（PIDD）和获得性免疫缺陷病（AIDD）两大类。

PIDD 又称为先天性免疫缺陷病（congenital immunodeficiency disease，CIDD），由免疫系统遗传缺陷或先天发育不全所致，多于幼年起病。

获得性免疫缺陷病（acquired immunodeficiency disease，AIDD）是因感染、肿瘤、理化等因素导致暂时或永久性免疫功能受损，人群发病率较高，各年龄组人群均可发病。

IDD 的主要特点：①患者对各种病原体的易感性增加，易发生反复感染且难以控制，常是造成死亡的主要原因；② IDD 患者尤其是 T 淋巴细胞免疫缺陷者，恶性肿瘤的发病率比同龄正常人群高 100 ~ 300 倍，以白血病和淋巴系统肿瘤等居多；③ IDD 有高度伴发自身免疫病的倾向，以系统性红斑狼疮、类风湿性关节炎和恶性贫血等多见；④多数 IDD 有遗传倾向性，约 1/3 为常染色体遗传，1/5 为性染色体隐性遗传。15 岁以下患者多为男性。

知识链接

青霉素皮试

1. 青霉素皮试的对象

初次注射青霉素需要皮试；停用超过 24 h 需再次用药者，应重做皮试；更换不同品种、厂家与批号的青霉素应皮试。

2. 青霉素皮试的方法

采用青霉素 G 钠，将其溶于灭菌 0.9% 氯化钠注射液（生理盐水）中，配成 500 U/mL 的溶液，取 0.05 mL 在前臂内侧腕横纹上 3 cm 正中点，皮内注射一个皮丘。观察 15 ~ 20 min。因为皮试液放置时间过久容易降解而出现假阳性，所以只可当日使用。

3. 青霉素皮试结果的判断

（1）阴性：皮丘局部无红肿，皮试者无自觉症状。

（2）阳性：皮丘局部隆起，并出现红晕、硬结，直径＞1 cm，或红晕周围有伪足，痒感，严重时全身出现皮疹或过敏性休克。

（3）假阳性：由于生理盐水的刺激，也可出现假阳性反应，皮丘不大，红晕直径＜1 cm，应在另一侧前臂作生理盐水对照。

4. 青霉素过敏性休克处理

（1）立即停药，报告医生，就地抢救。保持呼吸道通畅，给予患者吸氧，注意保暖。

（2）1% 酸肾上腺素 1 mL 注射，静脉滴注地塞米松 5 ~ 10 mg，扩充血容量，维持体液的平衡。

（3）必要时行心肺复苏，密切观察病情变化、生命体征、意识、尿量、血常规等。

课后习题

1. Ⅰ型超敏反应又称为（　　）。

A. 免疫复合物型超敏反应　　B. 迟发型超敏反应　　C. 速发型超敏反应

D. 细胞毒型超敏反应　E. 细胞溶解型超敏反应

2. 介导Ⅰ型超敏反应的抗体主要是（　　）。

A. IgG　B. IgD　C. IgE

D. IgM　E. IgA

3. 下列疾病属于Ⅱ型超敏反应的是（　　）。

A. 过敏性鼻炎　B. 新生儿溶血病　C. 移植排斥反应

D. 类风湿　E. 荨麻疹

4. 参与Ⅲ型超敏反应病变的主要细胞是（　　）。

A. Mφ　B. 肥大细胞和嗜碱性粒细胞　C. 中性粒细胞

D. 血小板　E. NK 细胞

5. Ⅲ型超敏反应中造成组织损伤的主要因素是（　　）。

A. 免疫复合物沉积　B. 中性粒细胞释放溶酶体酶　C. 血管通透性增加

D. 血管活性介质释放　E. 免疫复合物的形成

6. 下列疾病不属于Ⅲ型超敏反应的是（　　）。

A. 接触性皮炎　B. 类风湿性关节炎　C. 血清病

D. Arthus 反应　E. 过敏性肺泡炎

7. 抗体介导的超敏反应有（　　）。

A. Ⅰ、Ⅱ、Ⅳ型超敏反应　B. Ⅰ、Ⅱ、Ⅲ型超敏反应　C. Ⅰ、Ⅲ、Ⅳ型超敏反应

D. Ⅱ、Ⅲ、Ⅳ型超敏反应　E. Ⅱ、Ⅳ、Ⅴ型超敏反应

实训工单 豚鼠速发型过敏反应

【实验目的】

（1）利用Ⅰ型超敏反应的原理，对豚鼠速发型过敏反应结果进行判断分析。

（2）能够概述建立Ⅰ型超敏反应动物模型的方法。

【实验原理】

变应原初次进入机体后可刺激特异性B淋巴细胞产生IgE抗体。特异性IgE抗体的Fc段可与肥大细胞和嗜碱性粒细胞膜上的FceR1结合，使机体处于致敏状态，当相应的变应原再次进入致敏机体时，可与致敏的肥大细胞和嗜碱性粒细胞上的特异性Ig抗体的可变区结合。而触发细胞活化，脱颗粒释放以及新合成并释放生物活性介质，可引起毛细血管扩张和通透性增加，平滑肌收缩，腺体分泌增加及炎症细胞的浸润等。

用异种蛋白注射动物使之致敏后，当再次用同一种变应原作用于该动物时，就可诱发该动物类似Ⅰ型超敏反应的表现。这与临床上遇到的青霉素或抗毒素注射后引起的过敏相似。

豚鼠过敏实验设计：先给豚鼠注射小剂量异种蛋白，经过一定的潜伏期，动物处于致敏状态。第二次用较大剂量相同的抗原注射豚鼠时，抗原激发豚鼠体内的肥大细胞或嗜碱性粒细胞，致使这些细胞释放多种生物活性介质，豚鼠迅速产生严重的过敏反应乃至过敏性休克甚至死亡。

【实验用品】

（1）豚鼠3只（其中1只为正常对照）。

（2）5%鸡蛋清、1∶10稀释的马血清、碘酒、生理盐水。

（3）5 mL注射器，75%乙醇棉球、碘酒、动物解制架、手术用小剪刀、生理盐水、无菌注射器等。

【实验步骤】

（1）取豚鼠3只并编号标记：具体抓取方法为先用右手掌轻轻扣住豚鼠背部，抓住其肩胛下方，以拇指和食指抓住颈部将其轻轻提起，3只豚鼠分别编号为豚鼠1、2、3。

（2）致敏：按1∶10分别稀释马血清，豚鼠1、2、3分别腹腔注射马血清、鸡蛋清、生理盐水0.2 mL。

（3）发敏：第一次注射2～3周后，按1∶10稀释马血清，豚鼠1、2、3分别心内注射马血清、鸡蛋清、生理盐水2 mL，用75%乙醇棉球消毒。

（4）将注射后的3只豚鼠置于实验台上，观察并记录豚鼠的反应。

（5）解剖豚鼠，观察比较3只豚鼠肺脏的变化。

【实验总结】

实训名称	豚鼠速发型过敏反应			
序号	评估项目	分值	实训要求	得分
1	实验准备	15	按实验要求完成实验用品准备	
2	完成情况	15	按时按要求完成实训任务	
3	掌握程度	25	掌握建立Ⅰ型超敏反应动物模型的方法	
4	实训记录	25	实验记录规范、完整	
5	团队合作	20	服从老师安排，能配合完成工作	

续表

实训名称	豚鼠速发型过敏反应	
实验结果及分析：		

项目十八　免疫学的临床应用

任务一　免疫学检测

免疫学检测可从细胞、分子和相关基因 3 个水平进行测定：细胞水平的检测是根据各类免疫细胞（T、B 淋巴细胞和 NK 等）膜表面分子测定其数量与功能；分子水平的检测是测定抗体、补体、细胞因子以及受体等表达水平；基因水平的检测是测定免疫应答相关基因的表达与调控、基因多态性及型别的分析。本任务仅介绍抗原抗体反应和免疫细胞数量检测及功能检测。

一、抗原抗体反应

抗原抗体反应是指抗原与相应抗体的特异性结合反应。这种反应既可发生在体内，又可发生在体外。本任务主要叙述体外抗原抗体反应，可通过该反应用已知抗原测未知抗体，反之亦然。由于抗体主要存在于血清中，临床上多用血清标本进行抗原抗体反应，所以，把体外的抗原抗体反应也称为血清学反应，把相应的实验室称为血清室。随着单克隆抗体技术的建立和应用，许多诊断抗体不一定来自血清，故血清学反应一词逐渐被抗原抗体反应所取代。其特点是特异性、可逆性和可见性。

（一）影响抗原抗体的反应因素

影响抗原抗体反应的因素主要有两个：①反应物自身的因素（抗原或抗体的因素）；②环境因素。其中以环境因素影响较大。

1. 温度　抗原抗体反应在一定温度范围内，温度升高可促进分子运动，抗原与抗体碰撞机会增多，有利于结合，使反应速度加快。但若温度超过 56 ℃，可导致抗原 - 抗体复合物的解离，甚至变性或破坏。温度降低，反应速度慢，但结合牢固，易于观察。

2. 酸碱度　抗原抗体反应必须在合适的 pH 环境中进行，pH 过高或过低均会影响抗原抗体的理化性质，抗原抗体反应最适宜的溶液 pH 为 6 ~ 8。

3. 电解质　抗原抗体都有相应的极性基团，能相互吸附并由亲水性胶体变为疏水性胶体。电解质可使抗原 - 抗体复合物失去电荷而发生凝集，出现可见反应。若抗原抗体反应无电解质的参与，则不出现可见反应，但如果电解质浓度过高，则会出现非特异蛋白质沉淀。

（二）抗原抗体的反应类型

1. 凝集反应　细菌或细胞等颗粒性抗原与相应抗体特异性结合时，在适宜电解质存在的条件下，形成肉眼可见的凝集物，即凝集反应。可分为直接凝聚反应和间接凝聚反应。

（1）直接凝集反应：是指颗粒性抗原与相应抗体在一定条件下直接结合出现肉眼可见的凝集现象。常用的方法有①玻片法：常用已知抗体检测未知抗原，为定性试验，方法简便，可用于菌种鉴定等。②试管法：为定性、半定量试验，即将被检血清在试管中进行倍比稀释后，再加入等量抗原，在适宜的温度、电解质条件下，经一定时间后出现凝集现象（图 3-19）。

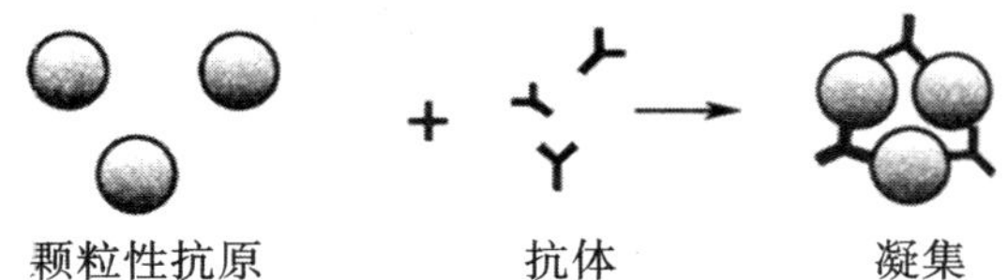

图 3-19　直接凝集反应原理

（2）间接凝集反应：是将可溶性抗原（蛋白质、多糖等）吸附于与免疫无关的载体颗粒上。形成致敏颗粒，再与相应抗体进行反应，出现肉眼可见的凝集现象，称为间接凝集反应或被动凝集（图 3-20）。该方法敏感性较高，可用于检测微量的抗体。

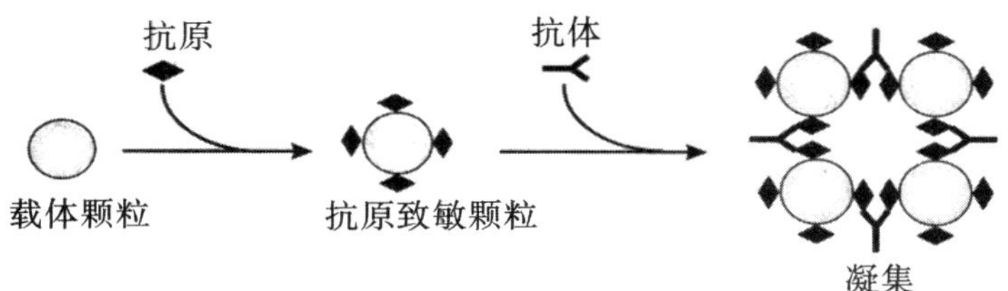

图 3-20　间接凝集反应原理

（3）间接凝集抑制试验：将可溶性抗原与相应抗体预先混合并充分作用后，再加入致敏颗粒，此时因抗体已被可溶性抗原结合，阻断了抗体与致敏颗粒上的抗原再结合，不再出现致敏颗粒的凝集现象，称为间接凝集抑制试验（图 3-21）。

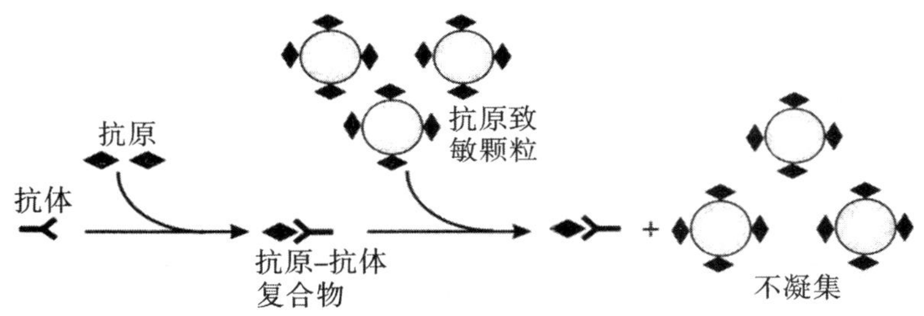

图 3-21　间接凝集抑制试验原理

2. *沉淀反应*　可溶性抗原与相应抗体结合，在适量电解质存在的条件下，形成肉眼可见的沉淀物，称为沉淀反应。参与沉淀反应的抗原可以是血清、多糖或蛋白质等。

（1）琼脂扩散试验：是在半固体凝胶中进行的一种沉淀反应。用半固体琼脂凝胶作为网状支架，使可溶性抗原抗体在琼脂中自由扩散，当抗原、抗体比例适当时，两者结合出现肉眼可见的白色沉淀线。

①单向琼脂扩散试验：为定量试验。将一定浓度的已知抗体在一定条件下均匀混合于溶化的琼脂中，并制成琼脂板，再按一定的要求打孔，加入待测抗原，抗原向孔的周围做自由扩散运动，当其与琼脂中的抗体比例合适时，形成白色免疫复合物沉淀环，且沉淀环直径的大小与抗原浓度成正比（图 3-22）。

②双向琼脂扩散试验：为定性或半定量试验。将抗原和抗体溶液分别加入琼脂板的对应孔中，让两者在凝胶中自由扩散，当抗原与抗体相遇，并在两者比例合适时形成肉眼可见的白色沉淀线。主要用于检测未知抗原或抗体、抗原性质分析、抗体效价滴度和抗原或抗体纯度鉴定。

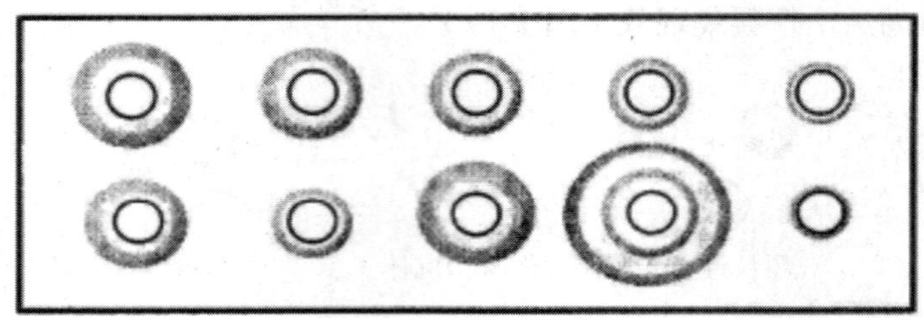

图 3-22　单向琼脂扩散

③免疫电泳：是将区带电泳与双向琼脂扩散试验相结合的一项技术。先将抗原加于琼脂板孔内进行区带电泳，使不同分子量抗原成分由于所带电荷、分子量及分子构型的不同，在电场内有着各不相同的电泳速率，从而被分成不同的区带。在与电泳方向平行的侧边开槽，并加入相应的抗血清（混合抗体）进行双扩散。各电泳区带的抗原在相应位置与抗体结合形成沉淀弧（图 3-23）。根据沉淀弧的数量、位置、形状与已知抗原抗体形成的图谱比较，即可对样品中所含抗原成分及性质做定性分析。

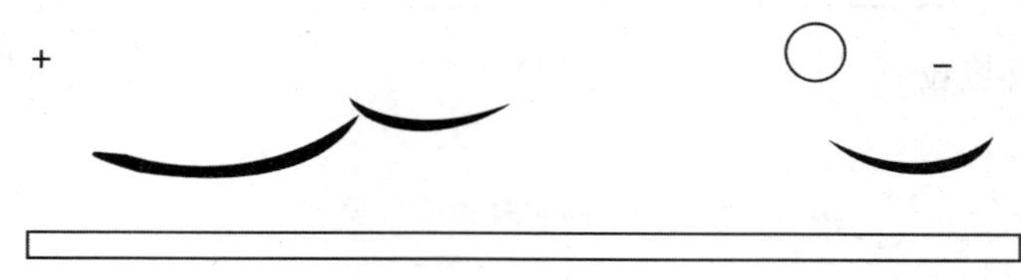

图 3-23　免疫电泳

（2）免疫比浊法：经典的沉淀反应是在抗原和相应的抗体反应终点判定结果，故存在费时、操作烦琐、敏感性低（10 ~ 100 mL/L）、难以自动化等缺点。原理是抗原与相应抗体在特殊缓冲溶液中能快速形成抗原 - 抗体复合物，致使反应液变浑浊，当反应液中的抗体量固定且过量时，免疫复合物的形成随抗原量的增加而增加，反应液的浊度亦随之增加。反应系统的浊度与抗原的含量呈正相关。测定反应系统的浊度，可计算出样品中待测抗原的含量。

①免疫透射浊度测定法：此法通过测定透过溶液的光减少，反映待测抗原的含量。当光线透过反应物时，溶液中的抗原 - 抗体复合物可对光线加以吸收和反射，使透射光减少。抗原 - 抗体复合物越多，吸收的光线越多，透射光越少，这种变化可用吸光度表示，若抗体固定，所测吸光度与复合物的量成正比，也与待测抗原量成正比。用已知浓度的抗原标准品建立标准曲线，根据待测样品的吸光度可得出抗原的含量。

②免疫速率散射浊度测定法：简称散射比浊法，此法通过测定溶液对光的散射程度判断样品中抗原的含量。一定波长的光沿水平轴照射，遇到小颗粒的免疫复合物可导致光散射，散射光的强度与抗原 - 抗体复合物的量成正比，也与待测抗原量成正比。免疫速率散射浊度测定法是观察抗原抗体结合速率的测定法，即指单位时间内抗原与抗体结合的多少。本法根据光线吸收峰值与检样中抗原成正比的原理，在抗原抗体结合最快的某一时间（速率峰）测定形成复合物的含量，可以快速、准确地测定检样中抗原的含量。

3. 免疫标记技术　是指用荧光素、酶、放射性核素、发光物质或电子致密物质（铁蛋白、胶体金）作为示踪剂标记抗体或抗原，进行抗原抗体反应，通过检测标志物，间接测定抗原或抗体。免疫标记技术的灵敏性高，特异性强，并能够进行定性、定量，甚至还能定位测定，而且具有容易观察结果和能进行自动化检测等优点，是目前应用最广泛的免疫学检测技术。

（1）免疫荧光技术：免疫荧光技术是用荧光素标记已知抗体，与待检标本中相应的抗原进行反应，通过在荧光显微镜下观察是否有荧光闪烁来对标本中的抗原进行定性或定位（图 3-24）。常用的荧光素有：异硫氰酸荧光素（FITC），发绿色荧光；罗丹明（RB200），发橙色荧光。最常用的方法有直接法和间接法。

①直接法：应用特异性荧光抗体直接检测标本中的抗原，在荧光显微镜下，直接观察结果，发荧光的部位有相应的抗原存在。该法可用于组织细胞中病毒、细菌抗原的检查，特异性强。但每检查一种抗原，必须制备相应的荧光抗体。②间接法：先将已知的一抗与标本中相的抗原结合，温浴、洗涤后，再用荧光素标记的二抗（抗抗体）与一抗进行结合，洗涤后在荧光显微镜下观察。本方法的优点是灵敏度高，制备一种荧光素标记的二抗可对多种抗原抗体系统进行检测，但同时非特异性反应增高。

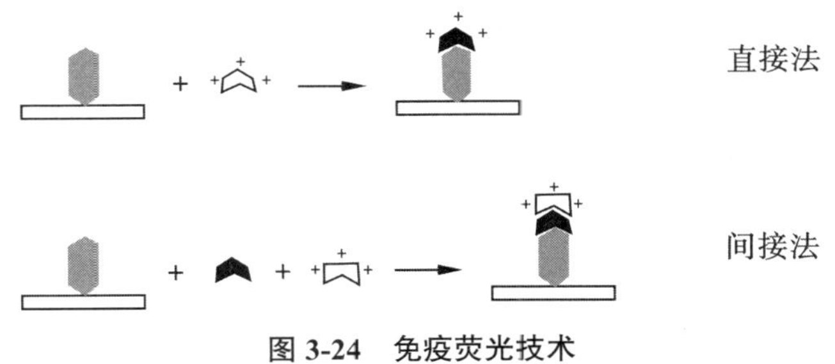

图 3-24　免疫荧光技术

（2）酶免疫技术：酶免疫技术是将酶作为一种标志物，与抗体或抗原结合后，成为酶结合物（酶标试剂），利用酶对底物的高效催化作用提高检测抗原或抗体的灵敏度。由于酶免疫技术具有灵敏度高、特异性强、操作简便、酶标记试剂较稳定、对环境没有污染等优点，在医学实践中应用非常广泛。

基本原理：将酶与抗体（或抗原）用交联剂结合起来，此种酶结合物能与相应的抗原（或抗体）发生特异性结合，形成抗原 - 抗体酶大分子复合物。当加入酶的相应底物，则可生成有色产物，借助反应体系的颜色变化及显色深浅推断标本中检测对象的有无（定性）或含量（定量）。

ELISA 既可用于测定抗原，又可用于测定抗体。根据检测对象和标本性状的不同，可选择不同的检测方法。常用的 ELISA 检测方法包括①双抗体夹心法：常用于检测可溶性抗原（图 3-25）；②间接法：常用于检测未知抗体（图 3-26）；③竞争法：既可用于检测抗原（尤其是小分子抗原或半抗原），又可用于检测抗体（图 3-27）。

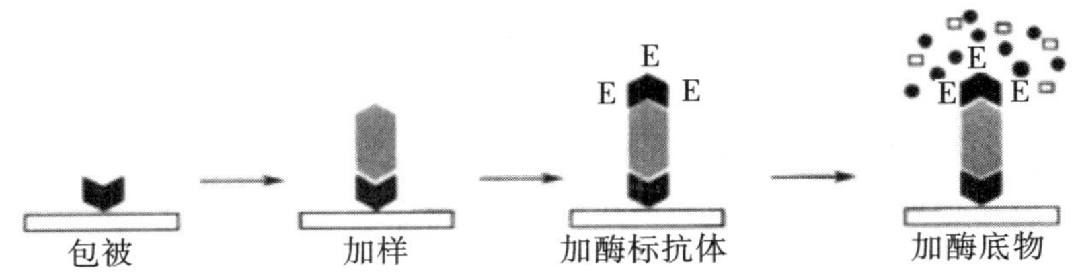

图 3-25　ELISA 双抗体夹心法（测抗原）

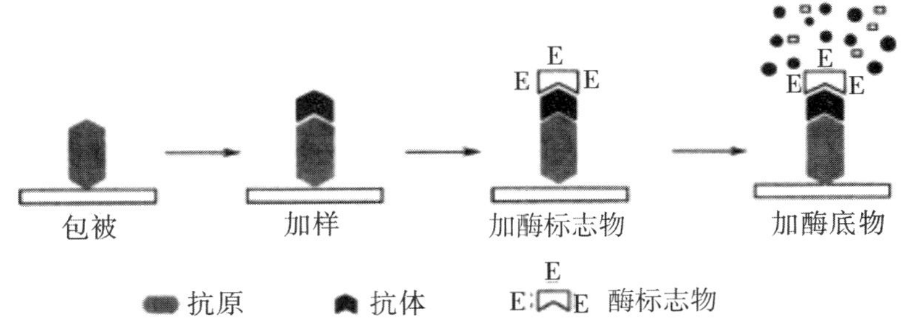

图 3-26　ELISA 间接法（测抗体）

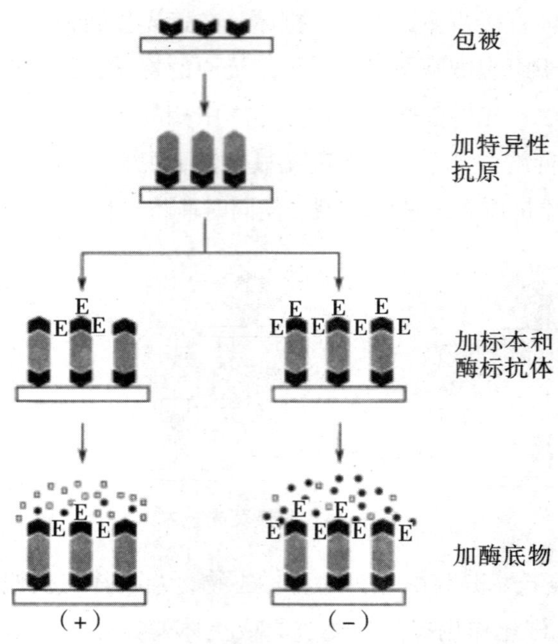

图 3-27　ELISA 竞争法（测抗原或抗体）

（3）放射性免疫技术：放射免疫技术是以放射性核素作为标志物的一种免疫标记技术，其基本原理是用放射性核素标记抗原（或抗体），使其与待检标本中的相应抗体（或抗原）结合，然后分别测定游离标志物与结合标志物的放射活性，即可计算出标本中待测物的含量。最常用的放射性核素为 ^{125}I（γ 射线）和 H（β 射线），分别用 γ 计数仪和液体闪烁计数仪测定其放射性。

（4）金免疫技术：目前临床应用较多的金免疫技术主要有金免疫组织化学染色技术和金免疫测定技术等。金免疫组织化学染色技术以胶体金标记抗体与组织或细胞标本中的抗原，利用胶体金颗粒的高电子密度，于电子显微镜下对抗原作定性或定位研究。

（5）化学发光免疫技术：化学发光免疫技术是将化学发光分析与免疫反应相结合，用于检测微量抗原或抗体的一种新型免疫标记测定技术。常用的发光物质有吖啶酯、鲁米诺等，通过自动发光分析仪测定发光信号或发光强度，可对待测抗原或抗体进行定性或定量分析。

二、免疫细胞数量检测及功能检测

免疫细胞是指所有与免疫应答有关或参与免疫应答的细胞，包括骨髓造血干细胞、淋巴细胞、单核 - 巨噬细胞和中性粒细胞等。淋巴细胞在免疫应答过程中起核心作用，T 淋巴细胞和 B 淋巴细胞分别介导细胞免疫和体液免疫。

（一）免疫细胞数量检测

1. T 淋巴细胞数量检测

（1）E 花环试验：T 淋巴细胞表面有特异性绵羊红细胞（E）受体和 TCR，其中 E 受体曾广泛被用作鉴定和计数 T 淋巴细胞的标志。当人 T 淋巴细胞与绵羊红细胞悬液按一定比例混匀后，置 4 ℃至少 2 h 或过夜，T 淋巴细胞表面的 E 受体能与绵羊红细胞结合而形成玫瑰花样的花环，即 E 花环（图 3-28）。若降低淋巴细胞与绵羊红细胞的比例，两者混合后，经短时间的温育即取样涂片镜检计数，仍可见部分淋巴细胞形成花环，称为活性 E（Ea）花环，它可能代表 T 淋巴细胞的一个亚群，正常值仅为总 E 花环的 1/3 ~ 1/2，即 20% ~ 40%。检测 Ea 花环形成细胞比总 E 花环形成细胞更能反映受检者的细胞免疫水平。

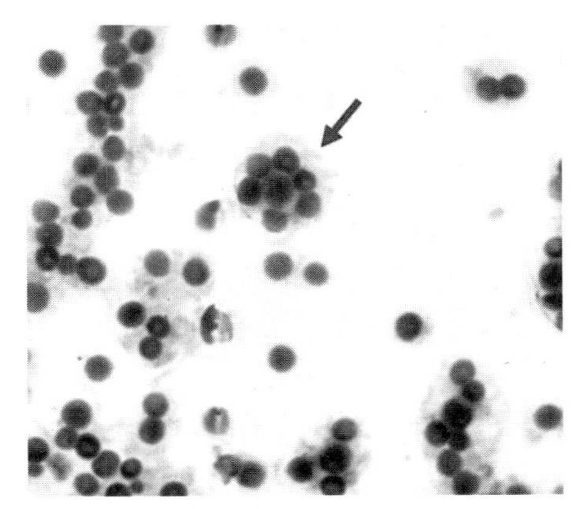

图 3-28　E 花环试验显微镜结果图

（2）T 淋巴细胞表面分子的检测：现在常通过检测 T 淋巴细胞表面的 CD 抗原了解外周血 T 淋巴细胞数量和亚群的变化。检测方法：分离外周血单核细胞，分别加入小鼠抗人 CD3、CD4 和 CD8 的单克隆抗体进行结合，再用荧光素标记的兔抗鼠 IgG 做间接荧光染色，在流式细胞分析仪上自动检测或在荧光显微镜下观察结果。计数 100～200 个淋巴细胞，计算出阳性细胞的百分比。外周血 T 淋巴细胞平均正常值为 $CD3^+$ 60%～80%，$CD4^+$ 55%～60%，$CD8^+$ 20%～30%，$CD4^+$ ：$CD8^+$ 一般为 2 ：1。

2. B 淋巴细胞数量检测　目前多通过检测 SmIg 来了解成熟 B 淋巴细胞的数量，方法是将人单核细胞用 FITC 标记的兔抗人免疫球蛋白做直接免疫荧光染色，有荧光闪烁的细胞为 $SmIg^+$ 细胞，即 B 淋巴细胞。正常人外周血 B 淋巴细胞一般为 8%～15%。

（二）免疫细胞功能检测

1. T 淋巴细胞功能的检测

（1）T 淋巴细胞功能检测的体外试验。

①淋巴细胞转化（增殖）试验：T 淋巴细胞在体外受到非特异性有丝分裂原（如 pHA、ConA 等）刺激后，能转化为体积较大，代谢旺盛，且能进行分裂的淋巴母细胞。试验时取外周血分离淋巴细胞，加入一定剂量的 pHA，在培养液中培养 72 h，涂片染色，观察镜下形态并计算出转化细胞的百分率。正常人的转化率为 70%～80%，转化率在一定程度上可反映细胞免疫功能状态。

②细胞介导的细胞毒试验：致敏的 Tc 细胞（CTL）再次遇见相应靶细胞抗原，可表现出对靶细胞的破坏和溶解作用，它是评价机体细胞免疫水平的一种常用指标，特别是测定肿瘤患者 CTL 杀伤肿瘤细胞的能力，常作为判断预后和观察疗效的指标之一。

（2）T 淋巴细胞功能检测的体内试验。

该试验是用特异性抗原或非特异性有丝分裂原注入皮内，刺激 T 细胞使其分化、增殖，释放细胞因子，继而引起皮肤炎症的体内试验。细胞免疫功能正常者出现阳性反应（红斑、硬结），细胞免疫功能低下者反应微弱或呈阴性反应。

①植物血凝素（pHA）皮肤试验：pHA 是一种常用的非特异性有丝分裂原，注射于前臂掌侧皮内，6～12 h 后局部出现红斑和硬结，24～48 h 后达高峰，硬结直径＞ 1.5 cm 为阳性，临床常用于检测机体的细胞免疫水平。

②特异性抗原皮肤试验：该实验主要有结核菌素、白假丝酵母菌素、皮肤毛癣菌素、腮腺炎病毒等皮试抗原，其中结核菌素应用最普遍。皮内注射定量抗原于 48～72 h 后观察结果，局部出现红肿和硬结，硬结直径＞ 0.5 cm 为阳性。

2. B淋巴细胞功能的检测　B淋巴细胞功能检测主要有两类方法：一类是测定体液中抗体，如测定血清中免疫球蛋白和特异性抗体；另一类是以细胞为检测对象（如B淋巴细胞增殖实验和抗体形成细胞检测），B淋巴细胞增殖实验原理同T淋巴细胞增殖实验。抗体形成细胞检测常用的方法是溶血空斑试验，即用绵羊红细胞（SRBC）免疫动物（小鼠）后，取动物脾细胞（内含可分泌抗SRBC的B细胞）与绵羊红细胞、补体一起加入溶化的琼脂内混匀，倾注于平板中孵育，B细胞产生的抗-SRBC抗体与周围的SRBC结合，在补体的参与下使SRBC裂解，即可在每个B淋巴细胞周围形成一个肉眼可见的透明溶血空斑，通过计数溶血空斑的数目来计数分泌特异性抗体B淋巴细胞的数目。

任务二　免疫学预防

免疫预防是人工给机体输入免疫活性物质，使机体获得相应的免疫力，从而达到预防疾病的目的。根据给机体所输入的物质不同，可将人工免疫分为人工主动免疫和人工被动免疫。

一、人工主动免疫

人工主动免疫是指给机体接种疫苗、类毒素等抗原类物质，刺激机体产生特异性免疫应答，从而使机体获得相应的免疫力，也称预防接种。人工主动免疫免疫力出现得慢，但维持的时间长，临床上多用于预防。

人工主动免疫常用的生物制品有灭活疫苗（死疫苗）、减毒活疫苗（活疫苗）、类毒素和新型疫苗。

1. 灭活疫苗　是指用物理或化学方法灭活后制成的制剂，易保存，有效期1年，但免疫效果弱。

2. 减毒活疫苗　是指减毒或无毒的病原微生物制成的制剂，在机体内存留时间长，因此，对机体免疫效果强。

3. 类毒素　去毒性保留免疫原性，即为类毒素，常用的类毒素有破伤风类毒素、白喉类毒素。

4. 新型疫苗　现在研究的新型疫苗主要有①亚单位疫苗：提取病原微生物中有效的抗原成分，去除与保护性免疫无关甚至对机体有害的成分制备成的疫苗。②合成疫苗：把能诱导机体产生保护性免疫的人工合成的抗原肽结合于载体上，再加入佐剂制成的疫苗称为合成疫苗。③结合疫苗：结合疫苗是将细菌荚膜多糖成分与白喉类毒素等蛋白质载体结合制成的疫苗。④基因工程疫苗：分为重组抗原疫苗、重组载体疫苗和DNA疫苗。

二、人工被动免疫

人工被动免疫是指给机体输入含有特异性抗体的免疫血清或细胞因子等制剂，使机体直接获得特异性免疫力的方法。人工被动免疫免疫力出现得快或立即出现，但维持时间短，无免疫记忆性，多用于疾病的紧急预防或治疗。

（一）抗毒素

抗毒素是用类毒素免疫动物制备的免疫血清。一般常用类毒素免疫健康的马，待马体内产生高效价的免疫血清后，经分离、纯化精制而成。抗毒素主要用于紧急预防或治疗外毒素所致的疾病。

（二）人工Ig制剂

人工Ig制剂是从正常人血浆或健康胎盘血中提取制成的Ig浓缩剂，分别称为人血浆丙种球蛋白和胎盘丙种球蛋白。由于多数成人隐性或显性感染过甲型肝炎、麻疹、脊髓灰质炎等多种传染病，血清中含有一定量的抗体。因此，这两种制剂可用于上述疾病的紧急预防或治疗，也可用于IDD的治疗。

（三）细胞因子和单克隆抗体制剂

细胞因子和单克隆抗体制剂是近年来研制的新型免疫治疗剂，已用于感染性疾病、肿瘤、移植排斥反应、血细胞减少症、超敏反应、自身免疫性疾病等治疗。

任务三　免疫学治疗

免疫学治疗就是利用免疫学原理，针对某些疾病的发病机制，人为地调节机体的免疫功能状态，从而达到治疗的目的，随着多种免疫制剂的制备和应用，免疫学治疗的概念已更新拓宽。

一、分子治疗

分子治疗是将免疫分子制剂输入机体内，调节机体特异性免疫应答状态。

（一）分子疫苗

合成肽疫苗、重组载体疫苗和 DNA 疫苗可作为肿瘤和感染性疾病的治疗性疫苗。

（二）抗体

抗体是人工被动免疫的主要生物制剂，目前用于治疗的抗体主要有多克隆抗体、单克隆抗体和基因工程抗体。

（三）细胞因子

利用基因工程技术生产的重组细胞因子在肿瘤、感染、造血障碍等疾病的治疗中已取得了一定疗效，如 IFN、CSF、EPO、IL-2、IL-11 等。

二、细胞治疗

细胞治疗是给机体输入正常免疫细胞或免疫效应细胞，以激活或者增强机体的免疫应答。将自体淋巴细胞在体外激活、增殖后回输给患者，直接杀伤肿瘤细胞或发挥抗肿瘤免疫效应的方法称为过继免疫。采用过继免疫疗法时应考虑供者与受者之间 HLA 型别是否相同或相近，否则输入的细胞会被迅速排斥。

三、免疫应答调节剂和免疫抑制剂

（一）免疫应答调节剂

免疫应答调节剂是对免疫功能有促进作用或者调节作用的制剂，对免疫功能正常者无影响，而对免疫功能低下者有促进或者调节作用。常用的免疫应答调节剂有微生物及其产物、化学制剂、中药制剂。

（二）免疫抑制剂

免疫抑制剂通过抑制机体的免疫功能，被广泛地用于自身免疫病、抑制排斥反应、超敏反应等疾病的治疗。

课后习题

1. 卡介苗（BCG）刺激机体产生的免疫是（　　）。

A. 自然自动免疫　　B. 自然被动免疫　　C. 人工主动免疫

D. 人工被动免疫　　E. 免疫反应

2. 用前需要做皮肤过敏试验的是（　　）。

A. 干扰素　　B. 抗生素　　C. 类毒素

D. 抗毒素　　E. 内毒素

3. 既可计算外周血中 T 淋巴细胞的数量又可判断机体细胞免疫状态的是（　　）。

A. E 花环形成试验　　B. 巨噬细胞移动抑制实验　　C. 淋巴细胞转化实验

D. 金黄色葡萄球菌　　E. T 淋巴细胞亚群测定

4. 类毒素的特性是（　　）。

A. 有毒性有免疫原性　　B. 无毒性无免疫原性　　C. 有毒性无免疫原性

D. 有免疫原性无毒性　　E. 无免疫性

5. 关于动物来源的抗毒素制品，对人体来说（　　）。

A. 是抗原　　B. 既是抗体又是抗原　　C. 是抗体

D. 既非抗体又非抗原　　E. 既不是抗原又不是抗体

6. 关于人工自动免疫，下列说法错误的是（　　）。

A. 不需要诱导期　　B. 免疫力持久　　C. 可形成免疫记忆

D. 主要用于预防　　E. 免疫力弱

7. 人工主动免疫与人工被动免疫的根本区别在于（　　）。

A. 输入机体的途径　　B. 输入机体的物质　　C. 免疫力出现的时间

D. 用途　　E. 免疫产生的机制

8. 下列属于人工主动免疫的生物制品的是（　　）。

A. 免疫核糖核酸　　B. 干扰素　　C. 类毒素

D. 抗毒素　　E. 内毒素

9. 下列情况属于自然被动免疫的是（　　）。

A. 患传染病后获得的免疫力　　B. 通过初乳从母体获得 SIgA　　C. 注射类毒素

D. 注射抗毒素　　E. 注射疫苗

实训工单　酶联免疫吸附试验检测人绒毛膜促性腺激素

【实验目的】

能利用酶免疫吸附试验原理，对结果进行解读。

【实验原理】

酶联免疫吸附实验的基本原理：①使抗原或抗体结合到某种固相载体表面，并保持其免疫活性。②使抗原或抗体与某种酶连接成酶标抗原或抗体，既保留其免疫活性，又保留酶的活性。检测时，将待测的抗体或抗原及酶标抗原或抗体按不同的步骤与固相载体表面的抗原或抗体反应，最后结合在固相载体上的酶量与标本中待测物质的量成一定比例。加入酶促底物后，底物经酶促反应显色，颜色深浅与待测抗体或抗原含量成正比。可根据颜色的有无、深浅推断被测物的存在与否和量的多少。由于酶的催化效率很高，故可极大地放大反应效果，使测定方法达到很高的灵敏度。

【实验用品】

（1）早早孕检测试纸。

（2）人绒毛膜促性腺激素阴性对照样品，待测样品。

【实验步骤】

（1）待测样品、检测试纸和其他检测材料等在室温放置后检测。

（2）将测试纸有箭头的一端插入尿液标本容器中，5 s 后取出平放，5 min 内观察结果。

（3）在检测线位置和对照线位置各出现一条红色反应线（阳性）；或仅在对照线位置出现一条红色反应线（阴性）。当测试纸无红色反应线，或仅在检测线位置出现一条反应线，表明实验测试纸失效。

【实验总结】

实训名称	酶联免疫吸附试验检测人绒毛膜促性腺激素			
序号	评估项目	分值	实训要求	得分
1	实验准备	15	按实验要求完成实验用品准备	
2	完成情况	15	按时按要求完成实训任务	
3	掌握程度	25	掌握酶联免疫吸附试验检测人绒毛膜促性腺激素的基本操作	
4	实训记录	25	记录规范、完整	
5	团队合作	20	服从老师安排，能配合完成工作	
实验结果及分析：				

学习主题四

真菌学

学习目标

知识目标

学习真菌的基本特性和致病性真菌的分类。

能力目标

掌握真菌的基本特性、结构组成、繁殖方式，熟悉致病性真菌的致病机制。

素质目标

培养学生发散性思维，教会学生用整体与局部的观点看待问题。

思维导图

- 真菌的基本特性
  - 菌丝：营养菌丝、气生菌丝和生殖菌丝
  - 孢子：真菌的繁殖结构，是由生殖菌丝产生的。孢子分有性和无性两类
- 致病性真菌
  - 皮肤癣菌：浅部感染真菌，寄生于皮肤角蛋白组织
  - 白假丝酵母菌：最常见的条件致病性真菌
  - 新生隐球菌：属于深部感染真菌，在自然界中分布广泛

案例引入

患者，男，23 岁，主诉：皮肤瘙痒 1 年，伤口难愈合；现病史：多夏季发病。面部、躯干及四肢近端。全身有炎症反应，有红斑、丘疹、水疱等，继之脱屑。常呈环状。入院前常用红霉素软膏涂抹，未见好转，遂入院。

思考：该患者是否为真菌感染？感染的是哪种真菌？

项目十九 真菌

任务一 真菌的基本特性

真菌（fungus）是一类具有典型细胞核和完整细胞器，无根、茎、叶的分化，不含叶绿素的真核细胞型微生物。真菌在自然界分布广泛，种类繁多，有数十万种。大多数真菌对人体有益，可用于酿酒、发酵以及生产抗生素等。少数真菌可引起人类及动植物疾病。

一、真菌的分类

真菌分类的主要依据为有性生殖的各种器官、无性菌丝和孢子及菌落的形态等特征。真菌曾被分为两个门，即黏菌门和真菌门。在真菌门中又根据其生物学性状分为 5 个亚门。与医学有关的真菌有 4 个亚门，分别是接合菌亚门、子囊菌亚门、担子菌亚门和半知菌亚门。

接合菌亚门属于条件致病性真菌，在医学上有重要意义的真菌绝大部分在半知菌亚门中。

二、真菌的形态与结构

真菌按形态可分为单细胞真菌和多细胞真菌两类。单细抱真菌呈圆形或卵圆形，如酵母菌或类酵母菌。多细胞真菌由菌丝与孢子组成，称丝状菌，又称霉菌。少数真菌在不同的环境条件下（如营养、温度、氧气等）可以发生两种形态互变，称为双相型真菌。多细胞真菌的菌丝和孢子形态不同，是鉴别真菌的重要标志。

（一）菌丝

多细胞真菌在适宜环境中，由孢子出芽长出芽管，逐渐延长呈丝状，称为菌丝（hypha）。菌丝继续分枝，交织成团，称菌丝体。菌丝可有多种形态，如球拍状、梳状、结节状、鹿角状和螺旋状等（图 4-1）。根据功能还可将菌丝分为营养菌丝、气生菌丝和生殖菌丝。

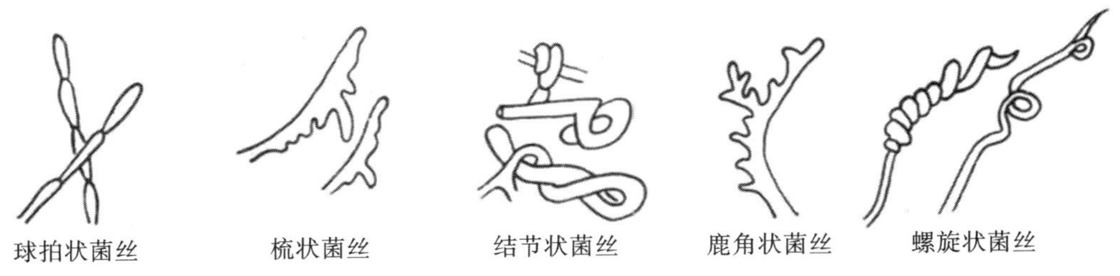

图 4-1 真菌菌丝的各种形态

（二）孢子

孢子（spore）是真菌的繁殖结构，是由生殖菌丝产生的。孢子分有性与无性两类。有性孢子是由同一菌体或不同菌体上的两个细胞融合，经减数分裂形成。无性孢子不经过两性细胞的配合，由菌丝上的细胞直接分化或出芽形成。

病原性真菌大多形成无性孢子。无性孢子根据形态可分为分生孢子、叶状孢子和孢子囊孢子。叶状孢子由菌丝内细胞直接形成，可分为芽生孢子、厚膜孢子和关节孢子 3 种（图 4-2）。

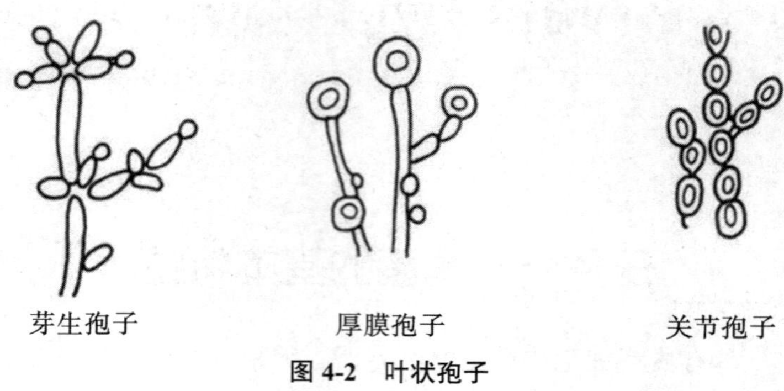

图 4-2 叶状孢子

（三）结构

真菌为真核细胞型微生物，有细胞壁、细胞膜、细胞核、细胞质，在细胞质内含有各种细胞器（如线粒体、内质网），尚有脂滴等，但无高尔基体。

三、真菌的培养特性与菌落特征

（一）培养特性

真菌的繁殖方式包括有性繁殖与无性繁殖。无性繁殖是主要方式，包括芽生、裂殖、芽管和隔殖 4 种方式。

真菌对营养要求不高，在一般的细菌培养基上能生长，最适宜温度是 22 ~ 28 ℃（丝状真菌）或 37 ℃（酵母菌或类酵母菌），适宜的 pH 为 4.0 ~ 6.0，需要较高的湿度与氧浓度。

（二）菌落特征

在沙保培养基上，真菌形成的菌落有酵母型菌落、类酵母型菌落和丝状型菌落。其中酵母型菌落是单细胞真菌的菌落形式，形态与一般细菌菌落相似，光滑湿润，柔软而致密，菌落偏大。

类酵母型菌落亦称“酵母样菌落”，是单细胞真菌的菌落形式。菌落外观上和酵母型菌落相似，但显微镜下可见假菌丝。丝状型菌落是多细胞真菌的菌落形式。由真菌菌丝体组成，由于菌丝一部分向空中生长，并形成孢子，从而使菌落呈棉絮状、绒毛状或粉末状，菌落正背两面呈现不同的颜色。

四、抵抗力

真菌对热的抵抗力不强，60 ℃，1 h，真菌的菌丝和孢子均被杀死。对干燥、寒冷、日光、紫外线及一般消毒剂有较强的抵抗力。对 2% 苯酚、2.5% 酊、0.1% 汞及 10% 醛溶液比较敏感。真菌对常用于抗细菌感染的抗生素均不敏感。灰黄霉素、两性霉素 B、制霉菌素、克霉唑、酮康唑等对多数真菌有抑制作用。

五、真菌的致病性与免疫性

（一）致病性

不同种类的真菌致病方式不同，主要有以下 5 种类型。

1. 致病性真菌感染　主要为外源性感染，可感染浅部组织如表皮、毛发和指（趾）甲等，也可感染深部组织，造成肉芽肿性炎症、溃疡和组织坏死等。

2. 条件致病性真菌感染　主要为内源性真菌感染，如白假丝酵母菌、曲霉菌和毛霉菌等。这些真菌的致病性不强，只有在机体免疫力降低，如患肿瘤、糖尿病、免疫缺陷等疾病时易引起继发感染。

3. 真菌超敏反应性疾病　主要是敏感者通过吸入或食入真菌孢子或菌丝而引起的各种类型超敏反应，如过敏性鼻炎、支气管哮喘、荨麻疹等。

4. 真菌性中毒　有些真菌本身有毒性，而有些真菌可产生毒素。粮食受潮易发生霉变，人及牲畜食入本身有毒性的真菌或真菌产生的毒素后，可引起急、慢性中毒，称为真菌中毒症。常见致病真菌如镰刀菌和黄曲霉菌。

5. 真菌毒素与肿瘤　近年来不断发现一些真菌产物和肿瘤有关，特别是黄曲霉毒素。在肝癌高发区粮油作物中，黄曲霉菌污染率很高。

（二）免疫性

真菌感染的免疫与机体的天然免疫和获得性免疫相关。

1. 天然免疫（非特异性免疫）　主要指皮肤黏膜的屏障作用、正常菌群的拮抗作用和吞噬细胞的吞噬作用。健康的皮肤黏膜对皮肤癣菌具有一定的屏障作用，如皮脂腺分泌的不饱和脂肪酸有抗真菌作用。

2. 获得性免疫（特异性免疫）　真菌侵入机体，刺激机体的免疫系统，产生特异性免疫应答，以细胞免疫为主。临床观察到细胞免疫缺陷的疾病如肿瘤、白血病和放射病患者，其白假丝酵母病的发病率显著增高。

任务二　致病性真菌

一、皮肤癣菌

皮肤癣菌（demalophyte）属于浅部感染真菌，寄生于皮肤角蛋白组织。引起的疾病称为癣，根据部位不同相应地称为足癣、手癣、头癣、股癣、甲癣等，以手足癣多见。

皮肤癣菌有 3 个属，表皮癣菌属、毛癣菌属、小孢子菌属。三者可根据菌落和形态、颜色及所产生的大、小分生孢子的不同进行初步鉴定。同时三者的感染部位也略有不同。①表皮癣菌属：可侵犯人类的皮肤和指甲，但不侵犯毛发，引起体癣、足癣、手癣、股癣、甲癣等。其中甲癣特征为甲板浑浊无光泽、松脆、肥厚或变形，呈灰黄或灰白色，俗称灰指甲。②毛癣菌属：可侵犯皮肤、毛发及指甲。③小孢子菌属：主要侵犯皮肤和毛发。毛癣菌属与小孢子菌属引起的头癣分为黄癣、白癣和黑点癣。黄癣常因萎缩性瘢痕永久性脱落，给患者造成终身遗憾；白癣不发生瘢痕，到青春期可自愈；黑点癣患处多为黄豆至蚕豆大小的鳞屑斑，毛发脆而易断，留下黑发根。头癣多见于儿童或者少年，目前国内已少见。

二、白假丝酵母菌

白假丝酵母菌（*C.albicans*）又称白色念珠菌，菌体呈圆形或卵圆形，可形成较长的假菌丝。本菌在普通琼脂、血琼脂和沙保培养基上均生长良好，形成典型的酵母型菌落，表面光滑，呈灰白色或奶油色，在玉米粉培养基上可长出厚膜孢子（图 4-3）。

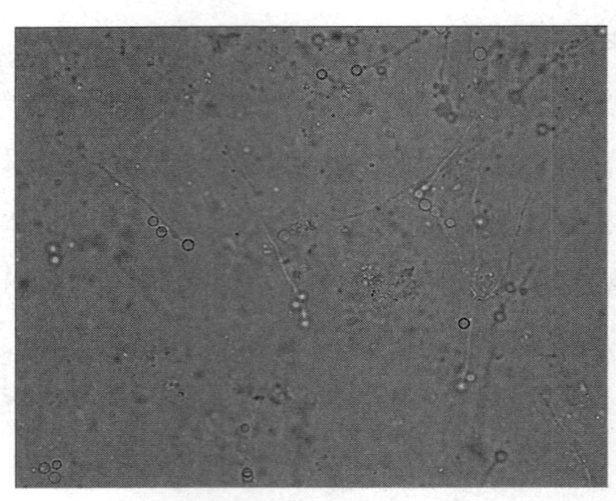

图 4-3　白假丝酵母菌

白假丝酵母菌是最常见的条件致病性真菌，常寄生于人体的口腔、上呼吸道、肠道及阴道等部位。在菌群失调或免疫力下降时可引起感染，侵犯皮肤黏膜、内脏甚至中枢神经系统而致病。①皮肤感染好发于皮肤皱褶部位，如腋窝、腹股沟、乳房下、会阴部及指（趾）间、肛周等处。表现为表皮糜烂，有少量渗出物，基底潮红，周围有散在的丘疹。黏膜感染以鹅口疮最为常见，口腔、咽、舌部黏膜可见乳白色膜状物，多见于婴幼儿及老弱者，可与口角炎并发。阴道炎也较常见，表现阴道分泌物增多，红斑、丘疹甚至溃疡，局部痒、疼，多见于糖尿病、慢性宫颈炎及妊娠妇女。②内脏感染可表现为肺炎、支气管炎、肠炎、膀胱炎等，偶见败血症和心内膜炎等。③中枢神经系统感染可引起脑膜炎、脑脓肿等。④对本菌过敏者，可发生皮肤、呼吸道、消化道等过敏症。

三、新生隐球菌

新生隐球菌（*C.neofomans*）属于深部感染真菌，在自然界中分布广泛，可在土壤、鸟粪，尤其是鸽粪中大量存在。新生隐球菌为酵母样菌，菌体呈圆形，直径 5 ~ 20 μm。菌体外有肥厚的荚膜，用墨汁负染色后镜检，可见透明的、比菌体大 1 ~ 3 倍的荚膜。菌体上常见有出芽，无假菌丝。

新生隐球菌为外源性感染，主要传染源为鸽粪，人常因吸入鸽粪污染的空气而感染。初步感染灶多为肺部，一般症状不明显，且能自愈。但免疫力低下者，可从肺部播散至全身其他部位，如皮肤、黏膜、淋巴结、骨、内脏及中枢神经系统，最易侵犯的是中枢神经系统，引起慢性脑膜炎。严重的隐球菌病常发生于免疫功能低下或消耗性疾病者，如艾滋病、恶性肿瘤、血液病等患者。

（1）直接镜检：将皮屑、毛发、指（趾）甲屑等标本置于玻片上，滴加 10% 氧化钾溶液少许，以盖玻片覆盖后在火焰上微微加温，使被检组织中的角质软化，轻压盖玻片，使标本变薄，然后在低倍镜或高倍镜下检查。若见菌丝或孢子，即可初步诊断，但一般不能确定其菌种。白假丝酵母菌感染时直接取材涂片，进行革兰染色后镜检。隐球菌感染时取脑脊液离心，沉淀物用墨汁做负染色后镜检。

（2）分离培养：直接镜检不能确诊时，应做真菌培养。将皮肤、毛发、甲屑标本经 70% 乙醇或 2% 酚溶液浸泡 2 ~ 3 min 以杀死杂菌，无菌盐水洗净后，接种于含放线菌酮和氯霉素的沙保培养基上，25 ~ 28 ℃下培养数日至数周，然后观察菌落特征。对阴道、口腔黏膜材料，可用拭子直接在血琼脂平板上进行分离。

知识链接

真菌感染的微生物学检查方法

真菌的形态结构有一定的特殊性，一般可以通过直接镜检和分离培养进行鉴定。检验时根据真菌侵犯组织和器官的不同部位而采集不同的标本，浅部感染真菌可采集毛发、皮屑、指（趾）甲屑等标本，深部感染真菌的检查可取痰液、血液、脑脊液等标本。

课后习题

1. 真菌孢子的主要作用是（　　）。

A. 起黏附作用　　B. 抗吞噬引起变态反应　　C. 引起超敏反应

D. 进行繁殖　　E. 起致病作用

2. 根据微生物的分类，新生隐球菌属于（　　）。

A. 细菌　　B. 立克次氏体　　C. 真菌

D. 放线菌　　E. 病毒

3. 真菌细胞不具有的结构或成分是（　　）。

A. 细胞壁　　B. 细胞核　　C. 线粒体

D. 内质网　　E. 叶绿素

4. 预防癣发生的最好办法是（　　）。

A. 接种疫苗　　B. 注射细胞因子　　C. 注射抗真菌抗体

D. 应用抗真菌淋巴细胞　　E. 注意清洁卫生和避免与患者接触

5. 引起鹅口疮的病原体是（　　）。

A. 白假丝酵母菌　　B. 絮状表皮癣菌　　C. 梅毒螺旋体

D. 石膏样小孢子菌　　E. 口腔链球菌

6. 标本涂片可见圆形或卵圆形菌体，革兰染色阳性，从菌体上有芽管伸出，但不与菌体脱离，形成假菌丝。将标本接种至玉米粉培养基上，可长出厚膜孢子，此微生物可能是（　　）。

A. 葡萄球菌　　B. 链球菌　　C. 白色念珠菌

D. 放线菌　　E. 毛癣菌

7. 新生隐球菌具有诊断价值的形态特点是（　　）。

A. 有假菌丝　　B. 形成厚膜孢子　　C. 有异染颗粒

D. 菌体外有一层肥厚的荚膜　　E. 有鞭毛

实训工单　浅部真菌临床标本检查

【实验目的】

学习临床浅部真菌感染不染色标本的直接检查方法，观察显微镜下菌丝和孢子的形态特征。

【实验原理】

取真菌感染病损处标本，溶于氢氧化钠溶液中并微微加热，使标本组织和角质溶解，标本清晰透明，易于镜下观察。

【实验用品】

（1）标本：发癣或足癣患者的头发及皮屑。

（2）试剂：10% 氢氧化钠溶液。

（3）器械：小镊子、载玻片、盖玻片、酒精灯。

【实验步骤】

（1）采集标本：标本采集前，应忌用药。发癣患者，可用小镊子拔取脆而无光泽、易折断或带有白色菌鞘的病损部毛发，手、足、体、股癣宜用钝刀轻轻刮取损害部位边缘皮屑，甲癣可用小刀刮取病损指（趾）甲深层碎屑。

（2）制作标本：取少许皮屑或毛发标本于载玻片上，滴加 10% 氢氧化钠溶液 1 滴，加盖玻片，置火焰上微微加热（以角质细胞溶解，标本透明为宜），用镊子或接种环柄轻轻加压盖玻片，使皮屑铺开变薄，驱除气泡，用滤纸吸取周围溢液。

（3）观察结果：将制好的标本片置于镜下，先低倍镜观察有无菌丝和孢子，再换高倍镜观察菌丝和孢子的特征。

【实验总结】

实训名称	浅部真菌临床标本检查			
序号	评估项目	分值	实训要求	得分
1	实验准备	15	按实验要求完成实验用品准备	
2	完成情况	15	按时按要求完成实训任务	
3	掌握程度	25	掌握浅部真菌临床标本检查的基本操作	
4	实训记录	25	实验记录规范、完整	
5	团队合作	20	服从老师安排，能配合完成工作	
实验结果及分析：				

学习主题五

病毒学

学习目标

知识目标

学习病毒的基本形态，呼吸道病毒、肠道病毒、肝炎病毒、狂犬病毒、虫媒病毒、出血热病毒、疱疹病毒等。

能力目标

掌握病毒的基本形态与结构、了解各种病毒的致病机制与防治原则。

素质目标

树立学生价值榜样，培养学生职业认同。

思维导图

- 病毒学概述
  - 病毒的结构：核心、衣壳、包膜
  - 病毒的复制周期：吸附、穿入、脱壳、生物合成、装配与释放
  - 病毒的变异：免疫原性变异、毒力变异
  - 病毒的传播方式：水平传播、垂直传播
  - 病毒的感染方式：隐性感染、显性感染
- 呼吸道病毒
  - 流感性感冒病毒：包括人类的甲、乙、丙型流感病毒以及引起动物（如猪、禽类等）的流感病毒等，均属于病毒等，均属于正黏病毒科
  - 其他呼吸道病毒：麻疹病毒、腮腺炎病毒、风疹病毒 、冠状病毒、呼吸道合胞病毒
- 肠道病毒
  - 脊髓灰质炎病毒：常侵犯中枢神经系统，致肢体迟缓性麻痹，亦称小儿麻痹症
  - 其他经肠道感染病毒：柯萨奇病毒、埃可病毒、轮状病毒
- 肝炎病毒
  - 甲型肝炎病毒：病毒呈球形，有1个血清型
  - 乙型肝炎病毒：分类上归属于嗜肝DNA病毒科
  - 其他肝炎病毒：丙型肝炎病毒、丁型肝炎病毒、戊型肝炎病毒
- 逆转录病毒
  - 人类免疫缺陷病毒：是获得性免疫缺陷综合征即艾滋病的病原体
  - 人类嗜T细胞病毒Ⅰ型、Ⅱ型：人类逆转录病毒，分类上属于RNA肿瘤病毒属
- 其他病毒
  - 狂犬病毒：属弹状病毒科狂犬病毒属，是一种嗜神经病毒
  - 出血热病毒：汉坦病毒、新疆出血热病毒
  - 虫媒病毒：流行性乙型脑炎病毒、登革病毒
  - 疱疹病毒：是一群中等大小、有包膜的DNA病毒

案例引入

患者，男，2 岁，春季，因发热、咳嗽，眼结膜充血、流泪、流清涕，皮肤出现红色斑丘疹 2 天后就诊。查体：患者面部、颈部皮肤有红色斑丘疹；口腔两侧颊部可见中心灰白，周围有红晕的黏膜斑。

思考：该患者患什么病？由哪种病原体引起？特异性预防原则是什么？

项目二十　病毒概述

任务一　病毒的基本性状

一个完整成熟的病毒颗粒称为病毒体（virion），是病毒在细胞外的典型结构形式，有感染性。病毒体大小的测量单位为纳米。病毒体的大小悬殊，最大约为 300 nm，如痘病毒；最小约为 20 nm，如细小DNA 病毒。其基本特征：①个体微小，能通过滤菌器；②结构简单，无细胞结构；③仅含有 1 种类型核酸（RNA 或 DNA）；④缺乏完整的酶系统，必须在活细胞内增殖；⑤以复制方式增殖；⑥对抗生素不敏感，对干扰素敏感。

一、病毒的大小与形态

病毒的形态多样，感染人和动物的病毒大多数呈球形或近似球形，少数呈弹形、砖形、蝌蚪形，植物病毒多呈杆形或丝状（图 5-1）。

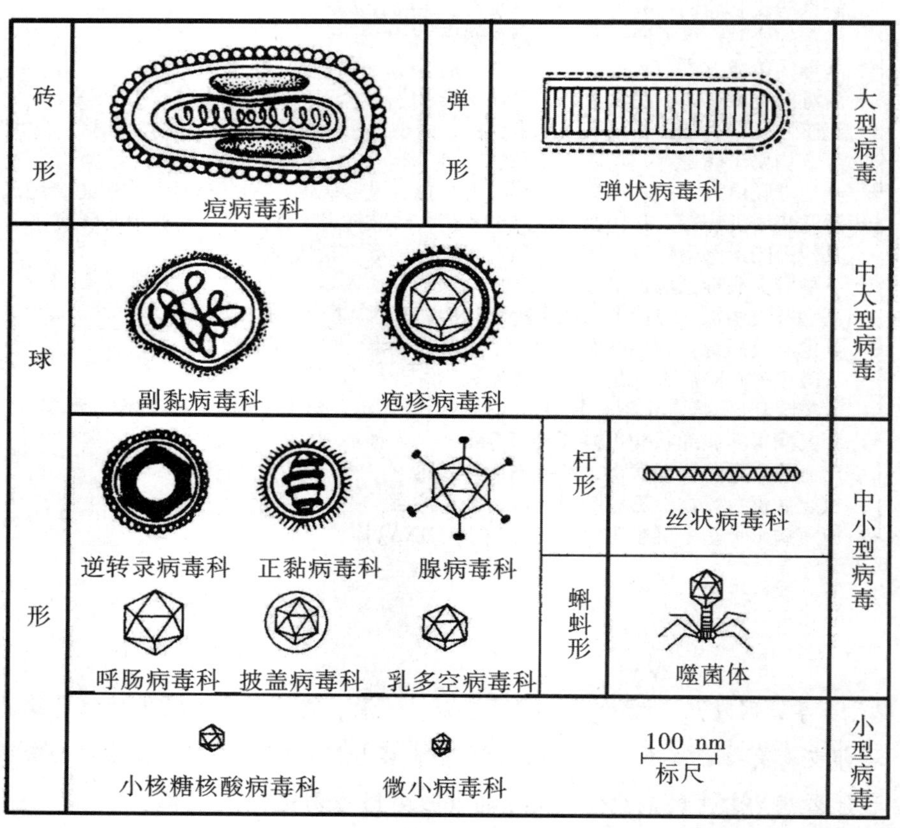

图 5-1　各种病毒的形态与大小

二、病毒的结构与化学组成

病毒体的基本结构有核心（core）和衣壳（capsid），其化学组成分别是核酸和蛋白质，衣壳和核酸构成核衣壳。有些病毒体在核衣壳外还包绕了一层包膜及刺突，称为包膜病毒体。无包膜的病毒体则称为裸病毒体（图 5-2）。

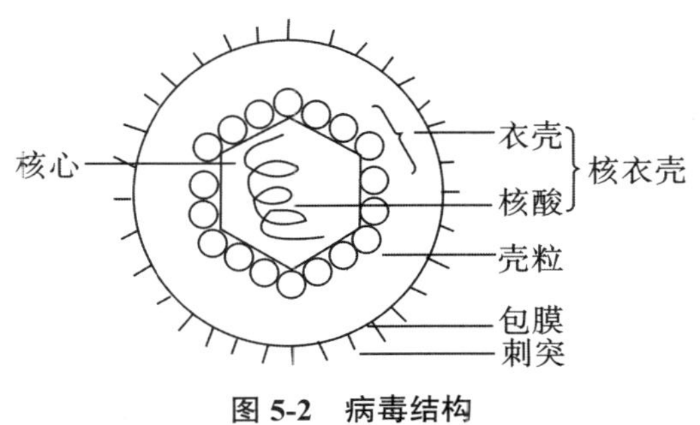

图 5-2　病毒结构

（一）核心

核心是病毒体的中心结构，其内含 RNA 或 DNA。病毒核酸是控制病毒感染、增殖、遗传和变异的物质基础。除核酸外，核心尚有少量功能蛋白，如某些病毒在早期复制时所需的核酸多聚酶、转录酶和逆转录酶等。有些病毒在衣壳遭破坏后，其裸露的核酸仍可进入宿主细胞并进行增殖，此类核酸称为感染性核酸。

（二）衣壳

衣壳是包绕在核心外的一层蛋白质。为病毒体的另一基本结构，约占病毒体总质量的 70%；由病毒基因组编码，具有病毒的特异性。衣壳是由一定数量的壳粒按一定的对称方式排列而成。每个壳粒又由一个或多个多肽分子组成。不同的病毒，衣壳所含的壳粒数和对称方式不同，因此可作为病毒鉴别和分类的依据之一。

不同病毒的壳粒数目及排列形式不同，一般可分为 3 种排列形式。①螺旋对称：壳粒沿螺旋形的核酸链盘绕成螺旋状，如流感病毒、狂犬病毒等；②二十面体立体对称：病毒核酸浓集成球状，壳粒在外周排列成 20 面体对称型，即由不同数目的壳粒排列成具有 20 个等边三角形的面，12 个顶角和 30 条棱边，如腺病毒、脊髓灰质炎病毒等；③复合对称：壳粒排列既有立体对称又有螺旋对称，如痘病毒、噬菌体等。

衣壳的主要生物学作用：①保护核酸免受核酸酶及其他理化因素的破坏；②与易感细胞表面受体结合，决定病毒感染细胞的种类；③具有抗原性，既可诱发机体产生特异性免疫，又可引起病理性免疫。

（三）包膜

有些病毒在宿主细胞内成熟释放时，以出芽的方式通过细胞膜、核膜或空泡膜时可获得一层脂质双层膜，称为包膜（envelope），包裹在病毒核衣壳外。所以病毒包膜的组成成分中，多糖及脂类来自宿主细胞，而蛋白质则由病毒基因编码产生。有些病毒包膜的表面有糖蛋白形成的突起，称为刺突（spike），具有一定功能，如流感病毒包膜上的一种刺突称为血凝素，能凝集人和动物的红细胞。

病毒包膜的功能：①维护病毒结构的完整性，但包膜中的脂类易被脂溶剂如乙醚、三氯甲烷、胆盐等破坏，使病毒结构受损而丧失感染性。②包膜上的糖蛋白能与宿主细胞膜上的受体结合，介导病毒感染细胞；脂类成分因来自宿主细胞，易与宿主细胞膜发生融合，促使病毒进入细胞内；脂蛋白也是引起发热、中毒症状的原因之一。③包膜蛋白具有抗原特异性。

三、病毒的增殖

（一）病毒的复制周期

病毒没有细胞结构和代谢系统，必须在易感活细胞内，由宿主细胞为其提供酶系统、能量、原料和生物合成的场所，以病毒核酸为模板进行核酸复制和蛋白质合成，再装配成子代病毒体，病毒的这种增殖方式称为复制（replication）（图 5-3）。

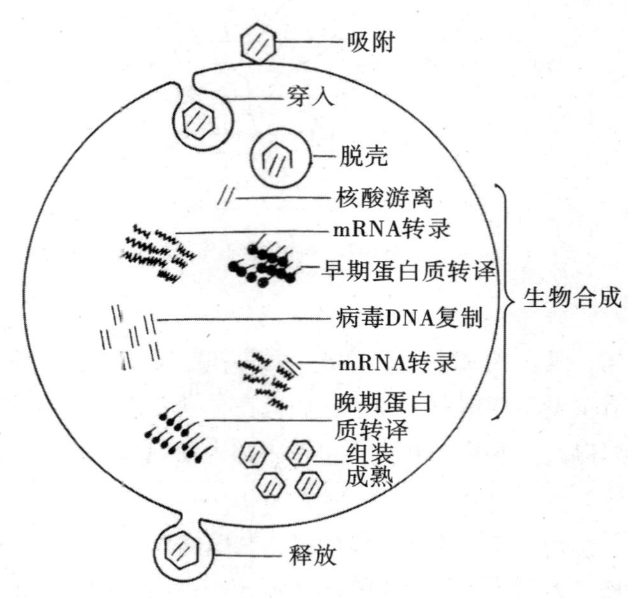

图 5-3　病毒复制周期

1. 吸附　病毒需先吸附易感细胞后方可穿入。吸附可分为非特异性吸附和特异性吸附。①非特异性吸附：通过随机碰撞和离子间的电荷吸引，使病毒与细胞膜相互接触，这一过程是可逆的；②特异性吸附：病毒表面抗原表位与易感细胞受体结合，这一过程是不可逆的，且需要一定的温度条件。各种病毒的表位不尽相同，同时宿主细胞表面的受体数量与分布均有差异，因而特异性吸附决定了病毒的组织亲嗜性和感染宿主的范围。

2. 穿入　有尾噬菌体吸附于宿主菌后，借助尾部末端的溶菌酶在宿主菌细胞壁上溶 1 个小孔，然后通过尾鞘的收缩，将头部的核酸注入菌体内，而蛋白质衣壳留在菌体外。无尾噬菌体与细杆形噬菌体可以脱壳的方式使核酸进入宿主菌内。

3. 脱壳　穿入易感细胞内的病毒脱去蛋白质衣壳，使基因核酸裸露的过程称为脱壳（uncoating）。因为穿入细胞内的病毒体，必须脱去蛋白质衣壳使病毒核酸暴露后才能发挥作用，因此，脱壳是病毒在细胞内能否复制的关键。

4. 生物合成　病毒基因组脱壳后，利用宿主细胞提供的低分子物质合成大量子代病毒核酸和结构蛋白的过程即为生物合成（biosynthesis）。因病毒的核酸类型不同，其生物合成的方式包括 DNA 病毒的合成、RNA 病毒的合成和逆转录病毒的合成。

5. 装配与释放　子代病毒的核酸和蛋白质在宿主细胞内装配成核衣壳的过程称为组装。各种病毒在宿主细胞内的装配部位不同，大多数 DNA 病毒在胞核内装配，而 RNA 病毒则多在胞质中装配。无包膜的裸病毒装配成核衣壳即为成熟的病毒体，而有包膜病毒还需在核衣壳外加上一层包膜才成熟。成熟病毒由感染细胞内释出的过程称为释放。

（二）病毒的异常增殖

病毒在宿主细胞内能否复制出完整成熟的子代病毒，既取决于病毒自身，又取决于宿主细胞，当其中的任何一方出现异常时，都会出现病毒的异常增殖。病毒异常增殖的常见类型包括缺陷病毒和顿挫性感染。

（三）病毒的干扰现象

两种病毒同时或先后感染同一宿主细胞或机体时，可发生一种病毒抑制另一种病毒增殖的现象，称为病毒的干扰现象（interference）。干扰现象不仅可在异种病毒间发生，也可在同种、同型甚至同株病毒间发生。常是先进入的干扰后进入的，灭活的干扰活的，缺陷病毒干扰完整病毒。

四、理化因素对病毒的影响

病毒在某些理化因素的作用下可失去感染性，称为灭活（inactivation）。灭活的病毒仍能保留活病毒的某些特性，如免疫原性、吸附红细胞、血凝及细胞融合等。

（一）物理因素对病毒的影响

1. *温度*　大多数病毒耐冷不耐热，在 0 ℃以下特别是干冰温度（–70 ℃）及液氮温度（–196 ℃）下，其感染性可长期保持，但反复冻融可致许多病毒灭活。

2. *紫外线与电离辐射*　X 射线、γ 射线与紫外线等均可使病毒灭活。X 射线与 γ 射线能引起病毒的核苷酸链发生致死性断裂；而紫外线照射可使病毒的核苷酸链形成胸腺嘧啶二聚体，抑制病毒核酸的复制。

（二）化学因素对病毒的影响

1. *酸碱度*　不同病毒对酸碱度的耐受能力也不同，但多数病毒在 pH 5.0 ~ 9.0 比较稳定，在 pH 5.0 以下或 9.0 以上则迅速灭活，故实验室常用酸性或碱性消毒剂对被病毒污染的器材及用具进行消毒。保存病毒的溶液则以中性或稍偏碱为宜，如用 50% 甘油盐水保存含病毒的组织块。

2. *脂溶剂*　包膜病毒因其包膜中富含脂质，易被脂溶剂如乙醚、氯仿、去氧胆酸盐等溶解而灭活，因此包膜病毒体通常不能在含有胆汁的肠道中引起感染。

3. *消毒剂*　大多数病毒都易被酚类、氧化剂、卤素及其化合物等消毒剂灭活。

4. *抗生素与中草药*　现有的抗生素对病毒无抑制作用，但可抑制待检标本中的细菌生长，以利于病毒分离。板蓝根、黄芪、七叶一枝花等中草药具有抗病毒作用。

五、病毒的变异

病毒与其他生物一样，具有遗传性和变异性。大多数病毒具有明显的遗传稳定性，但由于病毒结构简单，又缺乏自身独立的酶系统，因此当病毒基因组发生突变或基因组重组时，病毒可发生变异。

（一）免疫原性变异

病毒免疫原性变异形成的新变异株，可影响病毒的免疫学预防、治疗，如甲型流感病毒包膜表面的神经氨酸酶和血凝素的免疫原性易发生变异，由于人群缺少对变异病毒株的免疫力，可引起流感大流行。

（二）毒力变异

病毒对宿主致病性的变异称为毒力变异，即病毒由强毒变为弱毒或无毒，如从自然感染动物新分离出的狂犬病毒，对人和犬致病力强；若将此毒株连续接种在家兔脑内传代，其致病力减弱，狂犬病的预防疫苗就是根据该原理制备的。相反，有的病毒在人群中传播引起流行病时，致病力可由弱变强。

六、病毒感染

病毒感染是指病毒通过一定方式侵入机体，在机体局部或全身的易感细胞内复制增殖，导致不同程度病理变化的整个过程。由于病毒无细胞结构，其一切生命活动都在易感细胞内完成，因此病毒感染的特点不同于其他微生物，其感染的类型比其他微生物更多。

任务二　病毒的感染与免疫

一、病毒的传播方式及途径

病毒感染的传播方式和途径与细菌大致相同，但在某些方面较为特殊。病毒的传播方式有水平传播和垂直传播两种。

（一）水平传播

水平传播（horizontal transmission）是指病毒在人群不同个体之间的传播，也包括从动物到动物再到人之间的传播，是大多数病毒的传播方式。病毒水平传播的途径因种类而异，皮肤、呼吸道、消化道、眼及泌尿生殖道为主要的侵入门户。

（二）垂直传播

垂直传播（vertical transmission）是指病毒由宿主的亲代传给子代的传播方式，主要通过胎盘、产道和哺乳传播。也可经其他方式传播，如病毒基因经生殖细胞的遗传。垂直传播在其他微生物极少见到，故是病毒感染的特点之一，以乙型肝炎病毒、风疹病毒、巨细胞病毒以及人类免疫缺陷病毒最多见。

二、病毒的感染类型

病毒感染机体后，因病毒的种类、毒力、感染数量和机体免疫力的不同，可表现出不同的感染类型。根据病毒感染后有无临床症状可将病毒感染分为隐性感染和显性感染两大类。

（一）隐性感染

病毒侵入机体后，不引起临床症状的感染称为隐性感染，又称为亚临床感染。其发生的原因可能是侵入机体的病毒毒力较弱或数量较少，而机体的抗病毒免疫力较强，使病毒不能在体内大量增殖，不致造成组织细胞的严重损伤；或虽有病毒增殖，但不能最后到达靶细胞，故不出现临床症状。隐性感染者多数可获得特异性免疫力，并可向外界散播病毒，在流行病学上具有重要的意义。

（二）显性感染

病毒侵入机体后，引起明显临床症状的感染称为显性感染。显性感染可表现在局部（如单纯疱疹、腮腺炎），也可以表现为全身（如脊髓灰质炎），据此可将显性感染分为局部感染和全身感染两类；依据病毒感染后潜伏期长短、发病的缓急以及病程的长短等又可将显性感染分为急性感染和持续性感染两类。

1. 急性感染　一般病毒潜伏期短，发病急，病程持续时间短（仅为数日至数周），而且病愈后体内不再有病毒存在，并可获得特异性免疫力，如麻疹、甲型肝炎等。

2. 持续性感染　存在持续性感染的患者，病毒在机体内持续存在数月、数年，甚至终身。被感染者可有症状，也可无症状而长期带毒，成为重要的传染源。根据临床表现可分为以下 3 种。

（1）慢性感染（chronic infection）：病毒在显性或隐性感染后未完全清除，血中可持续检测出病毒，因而可经输血、注射而传播。患者可表现轻微或无临床症状，但常反复发作，迁延不愈，如乙型肝炎。

（2）慢发病毒感染（slow virus infection）：指显性或隐性感染后，病毒有很长的潜伏期，可达数月、数年，甚至数十年。在症状出现后呈进行性加重，最终导致死亡。为慢性发展进行性加重的病毒感染，较为少见，但后果严重。如人类免疫缺陷病毒引起的艾滋病、麻疹病毒引起的亚急性硬化性全脑炎。

（3）潜伏感染：某些病毒经初次急性或隐性感染后，其基因组长期潜伏在体内某些组织或细胞内，既不增殖，又不引起临床症状，与机体处于相对平衡状态，此时用一般常规方法不能从体内分离出病毒。当机体受到可致免疫力下降的因素刺激时，病毒可被激活而增殖引起疾病发作，此时体内可检出病毒。

三、病毒的致病机制

（一）病毒对宿主细胞的致病作用

1. 细胞毒型感染 病毒在宿主细胞内复制完毕，可在很短时间内一次释放大量子代病毒，细胞被裂解而死亡，称为杀细胞效应（cytocidal effect），又称为杀细胞性感染（cytocidal infection）。其机制是病毒在增殖过程中，阻断细胞核酸与蛋白质的合成，使细胞新陈代谢功能紊乱，造成细胞病变与死亡。

在病毒的大量复制过程中，细胞核、细胞膜、内质网、线粒体均可被损伤，导致细胞裂解死亡。在体外实验中，通过细胞培养和接种杀细胞性病毒，经一定时间后，可用显微镜观察到细胞变圆、坏死，从瓶壁脱落等现象，称为致细胞病变效应（cytopathie effect，CPE）。

2. 稳定状态感染（steady state infection） 某些病毒进入细胞后能够复制，却不引起细胞立即裂解、死亡，常见于包膜病毒感染。病毒以出芽方式释放子代，其过程缓慢，一般不引起细胞立即溶解死亡。这些不具有杀细胞效应的病毒所引起的感染称为稳定状态感染。

（1）细胞融合：某些病毒的酶类或感染细胞释放的溶酶体酶，能使感染细胞膜改变，导致感染细胞与邻近的细胞融合。病毒借助于细胞融合，扩散到未受感染的细胞。细胞融合是包膜病毒扩散的方式之一。细胞融合的结果是形成多核巨细胞或合胞体。

（2）细胞膜出现新抗原：即宿主细胞膜表面镶嵌病毒基因编码的抗原，或病毒感染引起细胞膜组分改变出现新抗原。这些新抗原均可使感染细胞成为机体免疫应答攻击的靶细胞，被特异性抗体或杀伤性 T 淋巴细胞识别，致使宿主细胞损伤或破坏。

（3）细胞膜通透性异常：某些病毒感染可使宿主细胞膜的通透性增高，影响细胞内外的离子平衡、营养摄入及废物排出。

3. 包涵体形成 某些受病毒感染的细胞内，用普通光学显微镜可看到有与正常细胞结构差异和着色不同的圆形或椭圆形斑块，称为包涵体（inclusion body）。

4. 细胞凋亡（apoptosis） 病毒感染可导致宿主细胞发生凋亡，这一过程可能促进细胞中病毒释放，限制细胞生产的病毒体的数量。

5. 细胞转化 某些病毒感染细胞后可将其核酸与宿主细胞的染色体整合，而引起细胞某些遗传性状的改变，称为细胞转化（cell transformation）。若转化细胞的生长与分裂失控，发生恶性转化，则可导致细胞癌变。现已证明原发性肝癌的发生是由乙型肝炎病毒的 DNA 整合于肝细胞染色体中所致，因为用核酸杂交法证实，肝癌细胞中有乙型肝炎病毒的全部基因。

（二）病毒感染对宿主的免疫病理损伤

病毒感染后诱导机体产生的免疫应答，既可使机体产生抗病毒的免疫保护作用，又能对组织细胞产生免疫病理损伤，这种免疫病理损伤可成为某些病毒感染时机体发病的主要原因。

1. *体液免疫的损伤作用* 某些病毒感染的细胞表面可出现由病毒基因编码的病毒抗原或因细胞表面成分发生改变而产生的自身抗原，这些抗原均可诱导机体产生特异性抗体，当这些抗体与细胞膜上出现的上述抗原结合后，可通过激活补体或抗体依赖细胞介导的细胞毒性（ADCC）作用，引起Ⅱ型超敏反应，导致细胞的破坏。

2. *细胞免疫的损伤作用* 效应性细胞毒性 T 淋巴细胞（CTL）及 Th1 细胞与病毒感染细胞膜上出现的新抗原结合后，CTL 细胞可通过释放穿孔素等直接杀伤病毒感染的细胞，Th1 细胞则可通过释放 TNF 等细胞因子，引起以单核细胞浸润为主的炎症反应，导致组织细胞的损伤。

四、抗病毒免疫

病毒感染的预后取决于病毒毒力和机体的免疫力。机体抗病毒免疫可分为固有免疫（即非特异性免疫）及适应性免疫（特异性免疫）两个方面。

（一）固有免疫

NK 细胞

1. *巨噬细胞和 NK 细胞* 巨噬细胞能吞噬和杀灭病毒，并合成分泌 TNF-α 等细胞毒活性物质，杀伤被病毒感染的细胞。NK 细胞以非特异性杀伤和 ADCC 作用杀伤病毒感染细胞。病毒的感染可下调宿主细胞 HLA Ⅰ类抗原的表达，有利于逃避 HLA Ⅰ类抗原限制性 CTL 介导的细胞毒作用，但这类病毒感染细胞可被 NK 细胞识别和杀灭。活化的 NK 细胞也可通过释放 TNF-α 或 IFN-γ 等细胞因子发挥抗病毒效应。

2. IFN 是指机体多种细胞受到病毒、IFN 诱生剂或抗原刺激活化 T 淋巴细胞，产生的一类小分子糖蛋白。

（1）IFN 的种类：根据 IFN 免疫原性不同可分为 α、β 和 γ 三种，可由人白细胞、成纤维细胞和活化 T 淋巴细胞产生。IFN-α、IFN-β 属于Ⅰ型 IFN，由病毒或 IFN 诱生剂刺激产生，其抗病毒作用较强；IFN-γ 属于Ⅱ型 IFN，由抗原刺激后，活化 T 淋巴细胞产生，其免疫调节作用较强。

（2）IFN 抗病毒作用机制：IFN 不能直接灭活病毒，而是通过诱导细胞合成抗病毒蛋白（AVP）发挥效应，如图 5-4 所示。

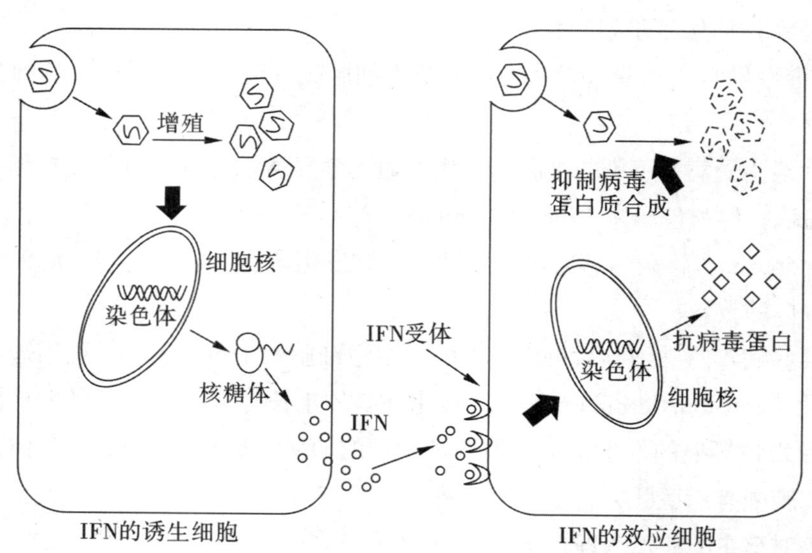

图 5-4 IFN 的诱生与作用示意图

（3）IFN 的生物学作用：①广谱抗病毒作用，但只能抑制病毒复制增殖而无杀灭病毒的作用；②抗肿瘤作用，IFN 能调节癌基因的表达，抑制肿瘤细胞的无限分裂，完成抗肿瘤作用；③免疫调节作用，IFN 具有激活免疫细胞、增强机体免疫力的作用。

（4）IFN 抗病毒作用的特点：①广谱性（非特异性），IFN 对所有病毒均有一定的抑制作用；②间接性，IFN 不直接作用于病毒，而是通过诱导细胞产生抗病毒蛋白间接发挥抗病毒作用；③相对的种属特异性，即一种动物产生的 IFN 只能对同种或有近缘关系动物的细胞发挥其抗病毒作用。

（二）特异性免疫

1. 体液免疫抗病毒作用　宿主感染病毒或接种疫苗后，体内产生特异性抗体，具有保护作用的主要是中和抗体。中和抗体由病毒衣壳或包膜抗原刺激机体产生，能与细胞外游离的病毒结合从而消除病毒的感染能力。中和抗体不能直接灭活病毒，病毒与中和抗体形成的免疫复合物，可经调理作用、激活补体和 ADCC 作用等使细胞溶解破坏。

2. 细胞免疫抗病毒作用　病毒进入宿主易感细胞内，体液免疫的作用即受到限制，主要依赖于细胞免疫。

（1）$CD4^+$Th1 细胞：效应 Th1 细胞再次与相应靶细胞接触（特异性结合），可释放 IFN-γ、TNF-β、IL-2 等多种细胞因子，使巨噬细胞和淋巴细胞聚集在病毒感染的部位，更有效地发挥吞噬和杀灭病毒的作用。

（2）$CD8^+$T 细胞：效应 CTL 细胞再次与相应靶细胞接触（特异性结合），释放穿孔素、丝氨酸蛋白酶等，通过细胞裂解和细胞凋亡两种机制，直接杀伤靶细胞。

任务三　病毒感染的微生物学检查与防治原则

一、微生物学检查

（一）标本的采集与送检

病毒感染检查结果的成败取决于标本的正确采集和运送，除必须遵守微生物采样的基本原则外，病毒样本的采集和运送还须注意早期取材，采取病程初期或急性期的标本，其分离阳性率较高。注意无菌操作与正确处理含菌标本，取材时应尽量避免外界污染，对有菌标本，可根据污染菌的种类选加抗生素以杀灭杂菌。

低温保存与尽快送检，病毒在常温下很容易失活，故采取标本后应立即送往病毒实验室。如标本需较长时间运送，应在采集或标本运送过程中注意冷藏。

（二）血清学诊断标本的采取

应取双份血清，即在发病初期和恢复期各取一份血液以便对比双份血清中抗体效价，血清抗体标本应保存在 –20 ℃。

（三）病毒的分离培养与鉴定

病毒仅能在宿主易感的活细胞内复制增殖，因此应根据病毒种类选择敏感的动物、鸡胚或组织细胞进行培养鉴定。但其方法烦琐、要求高，故不适宜广泛应用于临床诊断，只能用于实验室研究和流行病学调查。

（四）病毒感染的快速诊断

1. 形态学检查

（1）光学显微镜检查：主要观察病毒感染后引起的细胞病变，如包涵体、多核巨细胞病变，以协助诊断某种病毒性疾病；也可用于大型病毒（痘类病毒）的检查。

（2）电子显微镜检查：①电镜直接检查法，从疱疹病毒感染的疱疹液中、甲型肝炎病毒和轮状病毒感染的粪便以及乙型肝炎患者的血清标本中，均可快速直接检出典型的病毒颗粒，有助于早期诊断；②免疫电镜检查法，将病毒标本制成悬液，与特异性抗体混合，可使标本中的病毒颗粒凝集成团，再用电镜观察，提高病毒的检出率。

2. 免疫学检查

（1）病毒抗原检测：采用免疫标记技术标记特异性抗体，检测临床标本中的病毒抗原。目前多用酶联免疫吸附试验（ELISA），其优点是快速、敏感度高、特异性强，可用于病毒感染的早期诊断。

（2）病毒抗体检测：患者恢复期血清的抗体效价比急性期增高 4 倍以上才有诊断价值。检测患者血清中特异性 IgM 抗体有助于疾病的早期诊断。

3. 病毒核酸的检查

（1）核酸杂交技术：此技术比免疫电镜和免疫酶技术更特异、敏感和快速，而且能定量和分型，是近几年迅速发展起来的一种新技术。

（2）核酸扩增技术：目前，临床应用最多的是聚合酶链反应（PCR）。该技术是一类在酶作用下进行体外核酸扩增的技术，具有高敏感性、高特异性、简便快速的特点。

二、防治原则

（一）病毒感染的预防

由于病毒性疾病缺乏特效的治疗药物，因此，病毒感染的预防显得尤为重要，主要方法有以下两种。

1. 人工主动免疫　预防接种病毒疫苗是控制病毒性疾病最有效的方法。人工主动免疫常用生物制品有以下 4 种。

（1）灭活疫苗：常用的有乙脑病毒、狂犬病毒和甲型肝炎病毒等制成的灭活疫苗。

（2）活疫苗（减毒活疫苗）：常用的有脊髓灰质炎病毒、麻疹病毒、乙脑病毒、腮腺炎病毒和甲型肝炎病毒等制成的减毒活疫苗。

（3）重组载体疫苗：痘苗病毒是常用的载体，已被用于甲型肝炎病毒、乙型肝炎病毒、麻疹病毒和单纯疱疹病毒等重组载体疫苗的研制。

（4）亚单位疫苗：根据亚单位疫苗的制备方法不同，可将其分为化学提取或人工合成疫苗、基因工程疫苗（重组疫苗），如目前已广泛使用的重组乙肝疫苗。

2. 人工被动免疫　常用的制剂有①免疫球蛋白：从正常人血浆中提取的血清丙种球蛋白，主要用于如麻疹、甲型肝炎、脊髓灰质炎等病毒感染性疾病的紧急预防。此外，还有专门针对某一种特定病原微生物的高效价的特异性免疫球蛋白，如乙型肝炎免疫球蛋白（HBIg）。②细胞免疫制剂：有细胞因子（IFN-γ、IL-2、CSF 等）、淋巴因子激活的杀伤细胞（LAK）。主要用于某些病毒性疾病和肿瘤的治疗。

（二）病毒感染的治疗

病毒感染性疾病的治疗主要包括两方面：抑制病毒的复制；提高机体的免疫力。

1. 抑制病毒传入与脱壳　金刚烷胺在体内对甲型流感病毒均有抑制作用，其作用是抑制病毒的吸附、干扰流感病毒包膜与宿主细胞膜的融合，从而阻止病毒进入细胞内。

2. 抗病毒药物或制剂　①核苷类药物：核苷类药物是最早用于临床的抗病毒药物；②病毒蛋白酶的抑制物：如茚地那韦、利托那韦等主要针对病毒复制转录后的剪接、加工的酶，把这些活动位点作为靶位而设计的新的抗病毒药物；③ IFN：IFN 或 IFN 诱导剂以及细胞因子如 IFN、IL-2、TNF 等具有抗病毒的作用；④免疫制剂：如用针对乙型脑炎病毒包膜抗原的单克隆抗体治疗乙型脑炎患者，有较好的疗效。

课后习题

1. 控制病毒遗传变异的结构是（　　）。

A. 核质　　B. 衣壳　　C. 壳粒

D. 核酸　　E. 包膜

2. 无包膜病毒的释放方式是（　　）。

A. 胞饮　　B. 融合　　C. 出芽

D. 破胞　　E. 以上都不是

3. 最简单的完整的病毒颗粒是（　　）。

A. 核心　　B. 衣壳　　C. 核衣壳

D. 核酸　　E. 包膜

4. 衣壳的生物学功能不包括（　　）。

A. 保护病毒核酸

B. 介导病毒体吸附易感细胞受体

C. 构成病毒特异性抗原

D. 本身具有传染性

E. 病毒分类，鉴定的依据

5. 含有包膜的病毒的释放方式是（　　）。

A. 胞饮　　B. 融合　　C. 出芽

D. 破胞　　E. 以上都不是

6. 用于测量病毒大小的单位是（　　）。

A. μm　　B. nm　　C. mm

D. cm　　E. m

7. 病毒灭活是指在理化因素下使病毒失去（　　）。

A. 感染性　　B. 诱生 IFN 的特性　　C. 血凝特性

D. 细胞融合特性　　E. 抗原性

8. 病毒的增殖方式是（　　）。

A. 复制　　B. 二分裂　　C. 分枝

D. 减数分裂　　E. 芽生

9. 下列属于病毒体的基本结构的是（　　）。

A. 核衣壳　　B. 核酸　　C. 衣壳

D. 包膜　　E. 壳粒

实训工单 病毒血清鉴定——双抗体夹心法测定甲胎蛋白

【实验目的】

（1）利用双抗体夹心法测定甲胎蛋白原理，对实验结果进行判断分析。

（2）拓展认识双抗体夹心法测定甲胎蛋白的临床意义。

【实验原理】

将已知抗原或抗体通过物理吸附至固相载体表面，使抗原或抗体固相化；酶结合物使之与固相抗体或抗原发生免疫反应而被结合固定；在反应体系中加入酶作用的底物，使之发生酶促反应而显色。

【实验用品】

甲胎蛋白诊断试剂盒、待检品、微量加样器、恒温培养箱。

【实验步骤】

（1）将包被孔编号，分别加入阳性对照、阴性对照和待检品各 40 μL。

（2）在各孔内加入酶结合物 1 滴，37 ℃ 温育 30 min。

（3）甩掉孔内液体，然后在各孔中分别加入洗涤液 1 滴，摇匀，弃去，用蒸馏水或自来水加满各孔甩掉，反复 5 次，然后倒扣在吸水纸上吸干。

（4）各孔内加入底物和显色液各 1 滴，轻轻摇动混匀，室温避光反应 2～5 min，加终止液 1 滴，摇匀观察结果。

【实验总结】

实训名称	病毒血清鉴定——双抗体夹心法测定甲胎蛋白			
序号	评估项目	分值	实训要求	得分
1	实验准备	15	按实验要求完成实验用品准备	
2	完成情况	15	按时按要求完成实训任务	
3	掌握程度	25	掌握病毒血清鉴定——双抗体夹心法测定甲胎蛋白的基本操作	
4	实训记录	25	实验记录规范、完整	
5	团队合作	20	服从老师安排，能配合完成工作	
实验结果及分析：				

项目二十一　呼吸道病毒

任务一　流行性感冒病毒

呼吸道病毒（respiratory virus）是指主要以呼吸道为侵入门户，在呼吸道黏膜上皮细胞中增殖，引起呼吸道局部感染或呼吸道以外组织器官病变的一类病毒。流行性感冒病毒简称流感病毒，包括人类的甲、乙、丙型流感病毒以及引起动物（如猪、禽类等）的流感病毒等，均属于正黏病毒科。

流行性感冒病毒

一、生物学特性

（一）形态与结构

流感病毒呈球形或丝状，球形病毒直径 80 ~ 120 nm，核衣壳呈螺旋对称性，外有包膜（图 5-5）。病毒体的结构，如图 5-5 所示。

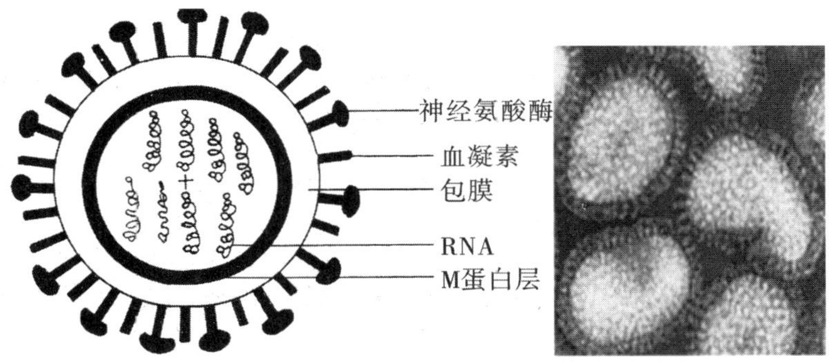

图 5-5　流行性感冒病毒

1. 核衣壳　为病毒结构的最内层，由核酸、RNA 聚合酶及核蛋白构成。流感病毒的核酸为单股负链 RNA，甲型和乙型流感病毒分 8 个节段（丙型为 7 个节段），每一节段为病毒的一个基因。病毒进入细胞后分节段的核酸分别复制，装配时易发生不同节段间基因重排而导致变异，出现新病毒株，这是流感病毒易变异并引起流行的重要原因。每个 RNA 节段外包绕核蛋白（NP），RNA 和 NP 合称为核糖核蛋白（RNP），即核衣壳。病毒核蛋白为可溶性抗原，免疫原性稳定，具有型特异性，是流感病毒分型的依据。

2. 包膜　流感病毒包膜有两层。内层为病毒基因编码的基质蛋白（M 蛋白），免疫原性稳定，亦具有型特异性。外层为来自宿主细胞的脂质双层膜，上镶嵌有病毒基因编码的两种刺突，血凝素（hemagglutinin，HA）和神经氨酸酶（neuraminidase，NA）。两者是划分流感病毒亚型的依据，免疫原性极易变异。

（1）HA：占病毒蛋白的 25%，为包膜上呈柱状突起的糖蛋白刺突。HA 主要功能包括：①凝集红细胞，通过与红细胞表面的糖蛋白受体结合，引起多种动物或人红细胞凝集，但病毒特异性抗体可以抑制红细胞凝集的形成；用红细胞凝集试验与红细胞凝集抑制试验可辅助检测和鉴定流感病毒。②吸附宿主细胞，HA 通过与细胞表面特异性受体结合而促进流感病毒与宿主细胞的吸附，与病毒的组织嗜性和病毒进入细胞的过程有关。③具有免疫原性，HA 刺激机体产生的特异性抗体，具有中和病毒感染性和抑制血凝的作用，为保护性抗体。

（2）NA：占病毒蛋白的 5%，是流感病毒包膜上呈蘑菇状突起的糖蛋白刺突，亦具有亚型特异性。NA 的主要功能包括：①参与病毒的释放。通过水解细胞膜表面糖蛋白末端神经氨酸，促使成熟病毒体的芽生释放。②促进病毒扩散。通过与细胞膜上病毒特异受体的结合，液化细胞表面黏液，促进病毒从细胞上解离，有利于病毒的扩散。③具有免疫原性。NA 刺激机体产生的抗体可阻止病毒的释放与扩散，但不能中和病毒的感染性。

（二）分型与变异

根据 RNP 和 M 蛋白的不同可将流感病毒分为甲、乙、丙 3 型。其中甲型流感病毒最易发生变异，根据 HA 和 NA 免疫原性不同，可再将甲型流感病毒分为若干亚型。流感病毒抗原变异有以下两种形式。

1. 抗原性漂移　变异幅度小，属于量变，是由点突变造成免疫原性的微小变化，所形成的新的病毒变异株只在小范围内引起甲型流感病毒的中、小型流行，这是人群免疫力、病毒自然选择、基因点突变的结果。

2. 抗原性转变　其变异幅度大，属质变，导致新亚型出现。由于人群普遍缺少对变异株的免疫力，故新亚型出现时易引起大范围流行，甚至世界性大流行，其主要原因可能是流感病毒不同亚型之间基因重排，或动物与人之间流感病毒基因重排。

（三）抵抗力

流感病毒抵抗力弱，56 ℃，30 min 可灭活，室温下传染性很快消失，酸性条件下更易灭活，0 ~ 4 ℃能存活数周，−70 ℃可以长期保存，对干燥、紫外线、乙醇、甲醛、乳酸、脂溶剂等化学消毒剂敏感。

二、致病性和免疫性

传染源主要是急性期患者，人群对流感病毒普遍易感。发病初期患者鼻咽分泌物中含有大量病毒，并随飞沫经呼吸道进入机体，病毒在呼吸道上皮细胞内大量增殖，细胞坏死脱落、黏膜局部充血水肿，导致患者出现鼻塞、流涕、咽痛、干咳等上呼吸道感染症状。病毒还可释放毒素样物质入血，引起发热、头痛、全身酸痛等中毒反应。病毒可向下蔓延引起下呼吸道感染，年老体弱者可继发细菌性肺炎，这是流感患者死亡的主要原因。流感病毒局限于呼吸道黏膜内增殖，一般不引起病毒血症。机体感染流感病毒后可产生针对流感病毒 HA 的血清中和抗体和呼吸道黏膜 SIgA，对同型流感病毒有短暂免疫力，一般能维持 1 ~ 2 年。

三、微生物学检查与防治原则

（一）微生物学检查

1. 病毒分离和鉴定　取急性期患者咽漱液或咽拭子，用抗生素处理后接种鸡胚羊膜腔，35 ℃孵育 2 ~ 4 天后取羊水做血凝试验判断有无病毒，如有流感病毒生长，再用已知免疫血清进行血凝抑制试验鉴定病毒的亚型和种。也可将标本接种于易感细胞，如原代猴肾细胞进行分离培养和鉴定。

2. 病毒成分的检测　取鼻咽拭子在玻片上涂抹，干燥固定后，应用免疫荧光法检测病毒的抗原，此法简便、实用、快速。也可用核酸杂交、PCR 等方法检测病毒核酸。

3. 血清学诊断　将流感患者急性期（发病 5 天内）和恢复期（发病 2 ~ 4 周）血清同时进行血凝抑制试验，

恢复期血凝抑制抗体量高于急性期大于等于 4 倍，有诊断价值。

（二）防治原则

流感病毒传染性强、传播快，特别是甲型流感病毒，能在短期内引起世界性流感大流行。迄今尚无有效的治疗药物，因此预防在控制发病和流行中十分重要。流行期间应尽量避免人群聚集，必要时应戴口罩。

公共场所可用乳酸蒸气进行空气消毒。通常每 100 平方米空气用 2 ~ 4 mL 乳酸溶于 20 ~ 40 mL 水中加热蒸发消毒。免疫接种是预防流感的有效方法，但必须与当前流行株的型别相同。目前较多应用三价灭活疫苗（甲型两个亚型和一个乙型）。对流感进行防治主要是对症治疗和预防继发性细菌感染。盐酸金刚烷胺可抑制病毒穿入与脱壳，在发病 24 ~ 48 h 使用，可减轻全身中毒症状，干扰素滴鼻及中药板蓝根、大青叶等有一定疗效。继发细菌感染时应使用抗生素。

知识链接

高致病性禽流感

感染禽类的甲型流感病毒称为禽流感病毒（AIV）（少数也可感染猪），属甲型流感病毒。根据其外膜血凝素和神经氨酸酶免疫原性的不同，目前可分为 15 个 H 亚型（H1 ~ H15）和 9 个 N 亚型（N1 ~ N9）。由 H5 和 H7 亚型毒株所引起的禽类疾病称为高致病性禽流感，其特点是发病率高、病死率高，危害极大。由于人类对大多数 H 和 N 亚型没有免疫力，因此禽流感病毒具有启动人类新的流感大流行的潜在威胁。禽流感的传染源主要为患禽流感或携带禽流感病毒的家禽，特别是鸡。禽的分泌物和排泄物、组织器官、禽蛋中均可带有病毒。世界卫生组织（WHO）认为，病禽粪便是 AIV 传播的主要渠道，病鸡粪便中的 H5N1 禽流感病毒株会散布在空气中，并被风带走而引起传播。人禽流感患者是否为传染源，尚无定论。病毒主要经病禽的呼吸道、眼鼻分泌物及粪便排出，禽类通过消化道和呼吸道途径感染发病。虽然不能完全排除禽流感在人之间相互传播的可能性，但目前尚缺乏人与人之间传播的确切证据。

高致病性禽流感病毒毒力较强，引发的传染性变态反应（Ⅳ型变态反应）是导致进行性肺炎、急性呼吸窘迫综合征（ARDS）和多器官功能障碍综合征（MODS）等严重并发症的根本原因。

任务二　其他呼吸道病毒

一、麻疹病毒

麻疹病毒（measles virus）是麻疹的病原体。麻疹是儿童期常见的急性传染病，但也可感染任何年龄段的人群，感染率和发病率都很高。

（一）生物学特性

麻疹病毒为球形有包膜的单股负链 RNA 病毒，核酸不分节，核衣壳呈螺旋对称，包膜上含两种糖蛋白刺突：HA 和融合蛋白（F 蛋白），可分别凝集和溶解红细胞，F 蛋白还可引起细胞融合，形成多核巨细胞，感染细胞的核和胞质内可见嗜酸性包涵体。麻疹病毒抵抗力低，对热、紫外线、脂溶剂（如乙醇、氯仿）等敏感。

（二）致病性与免疫性

传染源为急性期患者。通过飞沫直接传播或通过鼻咽腔分泌物污染玩具、用具，感染易感人群。麻疹病毒传染性极强，易感者初次接触发病率几乎达 100%，隐性感染少见。病毒首先在局部黏膜上皮细胞和淋巴组织中增殖，进入血流形成第一次病毒血症，随后进入全身淋巴组织，大量增殖后再次入血，形成第二次病毒血症，病毒随之扩散至全身皮肤、黏膜，有时甚至可达中枢神经系统。临床表现为高热、咳嗽、畏光、流泪、眼结膜充血等前驱症状，患儿此时在颊黏膜处出现微小的灰白色外绕红晕的黏膜斑，称为柯氏斑（Koplik's spots），有助于早期诊断。

麻疹病毒免疫原性强，且只有一个血清型，病后可获牢固免疫力。来自母体的抗体可保护婴儿 6 个月内免于感染。清除体内病毒则主要依靠细胞免疫，T 淋巴细胞缺陷者会出现麻疹持续感染状态，甚至死亡。

（三）特异性预防

应用麻疹减毒活疫苗是最有效的预防措施。我国对 8 月龄婴儿普遍实行初次免疫接种，接种后抗体阳转率＞ 90%；7 岁时复种一次，免疫力一般可维持 10 ~ 15 年。对接触麻疹的易感者，可用丙种球蛋白或胎盘球蛋白进行紧急预防，能有效地阻止发病或减轻症状。

二、腮腺炎病毒

腮腺炎病毒（mumps virus）是流行性腮腺炎的病原体。流行性腮腺炎是儿童多发的一种常见呼吸道传染病。好发于冬春季，在世界各地均有流行。病毒体为球形有包膜单股负链 RNA 病毒。该病毒可在鸡胚中增殖。只有一个血清型，但与副流感病毒、新城鸡瘟病毒有共同抗原，可发生交叉反应。腮腺炎病毒抵抗力低，56 ℃，30 min 灭活，对紫外线及脂溶剂敏感。

人是腮腺炎病毒的唯一宿主，传染源为急性期患者，通过飞沫由呼吸道侵入。病毒侵入机体首先在呼吸道上皮细胞及局部淋巴结内增殖，然后侵入血流，引起病毒血症，再经血流侵入腮腺或其他器官。患者表现为发热，非化脓性的一侧或两侧腮腺肿大、疼痛，病程 1 ~ 2 周。青春期感染者，男性易合并睾丸炎（约 25%），可导致男性不育，女性可合并卵巢炎（约 5%），还有少数患者出现无菌性脑膜炎或获得性耳聋等。腮腺炎病后或隐性感染可获牢固持久的免疫力。

三、风疹病毒

风疹病毒（rubella virus）是风疹的病原体，病毒体有包膜，为单股正链 RNA 病毒，呈多形态，以球形多见。包膜上的短刺突具有血凝素样活性，能凝集禽类和人 O 型血红细胞。风疹病毒只有一个血清型，可在多种细胞中增殖，细胞病变出现较慢，可形成空斑。风疹病毒抵抗力弱，对热、紫外线及破坏包膜的消毒剂等敏感。

风疹病毒

人是风疹病毒的唯一自然宿主，儿童是主要易感者，病毒经呼吸道传播，在局部淋巴结中增殖后，经病毒血症播散全身。患者出现类似麻疹样症状，但较轻。患者一般有发热、耳后及枕下淋巴结肿大，随之面部出现浅红色的斑丘疹，迅速遍及全身。风疹病毒感染可引起垂直传播，导致胎儿先天感染等严重的后果。如在孕期 20 周内感染风疹病毒，病毒可通过胎盘屏障进入胎儿细胞，引起胎儿畸形或先天性风疹综合征；新生儿出生后表现为先天性心脏病、先天性耳聋、白内障等。风疹病毒自然感染后可获得持久免疫力，胎儿和出生 6 个月内的婴儿可受母体中的抗体或来自母体的抗体保护。预防风疹病毒的有效措施是接种风疹减毒活疫苗，通常与麻疹疫苗、腮腺炎疫苗组合成麻腮风三联疫苗（MMR）使用。

四、冠状病毒

冠状病毒（coronavirus）是一类有包膜的单股正链 RNA 病毒，由于病毒包膜上有向四周伸出的突起，形如花冠而得名。病毒直径 80 ~ 160 nm，衣壳呈螺旋对称，包膜表面上有刺突蛋白（S）、跨膜蛋白（M）和膜蛋白（E）。刺突蛋白与细胞受体结合，介导细胞融合，为病毒侵入宿主易感细胞的关键蛋白。宿主范围广，包括人类、禽类和野生动物等。通过飞沫经呼吸道近距离传播，传染性强。粪 - 口途径亦可以传播。冠状病毒感染呈世界性分布，冬春季发病率最高。人群普遍易感，10% ~ 30% 引起普通感冒，少数可引起肺炎。

五、呼吸道合胞病毒

呼吸道合胞病毒（respiratory syncy-tial virus，RSV）是引起婴幼儿下呼吸道感染的最常见病毒，典型的表现为细支气管炎和支气管肺炎。大约有 60% 婴幼儿喘息性细支气管或肺炎由 RSV 引起，较大儿童和成人则主要表现为上呼吸道感染。因其在细胞培养中能形成特殊的细胞融合病变而得名。

病毒呈球形，单个病毒颗粒具有多形性，有包膜，其上有 F 蛋白和信号传导蛋白（G 蛋白）两种刺突。G 蛋白对宿主细胞有吸附作用。RSV 可在人胚肾细胞、猴肾细胞以及 Hela 等传代细胞内增殖，形成多核巨细胞和胞质内嗜酸性包涵体。RSV 可经飞沫通过呼吸道传播，也可由污染的手、物品接触眼或鼻黏膜感染。病毒感染局限于呼吸道，不引起病毒血症。病毒在呼吸道上皮细胞增殖后引起细胞融合，致病机制尚未完全清楚，可能主要是病理性免疫应答引起细胞损伤，由于支气管和细支气管内坏死物与黏液等集结在一起，易阻塞婴幼儿气道，若处理不及时，病死率高。另外，RSV 也是引起医院内感染的重要病原体。RSV 感染后免疫力不强，故可重复感染。母体通过胎盘传给胎儿的抗体不能防止婴幼儿感染。至今尚无安全有效的疫苗。治疗方法主要是用肾上腺素缓解喘息症状，利巴韦林可抑制 RSV 复制所需酶类。IFN 滴鼻可减轻症状，缩短病程。

课后习题

1. 流行性感冒的病原体是（　　）。

A. 流感杆菌　　B. 流感病毒　　C. 鼻病毒

D. 呼吸道合胞病毒　　E. 脑膜炎球菌

2. 流感病毒的核酸特点是（　　）。

A. 一条完整的单股负链 RNA　　B. 分节段的单股负链 RNA　　C. 完整的双股 DNA

D. 分节段的双股 RNA　　E. 分节段的单股 DNA

3. 呼吸道病毒是指（　　）。

A. 以呼吸道为传播途径的病毒

B. 引起呼吸道局部病变的病毒

C. 主要以呼吸道为侵入门户，进入血液引起全身症状的病毒

D. 主要以呼吸道为侵入门户，引起呼吸道局部病变而不引起全身症状的病毒

E. 主要以呼吸道为侵入门户，引起呼吸道局部病变而或伴有全身症状的病毒

4. 关于流感病毒的描述，下面哪一项错误的是？（　　）

A. 正黏病毒　　B. 包膜上有神经氨酸酶　　C. 不易发生变异

D. 包膜上有 HA　　E. RNA 分节段

5. 流感病毒最易变异的成分是（　　）。

A. 核蛋白　　B. 包膜蛋白　　C. 流感病毒的 HA 和 NA

D. 核糖体蛋白　　E. RNA 聚合酶

6. 可通过胎盘传给胎儿的病毒是（　　）。

A. 流感病毒　　B. 麻疹病毒　　C. 腺病毒

D. 风疹病毒　　E. 呼吸道合胞病毒

7. 引起世界性大流行的流感病原体是（　　）。

A. 流感杆菌　　B. 甲型流感病毒　　C. 乙型流感病毒

D. 丙型流感病毒　　E. 副流感病毒

8. 划分甲型流感病毒亚型的依据为（　　）。

A. 核蛋白抗原　　B. M 蛋白抗原　　C. HA 和 NA

D. 核酸类型　　E. 培养特性

9. 青春期感染腮腺炎病毒易合并（　　）。

A. 脑膜炎　　B. 肺炎　　C. 肝炎

D. 肾炎　　E. 睾丸炎或卵巢炎

实训工单　病毒的血清学实验——红细胞凝集实验

【实验目的】

掌握红细胞凝集实验的实验原理和实验步骤。

【实验原理】

红细胞凝集实验及红细胞凝集抑制实验简称血凝及血凝抑制实验。某些病毒（如正黏病毒、副黏病毒）可选择性地凝集动物（鸡、豚鼠等）或人的红细胞，称为血凝现象。此种红细胞凝集现象可被相应抗体所抑制，称为血凝抑制实验。

【实验用品】

（1）含流感病毒的鸡胚尿囊液。

（2）0.5% 鸡红细胞悬液、生理盐水。

（3）待检血清。

（4）塑料凹板、吸管等。

【实验步骤】

（1）取收获的鸡胚尿囊液，25 000 r/min 离心 20 min，取上清液，用生理盐水 10 倍稀释取 0.5 mL 加入管 1，之后在后续管内进行梯度稀释。然后各管加 0.5% 鸡红细胞悬液 0.25 mL，充分摇匀，置室温 45 min 后判断结果。对照管不加病毒，以 0.25 mL 生理盐水代替（表 5-1）。

表 5-1　病毒血凝效价测定

	试管号									
	1	2	3	4	5	6	7	8	9	10生理盐水对照
生理盐水（mL）	0.45	0.25	0.25	0.25	0.25	0.25	0.25	0.25	0.25	
	+	+	+	+	+	+	+	+	弃去0.25 +	→0.25
病毒悬液（尿囊液）（mL）	0.05	0.25	0.25	0.25	0.25	0.25	0.25	0.25	0.25	
病毒稀释倍数	1∶10	1∶20	1∶40	1∶80	1∶160	1∶320	1∶640	1∶1 280	1∶2 560	—
0.5%鸡红细胞悬液（mL）	0.25	0.25	0.25	0.25	0.25	0.25	0.25	0.25	0.25	0.25

* 注：“–”代表不凝集，红细胞沉积于管底呈一小圆点，四周光滑。

“+”代表红细胞在管底呈一小团，但边缘不光滑。

“++”代表红细胞在管底呈一环状，四周有小凝块。

“+++”代表红细胞呈薄层，均匀铺在管底，但边缘不整齐，有下垂倾向。

“++++”代表红细胞均匀铺在管底，边缘有卷起倾向。

以出现“++”的最高病毒稀释度作为效价，即一个血凝单位。

（2）结果判定标准：观察结果时，切勿将板振摇，应轻拿，观察孔底。

【实验总结】

实训名称	病毒的血清学实验——红细胞凝集实验			
序号	评估项目	分值	实训要求	得分
1	实验准备	15	按实验要求完成实验用品准备	
2	完成情况	15	按时按要求完成实训任务	
3	掌握程度	25	掌握病毒的血清学实验——红细胞凝集实验的基本操作	
4	实训记录	25	实验记录规范、完整	
5	团队合作	20	服从老师安排，能配合完成工作	
实验结果及分析：				

项目二十二　肠道病毒

任务一　脊髓灰质炎病毒

脊髓灰质炎病毒（poliovirus）是引起脊髓灰质炎的病原体。脊髓灰质炎病毒常侵犯中枢神经系统，损害脊髓前角运动神经细胞，导致肢体迟缓性麻痹，多见于儿童，亦称小儿麻痹症。

一、生物学性状

脊髓灰质炎病毒具有典型的肠道病毒形态。病毒体呈球形，病毒颗粒直径为 27 ~ 30 nm，核心含有单正链 RNA，无包膜。衣壳为二十面体立体对称型，由 VP1 ~ VP4 4 种蛋白组成，其中 VP1 ~ VP3 是与宿主细胞表面受体和中和抗体的 Fab 段结合的部位，VP4 位于衣壳内部，具有稳定病毒结构的作用。

脊髓灰质炎病毒对外界环境抵抗力较强，在污水及粪便中可存活数月；在酸性环境中较稳定，对胃酸、蛋白酶和胆汁抵抗力较强；对热、干燥、紫外线等敏感，加热 56 ℃，30 min 即可灭活；高锰酸钾、过氧化氢溶液、漂白粉等可灭活脊髓灰质炎病毒。

二、致病性与免疫性

（一）传染源与传播途径

传染源是患者或无症状病毒携带者，主要通过粪-口途径传播，流行于夏、秋季节，儿童为主要易感人群。

（二）致病性

病毒通过消化道途径侵入机体，先在局部黏膜和咽、扁桃体等淋巴组织和肠道集合淋巴结内增殖，约 90% 感染者由于机体免疫力强，病毒仅局限于局部，不进入血流，感染者不出现临床症状或仅出现轻微的发热、咽痛、腹部不适和腹泻等临床症状，表现为轻症感染或隐性感染。少数感染者由于机体免疫力较弱，在局部淋巴结内增殖的病毒，经淋巴系统侵入血流，形成第一次病毒血症，临床上出现发热、头疼、咽痛、恶心等症状。随后病毒扩散至单核吞噬细胞系统增殖，大量病毒再次进入血流形成第二次病毒血症，患者全身症状加重。

（三）免疫性

患者病后可获得对同型病毒的牢固免疫力。主要是局部产生的 SIgA，血清中 IgG、IgA 及 IgM 等中和抗体发挥免疫作用。SIgA 能清除咽喉部和肠道内病毒，防止其侵入血流。血清中的中和抗体可阻止病毒侵入中枢神经系统。

三、微生物学检查与防治原则

（一）微生物学检查

1. 病毒分离　发病一周内取粪便标本用抗生素处理后，接种于原代猴肾细胞或人胚肾细胞，37 ℃培养

7～10 天，观察细胞病变作出病毒学诊断，中和抗体可进一步鉴定其型别。

2. 血清学诊断　取发病早期及恢复期双份血清进行中和试验、补体结合试验，若血清抗体效价增长≥4 倍，具有诊断意义。

3. 病毒核酸测定　用核酸杂交、PCR 技术直接检测病毒核酸而进行快速诊断。

（二）防治原则

1. 隔离传染源　自患者发病之日起，隔离 40 天。对密切接触者实行集体检疫 20 天。

2. 切断传播途径　加强食品卫生管理和保护水源等。患者的排泄物要进行消毒。

3. 保护易感者　主要是对婴幼儿实行人工主动免疫。目前使用的疫苗有两种，一种是 Salk 疫苗，为灭活疫苗；另一种是 Sabin 疫苗，为减毒活疫苗。

任务二　其他经肠道感染病毒

一、柯萨奇病毒

柯萨奇病毒（*Coxsackie virus*）是 1948 年 Dalldorf 从美国柯萨奇镇的两名疑似脊髓灰质炎患儿粪便中分离出来的，故名柯萨奇病毒。本病毒对乳鼠的敏感性很高，根据它对乳鼠的致病特点不同分为 A、B 两组。A 组有 23 个血清型，B 组 6 个血清型。柯萨奇病毒的生物学特性与脊髓灰质炎病毒基本相似，其传播途径与致病机制也与脊髓灰质炎病毒相似。本病毒感染后，以隐性感染多见，表现为轻微上呼吸道感染或腹泻等症状。偶尔侵犯中枢神经系统，损害脊髓前角运动神经细胞，引起弛缓型肢体麻痹，但较脊髓灰质炎为轻，不遗留后遗症。除引起弛缓型麻痹外，还可以引起多种临床疾病（表 5-2），临床表现多样化是柯萨奇病毒的致病特点之一。人感染本病毒后，血清中很快出现中和抗体，对同型病毒有持久免疫力。

由于柯萨奇病毒所致临床症状呈多样化的特点，所以不能根据临床症状对病因作出准确诊断，确诊必须有赖于病毒分离或血清学检查。

表 5-2　柯萨奇病毒与埃可病毒的不同血清型所致疾病

柯萨奇病毒 A 组	柯萨奇病毒 B 组	埃可病毒	所致疾病
2，4～7，9，10，12，16	1～6	4，6，9，30	无菌性脑炎
4，7，9	3～5	2，4，6，9，11，30	麻痹疾病
1～6，8～10，16，21，22	—	—	疱疹性咽峡炎
2，10，21，24	2～5	4，9，11，19，22	普通感冒
4，6，8，10	1～5	1，6，9	流行性肌痛
16（4，5，9，10 较少）	—	—	手足口病
—	1～5	1，6，9，19	心包炎
—	2～5	1，6，9，19	新生儿心肌炎
—	1～6	—	不明发热
4～6，9，10，16	—	2～6，9，11，16，18，25	皮疹
—	—	6，7，11，14，18	婴幼儿腹泻

二、埃可病毒

埃可病毒是1951年在脊髓灰质炎流行期间，偶尔从健康儿童的粪便中分离出来的，当时不知它与人类何种疾病有关，故称其为人类肠道致细胞病变孤儿病毒，简称埃可病毒。已知埃可病毒有34个血清型。埃可病毒的生物性状与脊髓灰质炎病毒、柯萨奇病毒相似。病毒感染常引起无菌性脑膜炎，可伴有皮疹和其他临床表现（表5-2）。感染后机体出现特异性抗体，对同型病毒感染有持久的免疫力。由于本病毒各型间存在部分共同抗原，故有时可出现异型交叉反应。在脊髓灰质炎已经基本消灭的地区，由柯萨奇病毒和埃可病毒所致的中枢神经系统感染显得更加突出，1岁以下婴幼儿感染后可因神经性后遗症导致智力障碍，应引起注意。

三、肠道病毒68～71型

肠道病毒68型可能与儿童呼吸道感染有关；69型尚未发现与人类疾病的关系；70型可引起急性出血性结膜炎。病毒通过污染的水源、游泳池水、毛巾、脸盆经间接接触造成传播流行，传染性强，发病率高，但属自限性疾病，患者一般于1～2周内恢复，预后良好。极少数病例病毒可侵犯中枢神经系统，引起脊神经根炎。肠道病毒71型主要侵犯儿童，可引起脑炎、脑膜炎、类脊髓灰质炎和手足口病。

知识链接

手足口病

手足口病是由肠道病毒引起的传染病，多发生在15岁以下儿童，可引起手、足、口腔等部位的疱疹，在少数患儿可引起心肌炎、肺水肿、无菌性脑膜脑炎等并发症。个别重症患儿如果病情发展快，可导致死亡。引发手足口病以柯萨奇病毒A16型（Cox A16）和肠道病毒71型（EV71）最为常见。手足口病的传播途径：①人群密切接触传播，或通过接触被病毒污染的毛巾、手绢等物品；②患者呼吸道分泌物（飞沫）传播；③饮用或食用被患病者污染过的水和食物，如被病毒污染或被苍蝇叮爬过的食物被食入。流行环节及流行特征：患者、隐性感染者和无症状带毒者为该病流行的主要传染源。流行期间，患者是主要传染源。在急性期，患者粪便排毒3～5周，咽部排毒1～2周。因本病至今尚无特异性预防方法，故预防原则主要是加强监测，提高监测敏感性是控制本病流行的关键。治疗主要为对症处理。可服用抗病毒药物、清热解毒中药及维生素B、维生素C等。有并发症的患者可肌内注射丙种球蛋白。在患病期间，应加强患儿的护理，做好口腔卫生。进食前后可用生理盐水或温开水漱口，食物以流质及半流质等无刺激性食物为宜。手足口病因可合并心肌炎、脑炎、脑膜炎、弛张性麻痹等，故应加强观察与预防。

四、轮状病毒

人类轮状病毒（human rotavirus，HRV）属于呼肠病毒科中的轮状病毒属。该病毒在肠道细胞内增殖，从粪便排出，是引起婴幼儿急性腹泻（急性胃肠炎）和引起婴幼儿腹泻死亡的主要病原体。

1. 生物学特性　病毒体为球形，直径为60～80 nm，二十面体立体对称型，双层衣壳，无包膜。从内向外呈放射状排列，犹如车轮状辐条结构，故命名为轮状病毒（图 5-6）。只有具有双层衣壳结构的完整病毒颗粒才有感染性。病毒基因组为双股 RNA。病毒对理化因素及外界环境有较强的抵抗力。耐乙醚、耐酸碱、耐氯仿，在 pH 3.5 ~ 10 的环境中仍可保持其传染性，在粪便中可存活数天到数周。55 ℃，30 min 可被灭活。经胰酶作用后，其感染性增强。婴幼儿急性腹泻由轮状病毒所引起。年长儿童和成人常呈无症状感染。

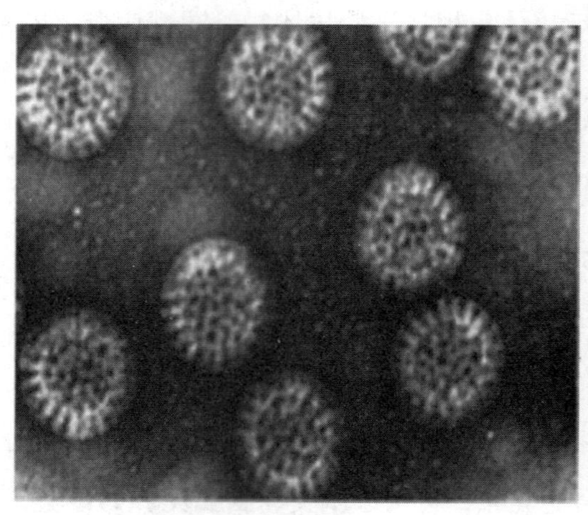

图 5-6 轮状病毒电镜

2. 致病机制　轮状病毒感染的传染源为患者和无症状病毒携带者，主要经粪 - 口途径传播。病毒侵入后在小肠黏膜绒毛细胞内增殖，造成微绒毛萎缩、变短、脱落，细胞溶解死亡。受损细胞脱落至肠腔并释放大量病毒随粪便排出。由于绒毛的损伤和破坏，使细胞渗透压发生改变，细胞分泌功能增强，水和电解质分泌增加，重吸收减少，大量液体进入肠腔，导致严重腹泻。临床上潜伏期为 24 ~ 48 h，发病急，患者出现发热、呕吐、水样腹泻等症状。

轮状病毒感染后，机体可产生特异性抗体 IgM、IgG、SIgA，对同型病毒感染有保护作用，其中肠黏膜局部 SIgA 起主要作用。由于抗体只对同型病毒感染有保护性作用，而且婴幼儿免疫系统发育尚不完善，SIgA 含量较低，故病愈后还可重复感染。

3. 微生物学检查　轮状病毒感染的主要诊断是应用电镜或免疫电镜直接检查粪便中的病毒颗粒，特异性诊断率可达到 90% ~ 95%，也可用 ELISA、乳胶凝集试验、免疫荧光法直接或间接检查粪便中的病毒抗原或血清中的抗体。

4. 防治原则　主要是控制传染源，切断传播途径，严密消毒可能污染的物品。特异性疫苗正在研制中。治疗主要是及时输液和纠正水电解质失调等，防止严重脱水及代谢性酸中毒的发生，以降低婴幼儿的病死率。

课后习题

1. 脊髓灰质炎病毒的传播途径是（　　）。

A. 空气传播　　B. 经血传播　　C. 虫媒传播

D. 垂直传播　　E. 粪 - 口传播

2. 可引起小儿麻痹的病原体是（　　）。

A. 细菌　　B. 脊髓灰质炎病毒　　C. 风疹病毒

D. 轮状病毒　　E. 柯萨奇病毒

3. 脊髓灰质炎病毒主要侵犯（　　）。

A. 三叉神经节　B. 脑神经节　C. 脊髓前角运动神经细胞

D. 神经肌肉接头　E. 海马回锥体细胞

4. 婴幼儿腹泻最常见的病原体是（　　）。

A. 柯萨奇病毒　B. 埃可病毒　C. 轮状病毒

D. 腺病毒　E. 呼肠病毒

5. 肠道病毒不会引起的疾病是（　　）。

A. 脊髓灰质炎　B. 急性出血性结膜炎　C. 心肌炎

D. 疱疹性咽峡炎　E. 流行性乙型脑炎

6. 最常引起病毒性心肌炎的是（　　）。

A. 脊髓灰质炎病毒　B. 柯萨奇病毒　C. 新型肠道病毒 70 型

D. 埃可病毒　E. 轮状病毒

7. 下列不属于肠道病毒的共同特征的一项是（　　）。

A. 属于小 RNA 病毒科

B. 可引起肠道外症状

C. 病毒在肠道内增殖并从粪便排出

D. 病毒基因组 RNA 不具有传染性

E. 为二十面体对称的无包膜球形颗粒

8. 下列病毒都通过粪－口途径传播的是（　　）。

A. 脊髓灰质炎病毒、轮状病毒、埃可病毒、柯萨奇病毒

B. 腺病毒、流感病毒、脊髓灰质炎病毒、埃可病毒

C. 柯萨奇病毒、甲型肝炎病毒、麻疹病毒、EB 病毒

D. 冠状病毒、腮腺炎病毒、埃可病毒、柯萨奇病毒

E. EB 病毒、埃可病毒、脊髓灰质炎病毒、柯萨奇病毒

9. 脊髓灰质炎病毒排出体外主要通过（　　）。

A. 鼻分泌物　B. 眼分泌物　C. 粪便

D. 小便　E. 飞沫

实训工单　病毒的动物接种法

【实验目的】

学习病毒的动物接种法。

【实验原理】

动物接种是分离培养病毒最早应用的方法。依据病毒种类不同，选择敏感的动物及合适的接种途径，以达到分离鉴定病毒、制备某些疫苗及诊断抗原，或研究某些病毒性疾病的发病机制等目的。

【实验用品】

（1）流行性乙型脑炎病毒悬液。

（2）3～5 日龄的小白鼠。

（3）1 mL 无菌注射器，针头，碘酒与乙醇消毒棉球等。

【实验步骤】

（1）以无菌注射器抽取病毒悬液 0.1 mL，并去除注射器内气泡。

（2）抓取小白鼠，用碘酒与乙醇消毒棉球消毒鼠耳与眼之间的部位，后将注射器于小白鼠颞部（眼与耳根连线的中点略偏耳朵）刺入硬脑膜下（进针 2～3 mm），感到进针阻力突然消失时，提示已达硬膜下腔，注入病毒液 0.02～0.03 mL。注射完毕，在拔出针头的同时应将注射部位皮肤稍向一边推移，以防液体外溢，用碘酒消毒注射部位，并将注射器煮沸消毒。

（3）将实验动物置于防蚊设备的室内饲养，每日观察两次，注意动物有无症状。

【实验总结】

实训名称	病毒的动物接种法			
序号	评估项目	分值	实训要求	得分
1	实验准备	15	按实验要求完成实验用品准备	
2	完成情况	15	按时按要求完成实训任务	
3	掌握程度	25	掌握病毒的动物接种法的基本操作	
4	实训记录	25	实验记录规范、完整	
5	团队合作	20	服从老师安排，能配合完成工作	
实验结果及分析：				

项目二十三 肝炎病毒

任务一 甲型肝炎病毒

1973 年 Feinstone 首先用免疫电镜技术在急性期患者的粪便中发现甲型肝炎病毒（*hepatitis A virus*，HAV）。1979 年细胞培养该病毒获得成功。HAV 为小 RNA 病毒科嗜肝 RNA 病毒属（原归类于新型肠道病毒 72 型）。人类感染 HAV 后，大多表现为亚临床或隐性感染，仅少数人表现为急性甲型肝炎。一般可完全恢复，不转为慢性肝炎或健康携带者。

甲型肝炎病毒

一、生物学特性

（一）形态与结构

病毒呈球形，直径为 27～32 nm，无包膜，核衣壳为二十面体立体对称型。在病毒的核心部位为单股正链 RNA，约含 7500 个核苷酸，具有感染性。HAV 免疫原性稳定。仅有 1 个血清型。

（二）抵抗力

HAV 对热、酸、碱及乙醚等均有较强的抵抗力，加热 100 ℃煮沸 5 min 才能使之灭活。对紫外线、乙醇、甲醛、石炭酸及漂白粉等较敏感，可消除其传染性。

二、致病性和免疫性

（一）传染源与传播途径

HAV 的传染源为患者和隐性感染者，病毒随患者粪便排出体外，通过污染水源、食物、海产品、食具等主要经粪 - 口途径传播，可造成散发或暴发流行。甲型肝炎的潜伏期为 15～50 天，平均 30 天。病毒常在患者转氨酶升高前的 4～6 天（潜伏期末）就出现于患者的血液和粪便中。发病 2～3 周后，随着血清中特异性抗体的产生，血液和粪便的传染性也逐渐消失。长期携带病毒者极罕见。HAV 主要侵犯儿童和青少年，感染后大多表现为隐性感染，但粪便中有病毒排出，是重要的传染源。

（二）致病机制

HAV 经口侵入人体，首先在口咽部或唾液腺中初步增殖，然后到达肠黏膜在局部淋巴结中增殖，并进入血流形成短暂的病毒血症，最终侵入靶器官肝脏，在肝细胞内大量复制，并通过胆汁排入肠道随粪便排出。甲型肝炎患者有明显的肝脏炎症，肝细胞肿胀、变性、溶解。临床表现多从发热、疲乏和食欲减退开始，继而出现肝大、压痛，肝功能损害，部分患者可出现黄疸。

（三）免疫性

无论 HAV 是显性感染还是隐性感染，机体都可产生持久的免疫力，抗-HAV IgM 在感染早期即出现，发病后 1 周达高峰，维持 2 个月左右逐渐下降；抗-HAV IgG 在急性期后期或恢复期早期出现，并可维持多年，对同型病毒的再感染有免疫力。另外，有活力的 NK 细胞，特异性效应 CTL 细胞在消灭病毒、控制 HAV 感染中也很重要。

三、微生物学检查与防治原则

对甲型肝炎的微生物学检查，以血清学检查和病原学检查为主。血清学检查包括 ELISA 试验检测患者血清中的抗-HAV IgM 和 IgG。抗-HAV IgM 具有出现早、短期达高峰与消失快的特点，是甲型肝炎早期诊断最可靠的血清学指标。抗-HAV IgG 的检测主要用于了解既往感染史并有助于流行病学调查。临床上一般不做病原学检查。必要时可取早期患者粪便标本，用放射免疫检测法（RIA）、ELISA，或用核酸杂交法及 PCR 等方法检测粪便、食物、水样中 HAV 的 RNA。

HAV 的预防主要是加强粪便管理、保护水源、注意饮食卫生，并做好卫生宣教工作，是预防甲型肝炎的首要环节。患者的排泄物、食具、物品和床单衣物等要认真消毒处理。特异性预防可使用甲型肝炎活疫苗，只注射一次即可获得持久免疫力，注射丙种球蛋白对紧急预防甲型肝炎有一定效果。

任务二　乙型肝炎病毒

乙型肝炎病毒（hepatitis B virus，HBV）是乙型肝炎的病原体，分类上归属于嗜肝 DNA 病毒科。

一、生物学特性

（一）形态与结构

电镜下 HBV 感染者血清中可见 3 种不同形态的病毒颗粒，即大球形颗粒、小球形颗粒和管形颗粒（图 5-7）。

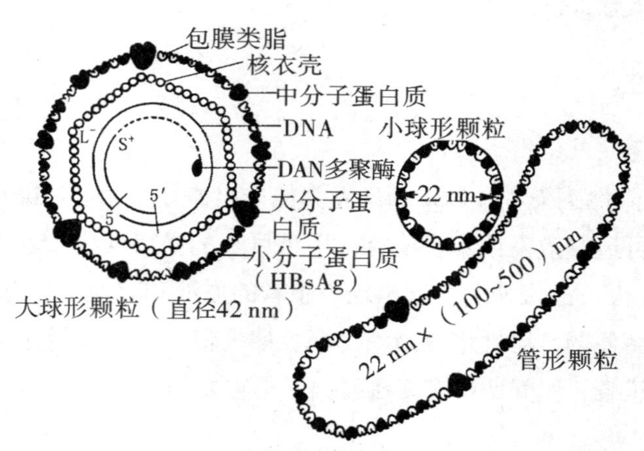

图 5-7　HBV 结构

1. 大球形颗粒　大球形颗粒又称为 Dane 颗粒，是有感染性完整的 HBV 颗粒，电镜下为双层结构的球形颗粒，直径为 42 nm。外层相当于病毒的包膜，由脂质双层和病毒编码的包膜蛋白组成，包膜蛋白包括 HBV 表面抗原（hepatitis B surface antigen，HBsAg）、前 S1（Pre S1）抗原和前 S2（Pre S2）抗原。内层为病毒的核心，相当于病毒的核衣壳，呈二十面体立体对称型，直径约 27 nm，核心表面的衣壳蛋白为 HBV 核心抗原（hepatitis B core antigen，HBcAg）。病毒核心内部含病毒的双链 DNA 分子和 DNA 多聚酶等。

目前，已可从感染 HBV 患者的血清中及感染肝脏提纯的病毒核心中分离出环状双链 DNA，从而确定 HBV 属于 DNA 病毒。

2. 小球形颗粒　直径为 22 nm，是 HBV 感染后血液中最多见的一种。成分为 HBsAg，即其中病毒的包膜蛋白组成，是由 HBV 在肝细胞内复制时产生过剩的 HBsAg 装备而成的，不含病毒 DNA 及 DNA 多聚酶，故无感染性。

3. 管形颗粒　直径为 22 nm，长度为 100 ~ 700 nm，是由小球形颗粒聚合而成，因此具有与 HBsAg 相同的免疫原性，亦存在于血液中。

（二）抗原组成

1. HBsAg　为 HBV 的外衣壳蛋白，存在于 Dane 颗粒外衣壳、小球形颗粒和管形颗粒上。HBsAg 阳性表示有 HBV 感染，可刺激机体产生相应的中和抗体，即抗-HBs 抗体，具有免疫保护作用。

2. HBcAg　存在于 Dane 颗粒的核心和乙型肝炎患者的肝细胞核内，其外被 HBsAg 所覆盖，一般不游离于血液循环中，故不易从感染者的血液中检出。HBcAg 免疫原性强，刺激机体产生抗-HBc，此抗体对病毒无中和作用。在乙型肝炎的急性期、恢复期和 HBsAg 携带者中常可测出抗-HBc。抗-HBc 阳性表示 HBV 在肝内持续复制。

3. e 抗原（HBeAg）　是由 Pre C 基因和 C 基因编码的产物，以可溶性蛋白的形式游离于血液循环中，其消长与病毒颗粒及病毒 DNA 多聚酶在血液中的消长基本一致，故 HBeAg 的存在可作为 HBV 复制及血清具有强传染性的指标之一。HBeAg 可刺激机体产生抗-HBe，对机体有一定保护作用。

（三）抵抗力

HBV 对外界环境的抵抗力较强，对低温、干燥、紫外线和一般化学消毒剂均有耐受性（如 70% 乙醇）。灭活 HBV 可采用加热煮沸 100 ℃ 10 min、高压蒸气、干烤 160 ℃，2 h 等方法。HBV 对 0.5% 氧乙酸、5% 氯酸钠、3% 白粉溶液敏感，可用于消毒。然而 HBV 的传染性和 HBsAg 的免疫原性并不一致，上述消毒手段仅能使 HBV 失去传染性，但仍可保留 HBsAg 的免疫原性。

二、致病性与免疫性

（一）传染源与传播途径

1. 传染源　主要传染源是乙型肝炎患者和无症状 HBV 携带者。HBV 可存在于传染源的血液和体液中（如唾液、乳汁、羊水、精液和阴道分泌物）等。

2. 传播途径

（1）血液和血制品传播：HBV 在血液循环中大量存在，而人又对其极易感，故只需极微量的污染血经微小伤口进入人体即可导致感染。因此，血液和血制品、注射、外科及牙科手术、针刺（如穿耳、文眉、文身）、共用剃刀或牙刷、皮肤黏膜的微小伤口等均可造成传播。

（2）性传播及接触传播：从 HBV 感染者的精液和阴道分泌物中可检出 HBV，乙肝病毒携带者的家庭成员通过密切接触（性行为、日常生活）而传播。

（3）垂直传播：多发生于胎儿期和围生期，HBsAg 和 HBeAg 双阳性的母亲，胎内传播率约为 10%，被感染新生儿出生时已呈 HBsAg 阳性。围生期感染指的是分娩时新生儿经产道时被感染，HBsAg 和 HBeAg 双阳性的母亲所生的婴儿 1 年内 HBsAg 阳转率为 64%，说明围生期感染率也较高。HBV 也可通过哺乳传播。

（二）致病机制

免疫病理反应以及病毒与宿主细胞间的相互作用是肝细胞损伤的主要原因。HBV 侵入机体后，首先感染以肝细胞为主的多种细胞，在细胞内复制产生完整的病毒颗粒，并分泌 HBsAg、HBcAg、HBeAg 等抗原成分，诱导机体产生特异性的体液免疫和细胞免疫。

1. 肝细胞因膜抗原的变化而遭受免疫系统的攻击（自身免疫反应） HBV 感染肝细胞后，肝细胞膜上除含有病毒特异性抗原外，还会引起肝细胞自身抗原性的改变，暴露出肝特异性脂蛋白（liver specific protein，LSP）抗原，LSP 可作为自身抗原诱导机体产生自身抗体，通过激活补体、ADCC 作用、效应 CTL 的杀伤作用或效应，Th1 释放淋巴因子的作用导致肝细胞损伤。在慢性肝炎患者血清中可检测到 LSP 抗体。

2. 免疫复合物沉积引起的损害 血清中游离的 HBsAg 和 HBeAg 与相应抗体结合，形成中等大小免疫复合物（IC），沉积于肝内或肝外小血管（如肾小球基底膜、关节滑液囊等处），激活补体，导致Ⅲ型超敏反应，故乙型肝炎患者可伴有肾小球肾炎、关节炎等肝外损害。IC 若大量沉积于肝内，可使肝毛细血管栓塞，导致急性重型肝炎。

3. 病毒变异和免疫功能的抑制 HBV 的 S 基因、C 基因和 Pre C 基因均具有较高的变异性，可逃避免疫系统的识别和攻击。HBV 感染后，机体免疫应答能力低下，IFN 产生不足，可导致靶细胞的 HLA Ⅰ类抗原表达低下，由于 CTL 杀伤靶细胞需要 HLA Ⅰ类抗原的参与，如果靶细胞 HLA Ⅰ类抗原表达低下，则 CTL 作用减弱，不能有效地清除病毒。

4. HBV 与原发性肝癌 HBV 感染与原发性肝细胞癌有密切关系，流行病学研究显示，我国超过 90% 的原发性肝细胞癌患者感染过 HBV，HBsAg 携带者发生原发性肝癌的危险性比正常人高 217 倍。

（三）机体抗 HBV 的免疫机制

1. 体液免疫 机体受 HBV 感染后，能产生一系列抗体，其中有保护作用的主要是抗 -PreS1、抗 -PreS2 和抗 -HBs，相应抗体可阻止 HBV 进入正常肝细胞，是清除细胞外游离 HBV 的重要因素。

2. 细胞免疫 HBV 抗原刺激免疫系统产生的效应 CTL，对感染 HBV 肝细胞的杀伤是机体清除细胞内 HBV 的最主要方式；此外，NK 细胞、单核巨噬细胞以及效应 Th1 细胞释放的细胞因子等也参与对靶细胞的杀伤。

三、微生物学检查与防治原则

（一）HBV 抗原与抗体的检测

常用检测方法中，ELISA 和 RIA 最为敏感，用 ELISA 检测患者血清中 HBV 抗原和抗体是目前临床上诊断乙型肝炎最常用的检测方法。

1. HBV 抗原的检测 需检测 HBsAg、HBeAg，必要时也可检测 Pre S1 和 Pre S2。无论其中哪一项抗原阳性，都提示有 HBV 感染。仅 HBsAg 一项阳性，见于 HBsAg 携带者或感染早期。HBeAg、Pre S1 和 Pre S2 阳性多表示病毒有活动性复制，血清具有强传染性。乙型肝炎潜伏期末和急性发病期可检出 HBsAg，约持续存在 2 个月；6 个月以上 HBsAg 仍未消失，多表示感染已转为慢性。

2. HBV 抗体的检测 HBV 感染后机体产生的特异性抗体包括抗-HBs、抗-Pre S1、抗-Pre S2、抗-HBc 及抗-HBe。发病早期即可检测到抗-HBc IgM，表示体内有 HBV 复制，是早期诊断的重要指标；抗 -HBc IgG 的产生晚于 IgM，见于恢复期和慢性感染。抗-HBc 抗体无保护作用，有保护作用的中和抗体主要是抗-HBs、抗-PreS1、抗-Pre S2，当体内检测到这些抗体时，相应的病毒抗原转阴，预示病情开始好转。

HBV 抗原、抗体的血清学标志与临床关系较为复杂，必须对几项指标同时分析，方能作出正确的诊断，（表 5-3）。

表 5-3　对 HBV 抗原、抗体的分析

HBsAg	HBeAg	抗-HBs	抗-HBe	抗 HBc	结果分析
+	−	−	−	−	无症状携带者，有传染性
+	+	−	−	−	急性或慢性乙型肝炎，或无症状携带者（血清传染性强）
+	+	−	−	+	急性或慢性乙型肝炎（传染性强，俗称“大三阳”）
+	−	−	+	+	急性感染趋向恢复（有传染性，俗称“小三阳”）
−	−	+	+	+	感染恢复期（传染性弱）
−	−	+	+	−	感染恢复期（传染性弱）
−	−	+	−	−	既往感染或接种过疫苗

（二）血清 HBV DNA 检测

应用核酸杂交技术、PCR 技术可以直接检测 HBV DNA，具有特异性强、敏感性高的特点，可测出极微量的病毒。检出 HBV DNA 是病毒存在和复制最可靠的指标，因此已被广泛应用于临床诊断和药物效果的评价。

（三）防治原则

1. 一般性预防　加强对供血员的筛选，以降低输血后乙型肝炎的发生；患者的血液、分泌物和排泄物，用过的食具、药杯、衣物、注射器和针头等均需严格消毒；提倡使用一次性注射器等。

2. 特异性预防

（1）人工主动免疫：基因工程疫苗是将编码 HBsAg 的基因克隆到酵母菌、哺乳动物细胞或牛痘苗病毒中高效表达，产生 HBsAg 经纯化而制成的疫苗；其优点是可以大量制备且排除血源疫苗中可能存在的未知病毒感染。

（2）人工被动免疫：含高效价抗-HBs 的人血清免疫球蛋白（HBIg）可用于紧急预防。在紧急情况下，立即肌内注射 HBIg 0.08 mg/kg，在 8 天之内有预防效果，2 个月后需再重复注射 1 次。随之再进行人工主动免疫。

（3）治疗：对乙型肝炎尚无特效疗法，一般认为用广谱抗病毒药物调节机体免疫功能并与护肝药物联合应用为好。拉米夫定、泛昔洛韦、单磷酸阿糖腺苷（Ara-A）、IFN 以及清热解毒和活血化瘀的中药等对 HBV 感染有一定的疗效。

任务三　其他肝炎病毒

一、丙型肝炎病毒

丙型肝炎病毒（*hepatitis C virus*，HCV）是丙型肝炎的病原体。HCV 感染呈全球性分布，主要经血或血制品传播。其重要特征是感染易于慢性化，急性期后易发展成慢性肝炎，部分患者可进一步发展为肝硬化或肝癌。

（一）生物学特性

HCV 病毒体呈球形，直径约 50 nm，为单股正链 RNA 病毒，在核衣壳外包绕含脂质的包膜，包膜上有刺突，主要在肝细胞内复制。人类是 HCV 的天然宿主，黑猩猩是敏感动物，体外培养至今仍很困难。HCV 对脂溶剂（如乙醚、氯仿等）敏感，加热 100 ℃，5 min，紫外线照射、甲醛处理等可使之灭活。

（二）致病性与免疫性

HCV 传播途径与 HBV 相似，主要经输入含 HCV 或 HCV-RNA 的血浆或血液制品而传播。HCV 引起肝细胞病变的机制和临床表现与 HBV 类似，其不同之处包括①以隐性感染者更多见；②更易发展为慢性肝炎；③ HCV 免疫原性较弱，难以刺激机体产生高效价的抗体，易引起免疫耐受或持续感染，对再感染亦无保护力。

（三）微生物检查与防治原则

1. 微生物检查　使用 ELISA 和 RIA 检测体内血清中抗 HCV 抗体是目前诊断 HCV 的最常用方法，可快速筛选献血员及诊断丙型肝炎。抗-HCV 阳性表示已感染 HCV。

2. 防治原则　丙型肝炎的重点应放在对献血员的管理，必须对献血员进行抗-HCV 的检测，以减少 HCV 的感染和传播。加强消毒隔离制度，防止医源性传播。

二、丁型肝炎病毒

1977 年，意大利学者用免疫荧光法在慢性乙型肝炎患者的肝细胞核内发现一种新的病毒抗原，当时称其为 δ 抗原。通过黑猩猩实验发现，自肝组织提取的这种 δ 抗原可引起实验动物感染。以后证实它是一种缺陷病毒，必须在 HBV 或其他嗜肝 DNA 病毒的辅助下才能复制，现已正式命名为丁型肝炎病毒（*hepatitis D virus*，HDV）。

（一）主要生物学特性

HDV 为体形细小的球形颗粒，直径为 35 ~ 37 nm，有包膜，但包膜蛋白由 HBV 编码，是 HBV 的 HBsAg。核心由 HDV RNA 和与之结合的丁型肝炎病毒抗原（HDAg）组成。HDV RNA 为单股负链环状 RNA，长度约 1.7 kb，是已知动物病毒中最小的基因组。

（二）致病性与免疫性

HDV 传播途径与 HBV 相似，HDV 感染方式有如下两种类型。

1. 联合感染　即从未感染过 HBV 正常的人，同时发生 HBV 和 HDV 的感染。

2. 重叠感染　即在已有 HBV 感染的基础上再感染 HDV。重叠感染常可导致原有的乙型肝炎病情加重与恶化，故在发现重症肝炎时，应注意有无 HBV 和 HDV 的重叠感染。

（三）微生物学检查与防治原则

1. 微生物学检查　用 ELISA 或 RIA 方法分别测定感染者血清中抗-HDV IgM 和抗-HDVIgG，是目前诊断 HDV 感染的常规方法。抗-HDVIgM 升高有助于早期诊断；抗-HDV IgG 升高及 IgM 的持续阳性可用于诊断慢性感染。

2. 防治原则　切断 HDV 的传播途径是主要预防措施之一。HDV 与 HBV 有相同的传播途径，防治乙型肝炎的措施同样适用于丁型肝炎。由于 HDV 是缺陷病毒，如果抑制 HBV 的增殖，则 HDV 亦不能复制。

三、戊型肝炎病毒

戊型肝炎病毒（*hepatitis E virus*，HEV）是引起戊型肝炎的病原体，引起的戊型肝炎过去曾称为经消化道传播的非甲非乙型肝炎，1989 年，美国学者 Reyes 等成功地克隆了 HEV 基因组，并将其正式命名为 HEV。

（一）主要生物学特性

HEV 是单股正链 RNA 病毒，呈球形，平均直径为 32～34 nm，无包膜，表面有锯齿状刻缺和突起，形似杯状，曾归类于杯状病毒。HEV 可感染黑猩猩、食蟹猴、恒河猴、非洲绿猴、须犹猴及乳猪等多种动物，可用于分离病毒。HEV 在碱性环境中稳定，有镁离子、锰离子存在情况下可保持其完整性，对高热敏感，煮沸可将其灭活。

（二）致病性

HEV 随患者粪便排出，主要经粪 - 口途径传播，并可经污染食物，水源引起散发或暴发流行，发病高峰多在雨季或洪水后。潜伏期为 10～60 天，平均为 40 天。病毒经胃肠道进入血流，在肝细胞内复制，释放于血液和胆汁中，经粪便排出体外。潜伏期末和急性期初的患者粪便排毒量最大，传染性最强，是戊型肝炎的主要传染源。HEV 通过对肝细胞的直接损伤和免疫病理作用引起肝细胞的炎症或坏死。临床上表现为急性戊型肝炎（有急性黄疸型和无黄疸型）、重症肝炎以及胆汁淤积性肝炎。

（三）微生物学检查与防治原则

1. 微生物学检查　用 ELISA 法检查血清中的抗-HEV IgM 或 IgG，抗-HEV IgM 出现早、消失快，可作为早期患者的诊断依据。也可通过免疫电镜从粪便中查病毒颗粒。

2. 防治原则　HEV 传播途径与 HAV 相似，因此一般性预防原则与甲型肝炎相同。保护水源、做好粪便管理，加强食品卫生监督、注意个人及环境卫生等尤为重要。目前尚无有效疫苗和特异性抗病毒药物可供防治。

四、新近发现的肝炎相关病毒

（一）庚型肝炎病毒

庚型肝炎病毒（*hepatitis G virus*，HGV）是 1996 年自 1 例输血后肝炎患者体内分离获得的，与 HCV 同属黄病毒科，全长约 9.5 kb，为单股正链 RNA 病毒，其基因组与 HCV 有 26% 同源性。HGV 单独感染时临床症状不明显，一般不损害肝脏。HGV 常与 HBV 或 HCV 发生联合感染，故有学者认为 HGV 可能是一种辅助病毒。

（二）己型肝炎病毒

己型肝炎病毒（*hepatitis F virus*，HFV）是近年来发现的一类经肠道传播的又一种肝炎病毒，为 RNA 病毒，但由于 HFV 尚未分离成功，故对 HFV 了解甚少。

（三）TT 型肝炎病毒

TT 型肝炎病毒是 1997 年首先从日本 1 例输血后非甲至庚型肝炎病毒患者的血清中发现的一种新的病毒基因序列，遂以患者姓名的缩写命名。

课后习题

1. 下列病毒中属于 DNA 病毒的是（　　）。

A. HAV　　B. HBV　　C. HCV

D. HDV　　E. HEV

2. 下列是乙型肝炎的主要传播途径的是（　　）。

A. 母婴传播　　B. 血液传播　　C. 血制品传播

D. 以上全是　　E. 以上都不是

3. 完整的 HBV 颗粒是（　　）。

A. 大球形颗粒　　B. 小球形颗粒　　C. 管形颗粒

D. 以上都是　　E. 以上都不是

4. 下列不是乙肝五项指标的是（　　）。

A. HBsAg　　B. HBcAg　　C. HBsAb

D. HBcAb　　E. HBeAg

5. HBV 最重要的传播途径是（　　）。

A. 消化道　　B. 输血和注射　　C. 一般接触

D. 医学节肢动物叮咬传播　　E. 垂直传播

6. HAV 的主要传播途径是（　　）。

A. 呼吸道传播　　B. 消化道传播　　C. 血液接触

D. 蚊虫叮咬　　E. 性接触

7. HAV 不能引起（　　）。

A. 隐性感染　　B. 急性感染　　C. 急性黄疸型肝炎

D. 慢性肝炎　　E. 急性无黄疸型肝炎

8. 属于缺陷病毒的是（　　）。

A. HAV　　B. HBV　　C. HCV

D. HDV　　E. HEV

9. HDV 复制必须有下列哪种病毒存在？（　　）

A. HAV　　B. HBV　　C. HCV

D. HDV　　E. HEV

10. HBV 感染不引起（　　）。

A. 急性肝炎　　B. 慢性肝炎　　C. 重症肝炎

D. 肝豆状核变性　　E. 肝细胞癌

实训工单　HBV 血清学检测——反向间接血凝实验

【实验目的】

学习 HBV 的血清学检测方法；能够分析乙型肝炎抗原体系列检测的结果及临床意义。

【实验原理】

以戊二醛、甲醛处理绵羊红细胞，使红细胞表面阳离子化。在 pH 4.0 的条件下纯化的抗-HBs 的 IgG 可吸附在这种红细胞上，红细胞成为抗体的载体，此即致敏红细胞。致敏红细胞表面的 IgG 遇到 HBsAg 时两者特异性结合，使红细胞被动凝集。因此，红细胞的凝集与否可用来判断待标本中是否有 HBsAg。通常用抗原致敏红细胞以检测抗体，称为被动血凝试验。现在用抗体致敏红细胞检测抗原，故称为反向间接血凝试验。

【实验用品】

（1）抗-HBs 致敏的红细胞。

（2）稀释剂：生理盐水。

（3）无菌针头、V 形或 U 形血凝板、毛细滴管（0.025 mL）、乙醇、碘酒、无菌干棉球、小试管等。

【实验步骤】

（1）取小试管 1 支，用毛细滴管加入生理盐水 7 滴。

（2）无菌法取耳血 2 滴，置于盛有生理盐水小试管中。

（3）将小试管置离心机内 1500～2000 r/min，离心 5 min，使红细胞沉淀。此时，血清稀释度为 1∶8。

（4）用笔在 V 形或 U 形血凝板上标记稀释倍数（1∶8、1∶16、1∶32、1∶64）及对照孔（红细胞对照孔），取另一支毛细滴管从第二孔开始，每孔加一滴生理盐水（第一孔不加）。

（5）用这支毛细滴管吸取 1∶8 稀释的血清于第 1、2 孔内各加 1 滴，第二孔（1∶16）反复吹吸三次后取一滴加至第三孔（1∶32），逐倍稀释至 1∶64 孔内，然后吸出一滴，同毛细滴管一起置于消毒缸内，红细胞对照孔不加血清。

（6）在抗-HBS 致敏血清安瓿瓶中加 2 mL 生理盐水，轻轻摇匀，红细胞浓度即为 2.5%。取另一只毛细滴管吸取 2.5% 致敏红细胞从对照孔开始每孔加一滴。

（7）将血凝板置于桌面上轻轻振摇数次。放于室温 30～60 min，观察结果。

【实验总结】

实训名称	HBV 血清学检测——反向间接血凝实验			
序号	评估项目	分值	实训要求	得分
1	实验准备	15	按实验要求完成实验用品准备	
2	完成情况	15	按时按要求完成实训任务	
3	掌握程度	25	掌握 HBV 血清学检测——反向间接血凝实验的基本操作	
4	实训记录	25	实验记录规范、完整	
5	团队合作	20	服从老师安排，能配合完成工作	

续表

实训名称	HBV 血清学检测——反向间接血凝实验	
实验结果及分析：		

项目二十四 逆转录病毒

任务一 人类免疫缺陷病毒

人类免疫缺陷病毒（HIV）是获得性免疫缺陷综合征（acquired immunodeficiency syndrome，AIDS）的病原体。HIV 分为两型：HIV-1 和 HIV-2。HIV-1 是导致 AIDS 的主要病原，因此目前关于 HIV 的了解主要来自对 HIV-1 的研究。HIV 主要通过性接触、血液、垂直感染等方式传播，病毒感染后损伤机体免疫系统，最终并发各种致死性的机会性感染或恶性肿瘤。

一、生物学性状

（一）形态与结构

HIV 呈球形，直径为 100 ~ 120 nm，有包膜，核衣壳为二十面体（衣壳蛋白，p24），病毒颗粒中含有 2 条相同的单股正链 RNA。外衣壳蛋白（p17）的外面包被有类脂成分的双层包膜，其中嵌有 gp120 和 gp41 2 种病毒特异的糖蛋白。gp41 为跨膜蛋白，将 gp120 锚定在包膜上，gp120 构成包膜表面的刺突，易变异，与宿主识别、吸附易感细胞有关（图 5-8）。

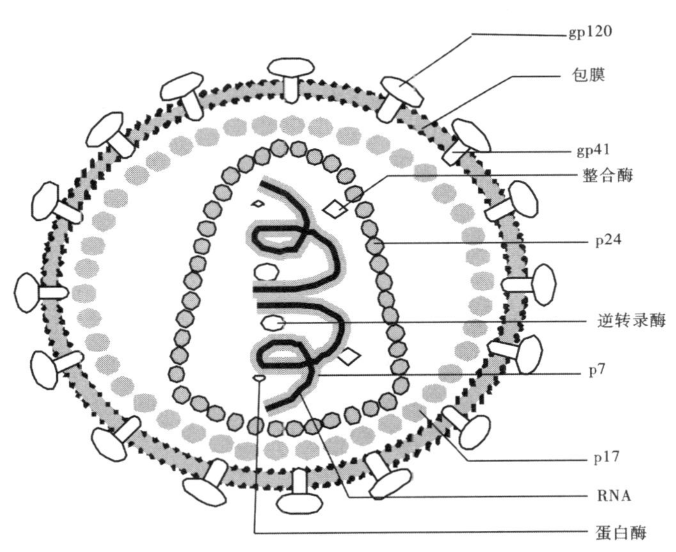

图 5-8 HIV 形态与结构

（二）培养特性

在体外，HIV 只感染 $CD4^+$ 的 T 淋巴细胞和巨噬细胞。实验室中常用新鲜分离的正常人 T 淋巴细胞或用患者自身分离的 T 淋巴细胞培养。HIV 亦可在某些 T 淋巴细胞株（如 H9、CEM）中增殖，由于感染 HIV 的细胞其表面表达大量的 gp120，可与周围没有被感染的 $CD4^+$ 细胞发生融合而形成多核巨细胞，使细胞出现不同程度的病变，培养液中可测到逆转录酶活性，而培养细胞中可查到病毒的抗原。

（三）病毒的复制

1. HIV 的受体　全部慢病毒均利用 $CD4^+$ 分子作为受体。HIV 的主要靶细胞是 $CD4^+$ 的 T 淋巴细胞和单核 - 巨噬细胞系统，皮肤的朗格汉斯细胞、淋巴结的滤泡树突状细胞、神经小胶质细胞等也能被感染。

2. 病毒复制过程　HIV 病毒体的包膜糖蛋白首先与细胞膜上的 $CD4^+$ 分子相互作用，并发生结构改变，活化病毒糖蛋白 gp41 中的融合肽，介导病毒包膜与宿主细胞膜发生融合。继而核衣壳进入细胞质内脱壳，并释放病毒 RNA 以进行复制。在病毒自身逆转录酶的作用下，病毒以自身 RNA 为模板，经逆转录形成互补的负链 DNA，构成 RNA-DNA 中间体。在病毒整合酶的协助下，病毒 DNA 整合入细胞染色体中。在宿主细胞的 RNA 聚合酶作用下，病毒 DNA 转录形成 RNA。有些 RNA 经拼接而成为病毒 mRNA；另一些 RNA 经加帽和添尾则可作为病毒的子代 RNA。mRNA 在细胞核糖体上先翻译成大分子多肽，在病毒蛋白酶的作用下，多肽被裂解并适当折叠成各种结构蛋白和调节蛋白。病毒子代 RNA 与一些结构蛋白装配成核衣壳，并从宿主细胞膜获得包膜组成完整的有感染性的子代病毒。最后以出芽方式释放到细胞外（图 5-9）。

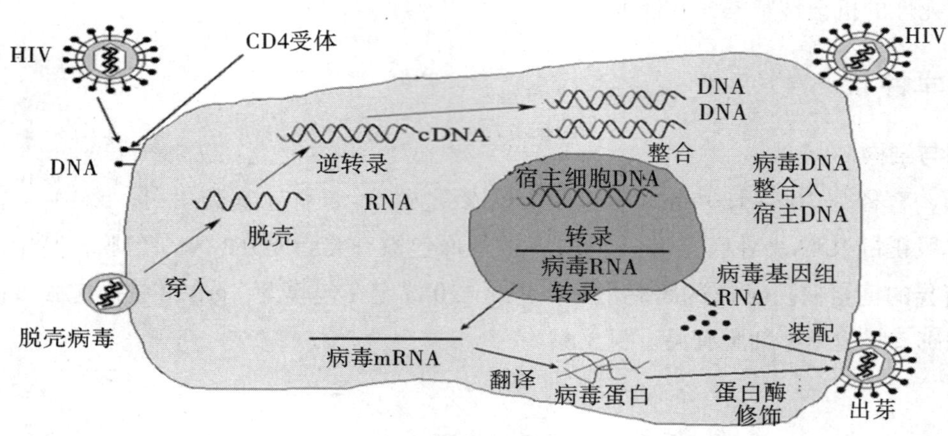

图 5-9　HIV 侵入靶细胞及复制过程

二、致病性与免疫性

（一）传染源与传播途径

AIDS 的传染源是 HIV 无症状携带者和 AIDS 患者。从其血液、精液、阴道分泌物、乳汁、唾液、脑脊液、骨髓、皮肤及中枢神经组织等标本中，均可分离到病毒。主要传播方式有性传播、血液传播和母婴传播。人对 HIV 普遍易感。性乱交者、同性恋者、双性恋者、性病患者、静脉吸毒者为本病的高危人群。

（二）致病机制

1. 单核 - 巨噬细胞损伤　感染早期，以嗜巨噬细胞性 HIV（R5）为优势。单核 - 巨噬细胞可抵抗 HIV 的裂解细胞作用，病毒可在细胞内长期潜伏并随其游走扩散。

2. $CD4^+$T 淋巴细胞的损伤　$CD4^+$T 淋巴细胞是 HIV 的主要靶细胞。随着感染进程，HIV 的细胞亲嗜性转为嗜 T 淋巴细胞为主。AIDS 主要表现为 $CD4^+$T 淋巴细胞数量减少及功能下降。

3. 其他免疫细胞的损伤　HIV gp41 可诱导多克隆 B 淋巴细胞活化，导致 B 淋巴细胞功能紊乱及抗体应答能力下降。

（三）临床表现

1. *急性感染期* HIV 感染后入侵 $CD4^+$ 细胞（T 淋巴细胞、单核 - 巨噬细胞、树突状细胞等），大量复制，出现病毒血症。病毒血症维持 5 ~ 7 天，病毒 RNA 载量可＞ 10%/mL。急性感染期 $CD8^+$T 淋巴细胞数增加，各种细胞因子和趋化因子合成与分泌，感染者出现类似流感的非特异性症状，如发热、头痛、乏力、咽痛、腹泻等。一般 2 ~ 3 周后，症状自行消退，进入无症状潜伏期。

2. *无症状潜伏期* 在急性感染后 3 ~ 6 个月内，$CD4^+$T 淋巴细胞的数量恢复，接近正常水平。之后，其细胞数量通常会以每年 25 ~ 60 个细胞 /μL 的量稳定持续下降。HIV-1 可以潜伏长达数年至数十年。此期患者一般无临床症状或症状轻微，伴无痛性淋巴结肿大。

3. *AIDS 相关综合征期* 随着 HIV 大量复制，造成机体免疫系统进行性损伤，各种症状开始出现，如低热、盗汗、全身倦怠、慢性腹泻及全身持续性淋巴结肿大等，症状逐渐加重。

4. *免疫缺陷期* 为典型 AIDS 期。此期患者血中 HIV 载量高，$CD4^+$T 淋巴细胞明显下降（＜ 200 细胞个 /μL），免疫严重缺损，合并各种机会性感染和恶性肿瘤。未经治疗者通常在临床症状出现后 2 年内死亡（图 5-10）。

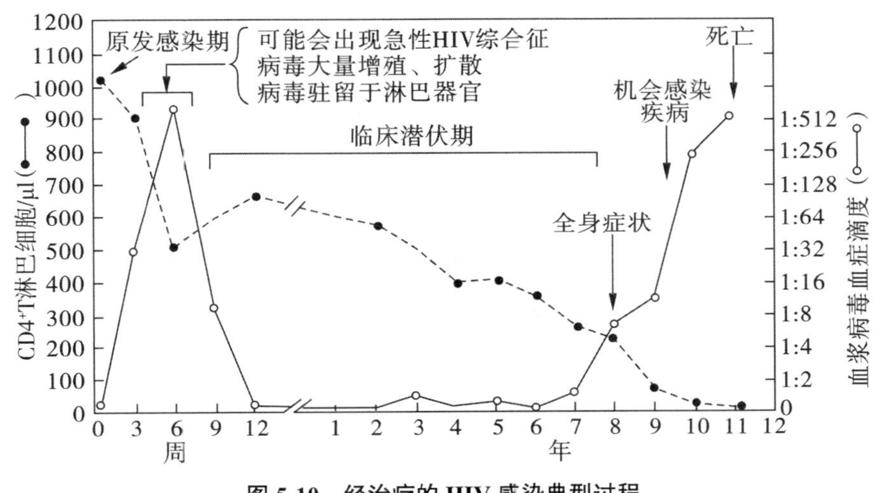

图 5-10 经治疗的 HIV 感染典型过程

5. *恶性肿瘤* AIDS 患者表现出免疫抑制的另一倾向是发生恶性肿瘤。AIDS 相关的恶性肿瘤包括卡波西肉瘤、非霍奇金淋巴瘤、肛门癌、宫颈癌及霍奇金淋巴瘤等。其中卡波西肉瘤与 HHV-8 感染相关；肛门癌及宫颈癌与 HPV 感染相关。

（四）免疫性

迄今为止，对 HIV 感染介导的免疫应答机制仍不完全清楚。HIV 感染后，机体可产生抗 HIV 多种蛋白的抗体，其中针对病毒包膜的一些抗体具有保护作用（中和抗体），但是中和抗体滴度通常较低，而且大多数抗包膜抗体为非中和抗体。中和抗体能在急性感染期降低血清中的病毒量，但不能完全清除体内病毒。由于病毒包膜抗原的高度变异性，变异的病毒不能被已经存在的中和抗体所清除。HIV 感染也刺激机体产生细胞免疫应答，CTL 对杀伤 HIV 感染的细胞和阻止病毒经细胞接触而扩散有重要作用，但 CTL 也不能彻底清除体内潜伏感染的细胞。因此，尽管机体产生对 HIV 的细胞免疫应答和体液免疫应答，HIV 仍能不断在体内活跃复制，构成持续感染状态。

三、微生物学检查与防治原则

（一）微生物学检查

1. 检测抗体　主要的方法有 ELISA、IFA、RIA、免疫印迹。这些试验存在假阳性，适用于 HIV 抗体的初筛检查，阳性者必须再用免疫印迹试验检测针对 HIV 不同结构蛋白的抗体做确认试验。

2. 检测病毒及其组分

（1）测定病毒抗原：常用 ELISA 检测 HIV 的核心蛋白 p24。这种抗原通常出现于病毒的急性感染期。在潜伏期中常为阴性，AIDS 症状出现时，p24 抗原含量又可重新上升。

（2）测定病毒核酸：应用多种方法，如逆转录 - 聚合酶链反应（RT-PCR）和支链 DNA 扩增反应（bDNA）定量检测血浆中的 HIV RNA，其敏感度可达 20 ~ 50 copies/mL。

（二）防治原则

1. 综合措施　由于 AIDS 的高度致死性与惊人的蔓延速度，目前尚无疫苗预防，药物不能完全控制。只能多加宣传，大力推广和实施有效干预措施。

2. 抗病毒治疗　临床上用于治疗 AIDS 的药物分为核苷类逆转录酶抑制剂、非核苷类逆转录酶抑制剂、蛋白酶抑制剂和病毒包膜融合抑制剂。

知识链接

世界艾滋病日

12 月 1 日是一年一度的世界艾滋病日，旨在提高公众对 HIV 病毒引起的 AIDS 在全球传播的意识。定为 12 月 1 日是因为第一个 AIDS 病例是在 1981 年 12 月 1 日诊断出来的。据统计，截至 2023 年，全球约有 3990 万 AIDS 病毒感染者，其中接近 1/4，即 930 万人未能获得拯救生命的治疗，导致每 1 分钟就有 1 人因 AIDS 相关原因死亡。防治 AIDS 任重道远，需要全社会共同努力。面对因 AIDS 而酿成的一桩桩悲剧，不需要旁观者，要用自己的力量扭转这场恶性流行病的传播态势——团结全社会的力量，以我们所能做到的各种方式，共同抗击 AIDS！

任务二　人类嗜 T 淋巴细胞病毒Ⅰ型、Ⅱ型

人类嗜 T 淋巴细胞病毒Ⅰ型（HTLV-Ⅰ）和Ⅱ型（HTLV-Ⅱ）是 20 世纪 80 年代初期分别从 T 淋巴细胞白血病和毛细胞白血病患者的外周血淋巴中细胞中培养分离出的人类逆转录病毒，分类上属于 RNA 肿瘤病毒属。

一、生物学性状

HTLV-Ⅰ和 HTLV-Ⅱ在电镜下呈球形，直径约 100 nm。病毒包膜表面的刺突嵌有病毒特异的糖蛋白（gp120），能与细胞表面的 CD4 受体结合，与病毒的感染、侵入细胞有关。内层衣壳含 p18、p24 两种结构蛋白。中心含病毒 RNA 及逆转录酶。

HTLV-Ⅰ与 HTLV-Ⅱ基因组的同源性约 50%。

二、致病性

HTLV-Ⅰ和 HTLV-Ⅱ仅感染 $CD4^+$T 淋巴细胞并在其中生长，使受感染的 T 淋巴细胞发生转化，最后发展成 T 淋巴细胞白血病。HTLV-Ⅰ可通过输血、共用注射器或性接触传播，主要引起成人 T 淋巴细胞白血病，也能引起热带下肢痉挛性瘫痪和 B 细胞淋巴瘤；HTLV-Ⅱ则可引起毛细胞白血病和慢性 $CD4^+$ 细胞瘤。

三、微生物学检查与防治原则

检查 HTLV-Ⅰ或 HTLV-Ⅱ感染所用的病毒分离和抗体测定方法与检查 HIV 相似。应用免疫印迹法检测抗体可对 HTLV-Ⅰ、HTLV-Ⅱ和 HIV 3 种病毒的抗体进行区分。目前尚未研制出有效的 HTLV 疫苗。抗病毒药中，只有齐多夫定有一定的治疗效果。

课后习题

1. AIDS 的病原体是（　　）。

A. AIDS　　B. HIV　　C. HCV

D. SARS　　E. HAV

2. HIV 侵犯的细胞有（　　）。

A. $CD4^+$T 淋巴细胞　　B. $CD8^+$T 淋巴细胞　　C. B 淋巴细胞

D. 星形细胞　　E. NK 细胞

3. HIV 的传播方式不包括（　　）。

A. 性接触　　B. 输血传播　　C. 垂直传播

D. 使用生物制品　　E. 食具、餐具传播

4. 属于逆转录病毒的是（　　）。

A. HIV　　B. EB 病毒　　C. 乙型肝炎病毒

D. 单纯疱疹病毒　　E. 巨细胞病毒

5. 与 HIV 感染特点不相符的是（　　）。

A. 潜伏期长　　B. 可垂直传给胎儿　　C. 免疫严重受损

D. 性传播　　E. 常因外源性感染而致死

6. 男，29 岁。被确诊为 HIV 感染者，体形消瘦，器官衰竭，经常发生肺感染，造成免疫低下，其机制主要是（　　）。

A. 神经胶质细胞减少　　B. 树突状细胞减少　　C. 吞噬细胞被破坏

D. 中和抗体保护作用低　　E. $CD4^+$T 淋巴细胞大量被破坏

实训工单　病毒的血清学鉴定——中和试验

【实验目的】

学习病毒中和试验。

【实验原理】

感染病毒的机体常产生特异性中和抗体，此抗体有能使相应病毒失去感染力的作用。将被检血清分别与病毒悬液以不同比例混合后，再接种培养的细胞，根据细胞出现病变的程度，计算中和抗体的效价。

【实验用品】

（1）脊髓灰质炎病毒悬液、人胚肾细胞管、待检血清（56 ℃，30 min 灭活）。

（2）细胞维持液、Hank's 液。

（3）无菌小试管、无菌吸管等。

【实验步骤】

（1）稀释血清：将血清标本以无菌方法用 Hank's 液从 1∶5 开始作连续 4 倍稀释（即 1∶5、1∶20、1∶80、1∶320、1∶1 280），然后分别按每管 0.25 mL 加入一排无菌试管内。

（2）病毒：将脊髓灰质炎病毒悬液按其半数组织培养感染剂量（50% tissue culture infective does，TCID50）TCID50 进行稀释，使每 0.1 mL 含 100 TCID50 病毒量［如病毒效价为（10^{-7}）/0.1 mL，则稀释度 10^{-5} 即可］。然后于各试管中分别加入与血清等量（每管 0.25 mL）的病毒悬液，混匀后放 37 ℃ 水浴中作用 1～3 h。

（3）接种细胞管：各稀释度的血清—病毒混合液，按每管 0.2 mL 各接种 2 支人胚肾细胞管（表 5-4），并于各管中再添加 0.8 mL 细胞维持液，置 37 ℃ 培养 5～7 天，每天观察并记录结果。

（4）对照：试验时，需做血清（1∶5）对照、病毒（100 $TCID_{50}$/0.1 mL）对照及正常细胞对照，各对照组均为 2 管。

表 5-4　中和试验

材料（mL）	试管号				
	1	2	3	4	5
稀释倍数	1∶5	1∶20	1∶80	1∶320	1∶1 280
待检血清	0.25	0.25	0.25	0.25	0.25
病毒悬液(100 TCID50/0.1 mL)	0.25	0.25	0.25	0.25	0.25
37 ℃水浴中作用1~3 h，每一稀释度的额血清-病毒混合液接种2支人胚肾细胞管					
血清-病毒混合液	0.2	0.2	0.2	0.2	0.2
细胞维持液	0.8	0.8	0.8	0.8	0.8
37 ℃培养5~7天					

【实验总结】

实训名称	病毒的血清学鉴定——中和试验			
序号	评估项目	分值	实训要求	得分
1	实验准备	15	按实验要求完成实验用品准备	
2	完成情况	15	按时按要求完成实训任务	
3	掌握程度	25	掌握病毒的血清学鉴定——中和试验的基本操作	
4	实训记录	25	实验记录规范、完整	
5	团队合作	20	服从老师安排，能配合完成工作	
实验结果及分析：				

项目二十五　其他病毒

任务一　狂犬病毒

狂犬病毒(*rabies virus*)属弹状病毒科狂犬病毒属，是一种嗜神经病毒，主要在家畜和野生动物中传播。人主要是被病畜或带病毒的动物咬伤而感染。

一、生物学特性

狂犬病毒外形似子弹状，核酸为单股负链 RNA，核衣壳为螺旋对称型，外面包有脂蛋白包膜，其表面有许多糖蛋白刺突。病毒大小约 180 nm × 70 nm。其动物感染范围较广，在易感动物或人的中枢神经细胞中增殖时，细胞质内形成嗜酸性圆形或椭圆形包涵体，称为内基小体。

二、致病性

人患狂犬病主要是被患病动物咬伤所致或由患犬唾液污染伤口引起。患犬唾液里的病毒通过伤口进入体内，潜伏期为 10 天 ~ 1 年，其时间长短取决于病毒的数量、机体的免疫状态以及被咬部位与头部中枢神经的距离。病毒主要引起脑和脊髓广泛性病理损伤。发病早期临床症状有发热、乏力、流涎等，继而出现典型的神经兴奋性增高的症状，患者躁动不安，吞咽或饮水时咽喉肌肉痉挛，甚至恐水、恐声，故又称为恐水症。

三、微生物学检查与防治原则

（一）微生物学检查

光镜检查死亡患者或病犬脑组织发现内基小体，可确诊。各种脑组织标本经 Seller 染液染色，内基小体呈淡紫色至亮红色，其内部可见碱性颗粒。用 RT-PCR 可检测标本中狂犬病毒 RNA。人被犬等咬伤后，应检查动物是否患狂犬病，可捕捉动物并隔离观察。若 7 ~ 10 天动物不发病，一般认为动物未患狂犬病或咬人时唾液中无狂犬病毒。若 7 ~ 10 天内发病，则杀死动物，用免疫荧光法检测脑组织的病毒抗原，同时检查内基小体。

（二）防治原则

预防主要是加强对犬的管理，注射犬用疫苗，并捕杀野犬。人被咬伤后应立即用 20% 皂水、0.1% 洁尔灭或清水反复冲洗伤口，再用 75% 乙醇及碘酒涂擦；在伤口周围注射高效价抗狂犬病毒血清进行被动免疫；同时进行疫苗接种，由于狂犬病的潜伏期较长，及早接种疫苗，可以预防发病。

任务二 虫媒病毒

虫媒病毒为一群通过吸血的节肢动物传播疾病的病毒，分别属于披膜病毒科、黄病毒科、布尼亚病毒科等。我国常存在的有流行性乙型脑炎病毒、登革病毒和森林脑炎病毒等。

一、流行性乙型脑炎病毒

流行性乙型脑炎病毒简称乙脑病毒，是流行性乙型脑炎（简称乙脑，亦称日本脑炎）的病原体，属黄病毒科黄病毒属。乙脑在夏、秋季流行，儿童、成人均可发病。该病起病急、病情重、病死率高。

（一）生物学特性

乙脑病毒呈球形，直径为 20 ~ 30 nm。核酸为单股正链 RNA，衣壳外有包膜，其表面为血凝素刺突，能凝集雏鸡、鸽和鹅的红细胞，其相应抗体能抑制血凝并有中和病毒的作用。在动物、鸡胚和组织培养细胞中均可增殖。该病毒抗原性稳定，抗原性单一，因此疫苗预防效果较好。

（二）致病性与免疫性

1. 传播媒介　在我国，该病毒的主要传播媒介是三带喙库蚊。乙脑流行高峰在 6–9 月，与蚊密度高峰一致。

2. 传染源和储存宿主　蚊感染病毒后，在一定的外界气温条件下，经过 1 ~ 2 周，病毒在蚊体内增殖，此时如叮咬猪、牛、羊等家畜或禽类，均可引起感染。猪 - 蚊 - 猪是乙脑病毒自然循环的主要环节，而幼猪对乙脑病毒易感性高，是最重要的传染源，也是发病高峰环节中最重要的中间宿主和扩散宿主。动物感染后一般不出现明显症状，但感染蚊子叮咬人时，可使人感染。

3. 所致疾病　乙脑隐性感染较多，显性患者多为儿童，病毒可导致两次病毒血症，引起发热、寒战等症状。若病毒数量大，毒力强，机体防御能力低，则可侵入脑组织大量繁殖，产生脑实质和脑膜病变，主要症状为高热、头痛、呕吐、惊厥及昏迷等，病死率高。

4. 免疫性　乙脑病毒感染机体后，体内在 4 ~ 5 天出现血凝抑制抗体，发病 1 周后出现中和抗体，持续数年至终身。隐性感染同样可获得免疫力。

（三）微生物学检查与防治原则

1. 微生物学检查　从血液或脑脊液标本中分离乙脑病毒较为困难，故临床诊断多采用血清学方法。用血凝抑制试验和 ELISA 测 IgM 类抗体，有助于乙脑的早期诊断。

2. 防治原则　防蚊灭蚊是预防乙脑的有效措施，接种疫苗是当前保护易感者的主要手段。乙脑流行区应对 10 岁以下儿童和来自疫区的人接种乙脑减毒活疫苗，并对疫区幼猪接种疫苗，可控制乙脑在猪群及人群中的传播和流行。

二、登革病毒

登革病毒属黄病毒科黄病毒属，引起登革热、登革出血热和登革休克综合征。多发生于热带和亚热带地区，在我国广东、广西和海南等地区曾经有过地方性的暴发流行。

（一）生物学特性

形态结构与乙脑病毒相似，据包膜蛋白的抗原性不同分为 1 ~ 4 个血清型，各型病毒之间抗原性有交叉。此病毒易在蚊体内增殖，故可用蚊体胸腔接种培养，也可在白纹伊蚊传代细胞或地鼠肾等哺乳动物细胞内培养。

（二）致病性

在自然界，登革病毒储存于人和猴的体内，传播媒介为埃及伊蚊和白纹伊蚊。病毒在蚊 - 人 - 蚊间循环传播。登革病毒感染多为无症状的隐性感染。

1. 登革热　病情较轻，以高热、头痛、肌痛、关节痛为主要临床表现（俗称断骨热），部分患者伴有皮疹、淋巴结肿大等症状。

2. 登革出血热　除上述登革热综合征外，出现出血症状。

3. 登革休克综合征　是登革病毒感染最严重的表现，常发生在出血后，病情目前尚无有效的疫苗，预防该病的重要措施是防蚊和灭蚊。

（三）微生物学检查

一般采集患者早期与恢复期血清做补体结合试验和中和试验等，若抗体效价呈≥ 4 倍增长则有诊断意义。近年来应用 ELISA 检测登革热患者血清中的特异性 IgM 抗体，有助于登革热的早期诊断。

任务三　出血热病毒

一、汉坦病毒

汉坦病毒归类于布尼亚病毒科汉坦病毒属，引起汉坦病毒肾综合征出血热和汉坦病毒肺综合征。

（一）生物学特性

汉坦病毒呈球形，直径为 122 nm，有包膜，核衣壳为螺旋对称型。核酸为单股负链 RNA，外有包膜，上有血凝素刺突。病毒于 pH 6.0 ~ 6.4 能凝集鹅红细胞。病毒可在多种细胞中增殖，一般不引起明显的细胞病变。常用免疫荧光法测定感染细胞质内的病毒抗原作为病毒增殖的指标。汉坦病毒分为 6 个血清型，我国流行的主要是黑线姬鼠型和褐家鼠型。汉坦病毒对热（56 ℃、30 min）、酸、紫外线、γ 射线等敏感，对各种脂溶剂亦敏感。

（二）致病性与免疫性

汉坦病毒由啮齿类动物传播，通过唾液、尿和粪便排出，污染环境，经呼吸道、消化道或直接接触等途径感染人。发病有明显的地区性和季节性，以 10—12 月多见。

1. 汉坦病毒肾综合征出血热　病毒侵入人体后，潜伏期约 2 周，典型的临床表现为发热、出血和肾脏损害。常伴有三痛（头痛、腰痛、眼眶痛）和三红（面、颈、前胸潮红）。临床过程可分为发热期、低血压（休克）期、少尿期、多尿期和恢复期 5 个阶段。

2. 汉坦病毒肺综合征　以肺组织的急性出血、坏死为主。临床表现为高热、肌痛、缺氧和急性进行性呼吸衰竭，病死率高。患者感染后可出现 IgM 和 IgG 抗体，IgM 可用于早期诊断。

（三）微生物学检查

采集死亡患者的脏器、动物组织或早期患者全血等制成悬液用于病毒分离。血清学诊断则取患者发病早期与恢复期血清或尿液。取动物组织或死亡患者脏器制成悬液，接种敏感的单层细胞，培养后用免疫荧光法检测细胞内的病毒特异性抗原，可作为病毒增殖的指标检测患者血清中的特异性抗体（IgM 和 IgG）。ELISA 检测 IgM 可作早期诊断，并且是目前诊断汉坦病毒感染最方便、可靠、经济的方法。

二、新疆出血热病毒

新疆出血热病毒在分类上属于布尼亚病毒科内罗病毒属，可引起新疆出血热，这也是一种自然疫源性传染病。病毒的形状、结构、培养特性和抵抗力与汉坦病毒相似，但免疫原性、传播方式、致病性不同。本病流行于有硬蜱活动的荒漠、牧场。野生啮齿动物及家畜是主要储存宿主；硬蜱既是传播媒介，又是储存宿主。潜伏期 2～10 天，大多数感染者突然发热，表现为发热、全身肌肉痛、出血和中毒症状。实验室病原学诊断主要是进行病毒的分离和应用间接免疫荧光法、ELISA 检测抗体。

知识链接

牛海绵状脑病的传染与防治

牛感染牛海绵状脑病的过程：被牛海绵状脑病病原体感染的肉和骨髓制成的饲料被牛食用后，经胃肠消化吸收，经血行到达大脑，破坏大脑，使其失去功能呈海绵状。导致牛海绵状脑病的带病毒蛋白质分子会感染大脑中健康的蛋白质分子，引起连锁反应和破坏脑组织，患牛海绵状脑病的牛会因机体和脑组织损害而很快死亡。人类感染通常是因为以下 3 种因素。

（1）食用感染了牛海绵状脑病的牛肉及其制品，特别是从脊柱剔下的肉（一般德国牛肉香肠都是用这种肉制成）。

（2）某些化妆品除使用植物原料之外，也可能使用动物原料，所以化妆品也有可能含有牛海绵状脑病病原体（化妆品所使用的牛羊器官或组织成分有胎盘素、羊水、胶原蛋白、脑糖）。

（3）科学家认为牛海绵状脑病在人类变异成克 - 雅氏病，不是因为吃了感染牛海绵状脑病的牛肉，而是环境污染直接造成的，即其认为环境中超标的金属锰含量可能是牛海绵状脑病和克 - 雅氏病的病因。

任务四 疱疹病毒

一、概述

疱疹病毒是一群中等大小、有包膜的 DNA 病毒。在自然界中分布非常广泛，现已发现＞110 种。根据病毒的生物学特性分为 α、β、γ 三个亚科。人类疱疹病毒已发现有 8 种，其所致主要疾病，如表 5-5 所示。

疱疹病毒的共同特点主要有以下 5 点。

（1）病毒呈球形，直径为 120～300 nm，衣壳呈二十面立体对称型，有包膜，病毒核心由线性双链 DNA 组成。

（2）除 EB 病毒外，人类疱疹病毒能在二倍体细胞核内复制，产生明显的 CPE，核内出现嗜酸性包涵体。病毒感染可导致细胞融合，形成多核巨细胞。

（3）病毒可经过垂直或水平传播方式传播，通过呼吸道、消化道、泌尿生殖道等多种途径侵入宿主细胞，表现为增殖性感染和潜伏性感染。潜伏和复发感染是疱疹病毒的突出特点，病毒的潜伏导致病毒基因组整合于宿主细胞的染色体而构成潜在的癌基因。

（4）疱疹病毒存在垂直传播现象，病毒通过垂直传播感染胎儿或新生儿，造成胎儿畸形、流产或死产等。

（5）疱疹病毒除水痘外，原发感染多为隐性感染。

表 5-5　常见疱疹病毒所致疾病

病毒	亚科	所致疾病
单纯疱疹病毒 1 型	α	龈口炎、唇疱疹、角膜结膜炎、脑炎
单纯疱疹病毒 2 型	α	生殖器疱疹、新生儿疱疹
水痘 - 带状疱疹病毒	α	水痘、带状疱疹、肺炎、脑炎
EB 病毒	γ	单核细胞增多症、urkitt 淋巴瘤、鼻咽癌
人巨细胞病毒	β	传染性单核细胞增多症、先天性巨细胞包涵体病、间质性肺炎、先天畸形
人疱疹病毒 6 型	β	婴儿急疹、幼儿急性发热、间质性肺炎
人疱疹病毒 7 型	β	幼儿急疹
人疱疹病毒 8 型	γ	卡波西肉瘤

二、单纯疱疹病毒

（一）生物学性状

单纯疱疹病毒（*herpes simplex virus*，HSV）呈球形，直径为 120 ~ 150 nm，由核心、衣壳、被膜及包膜组成。核心为双股的 DNA，衣壳呈二十面立体对称型，外覆一层厚薄不匀的被膜，最外层为典型的脂质双层包膜，上有突起。

HSV 感染动物宿主的范围较广，常用实验动物有小鼠、豚鼠、家兔等。

（二）致病性与免疫性

1. 原发感染　大于 6 个月的婴幼儿易发生 HSV-1 型的原发感染，多数无明显症状，少数引起龈口炎、唇疱疹、角膜结膜炎和脑炎等。

2. 潜伏感染与再发感染　HSV 原发感染后，机体可产生特异性抗体而恢复，但体内病毒未彻底清除。通过共培养技术证实，HSV-1 潜伏于三叉神经节、颈上神经节和迷走神经节，偶可潜伏在骶 2 ~ 3 背侧感觉神经根；HSV-2 则潜伏于骶神经节。

3. HSV-2 与子宫颈癌的关系密切　其依据为：①患过生殖器疱疹的妇女宫颈癌的发生率高；②宫颈癌患者 HSV-2 抗体阳性率高；③宫颈癌组织细胞内可检出此型病毒的抗原；④细胞培养中的 HSV-2 核酸可使地鼠细胞向癌细胞转化。

（三）微生物学检查与防治原则

病毒分离培养是确诊 HSV 感染的标准。取水疱液、唾液、脑脊液、眼角膜刮取物、阴道棉拭子等标本接种人胚肾、人羊膜或兔肾等易感细胞，也可接种于鸡胚绒毛尿囊膜和乳鼠或小白鼠脑内，均可获较高分离率。将宫颈黏膜、皮肤、口腔、角膜等组织细胞涂片后，用特异性抗体做间接免疫荧光或免疫组化染色法检测病毒抗原；Wright-Giemsa 染色镜检，如发现核内包涵体及多核巨细胞，可考虑 HSV 感染；将疱疹疱液进行电镜负染可迅速确诊。

知识链接

其他疱疹病毒

人疱疹病毒6型（*human herpes virus*-6，HHV-6），1986年分离于淋巴增殖性疾病患者的外周血淋巴细胞。此类病毒虽有独特的核酸结构，但其形态学特征与其他疱疹病毒相似。HHV-6可在淋巴组织中复制，包括T淋巴细胞、单核细胞、B淋巴细胞等，尤其是CD4阳性的T淋巴细胞，常潜伏于T淋巴细胞。HHV-6在人群中的感染十分普遍。健康带毒者是主要的传染源，经唾液传播，垂直传播也时有发生。HHV-6原发感染后多无症状，少数可引起幼儿丘疹或婴儿玫瑰疹。常急性发病，先有高热（持续体温39 ℃数天）和上呼吸道感染症状，退热后颈部和躯干出现淡红色斑丘疹。此外，感染可导致中枢神经系统症状，包括癫痫、脑膜炎和大脑炎等。HHV-6很少引起成人原发感染。HHV-6感染也是引起器官移植受者发热的原因之一，在脊髓移植等免疫功能低下的患者，体内潜伏的HHV-6常可被激活而发展为持续的急性感染。淋巴增殖性疾病、自身免疫病和免疫缺陷患者均是HHV-6的易感宿主，随着器官移植的发展和AIDS患者的增多，HHV-6感染日益受到人们的关注。

人疱疹病毒7型（*human herpes virus*-7，HHV-7），首先于1990年在健康人活化的CD4阳性T淋巴细胞中分离获得。它不同于所有已知的人类疱疹病毒，流行病学调查表明，HHV-7是一种普遍存在的人类疱疹病毒，2～4岁儿童的抗体阳性率达到50%，绝大多数人都曾隐性感染过HHV-7。HHV-7主要潜伏在外周血单核细胞和唾液腺中，人与人之间的密切接触可传播该病毒，唾液传播是其主要途径。

课后习题

1. 内基小体就是（　　）。

A. 狂犬病毒包涵体　　B. 麻疹病毒包涵体　　C. 腺病毒包涵体

D. 乙脑病毒包涵体　　E. 巨细胞病毒包涵体

2. 下列病毒中可通过神经传播的是（　　）。

A. 巨细胞病毒　　B. EB病毒　　C. HPV

D. HIV　　E. 狂犬病毒

3. 确诊咬人动物患有狂犬病的错误方法是（　　）。

A. 捕获咬人动物隔离观察

B. 观察隔离的咬人动物7～10天，若不发病可排除

C. 将观察期间发病动物杀死，做组织切片检查内基小体

D. 将咬人动物立即杀死

E. 将观察期间发病动物杀死，取脑海马回部位组织涂片查病毒

4. 狂犬病毒包涵体最易在哪种组织中检出？（　　）

A. 淋巴结　　B. 血液　　C. 海马回部位

D. 外周神经组织　　E. 骨髓

5. 狂犬病毒的包涵体是一种（　　）。

A. 细胞核内嗜酸性包涵体

B. 细胞质内嗜碱性包涵体

C. 细胞核内嗜碱性包涵体

D. 细胞质内嗜酸性包涵体

E. 细胞核或细胞质内嗜碱性包涵体

6. 下列病毒感染后可引起“恐水病”的是（　　）。

A. 乙脑病毒　　B. 狂犬病毒　　C. 出血热病毒

D. 黄病毒　　E. 登革病毒

7. 被狂犬咬伤后，最正确的处理措施是（　　）。

A. 注射狂犬病毒免疫血清 + 抗病毒药物

B. 注射大剂量丙种球蛋白 + 抗病毒药物

C. 清创 + 抗生素

D. 清创 + 接种疫苗 + 注射狂犬病毒免疫血清

E. 清创 + 注射狂犬病毒免疫血清

8. 流行性乙型脑炎病毒的传播途径是（　　）。

A. 跳蚤叮咬　　B. 蜱叮咬　　C. 三带喙库蚊叮咬

D. 螨叮咬　　E. 虱叮咬

实训工单　病毒的鸡胚培养法

【实验目的】

运用鸡胚培养法培养病毒。

【实验原理】

鸡胚培养法可用于培养某些对鸡胚敏感的动物病毒，可以对多种病毒进行分离、培养、毒力滴定、中和试验、抗原和疫苗制备等。鸡胚培养比组织培养容易成功，也比接种动物来源容易，且无饲养管理及隔离等特殊要求。鸡胚一般无病毒隐性感染，同时它的敏感范围很广，多种病毒均能适应。因此，鸡胚培养法是常用的培养动物病毒的方法，多用于流感病毒、痘病毒、肠病毒及脑炎病毒等的培养（图 5-11）。

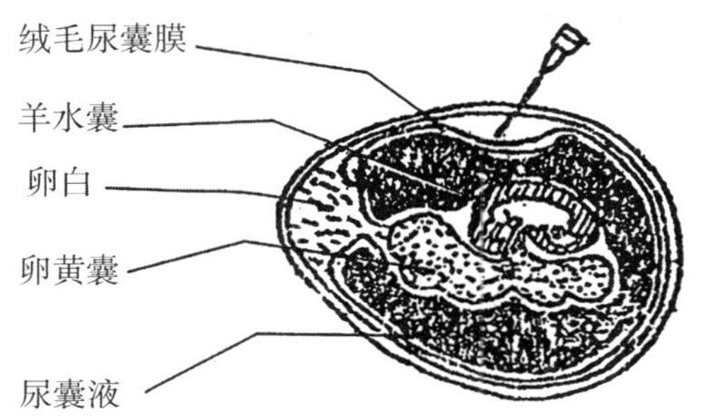

图 5-11　鸡胚绒毛尿囊接种法

【实验用品】

（1）鸡胚蛋。

（2）流感病毒液。

（3）检卵灯、卵盘、磨卵器。

（4）无菌 1 mL 注射器、针头、吸管、镊子、剪刀、胶布、碘酒、乙醇等。

【实验步骤】

（1）选用 10～12 日龄鸡胚，将其放于检卵灯上，标出气室、胎位及绒毛尿囊膜发育面（该膜富含血管，照射时呈红色，约占鸡卵的 1/2）。

（2）将鸡卵横卧于卵盘上，使绒毛尿囊膜部位朝上，消毒该部位和气室中心部，用磨卵器在绒毛尿囊膜部位锯边长约 1 cm 的三角形，锯破并轻轻挑去卵壳（勿伤及壳膜），形成窗口，并在自然气室正中钻 1 个孔。

（3）于卵窗的壳膜处滴加无菌生理盐水 1 滴，并以针头循卵壳膜纤维方向划破一缝隙（不可伤及下面的绒毛尿囊膜），然后在气室小孔处用橡皮头吸气。生理盐水即从裂隙处下沉，借助负压和重力使壳膜与绒毛尿囊膜分离，造成人工气室。

（4）用无菌镊子撕去壳膜，暴露绒毛尿囊膜，以注射器吸取病毒替代液 0.2 mL，滴加于绒毛尿囊膜上。

（5）用无菌盖玻片与石蜡封口，石蜡封孔。将鸡卵窗口朝上，置 36 ℃ 恒温培养箱培养，每日检查。弃去 24 h 内死亡的鸡胚，余者培养 4～5 天后放 4 ℃ 冰箱待收获。

（6）收获：将感染病毒的鸡胚自冰箱中取出，消毒窗口区，扩大卵窗。用镊子轻轻夹起绒毛尿囊膜，并用无菌小剪刀沿人工气室周围将绒毛尿囊膜剪下，置于无菌平皿内观察，膜上的疱疹清楚可见，置低温保存，备用。

【实验总结】

实训名称	病毒的鸡胚培养法			
序号	评估项目	分值	实训要求	得分
1	实验准备	15	按实验要求完成实验用品准备	
2	完成情况	15	按时按要求完成实训任务	
3	掌握程度	25	掌握病毒的鸡胚培养法的基本操作	
4	实训记录	25	实验记录规范、完整	
5	团队合作	20	服从老师安排，能配合完成工作	
实验结果及分析：				

学习主题六

人体寄生虫学

学习目标

知识目标

学习寄生虫的寄生现象、寄生虫与宿主的关系、医学蠕虫、医学原虫、医学节肢动物。

能力目标

掌握寄生虫与宿主的相互作用，了解寄生虫病的流行与防治。

素质目标

培育学生批判性思维，实现知识与应用相融合。

思维导图

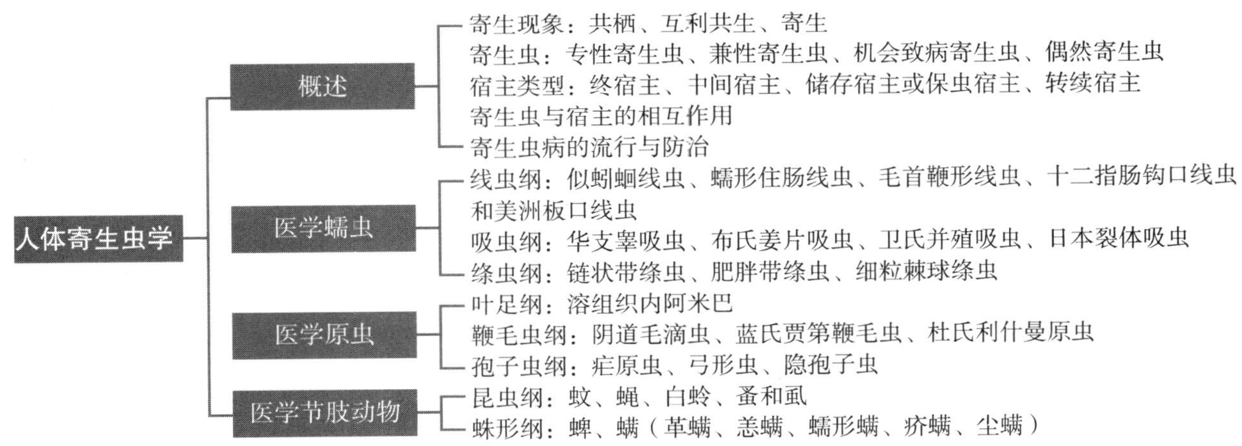

案例引入

患儿，男，10个月，因腹泻、呕吐伴有从鼻腔爬行出幼虫25条。经询问，患儿系母乳喂养，6个月后加辅食，并常由婆婆带到猪栏喂猪和菜园种菜。入院后粪检未发现虫卵，经补液和左旋咪唑治疗后，大量幼虫从口、鼻、肛门排出，共收集幼虫467条。经鉴定为蛔虫幼虫。

思考：蛔虫对人类有哪些危害？为什么儿童感染率高？对此应采取哪些防治措施？

项目二十六　人体寄生虫学概述

任务一　寄生现象、寄生虫和宿主

一、寄生现象

在自然界，生物在长期的进化过程中，两种生物生活在一起的现象称为共生。根据利害关系，可归纳为共栖、互利共生和寄生。①共栖：两种不同的生物在一起生活，其中一方受益，而另一方既不受益又不受害，此种现象称为共栖。例如，人口腔内的齿龈内阿米巴，以细菌为食物，但不损伤人体组织。②互利共生：两种生物共同生活，双方互相依靠，彼此受益，称为互利共生。例如，白蚁以木屑为食，生活在白蚁肠道内的鞭毛虫能分解木屑中的纤维素，帮助白蚁消化木屑，双方相互依赖，共同受益。③寄生：两种生物共同生活，其中一方受益，另一方受害，受害一方提供营养物质和居住场所给受益者，这种关系称为寄生。受益者称为寄生物，受害者称为宿主。例如，蛔虫寄生于人体小肠，获取营养并损害人体，蛔虫得利，而人体却受害。

二、寄生虫及类型

凡营寄生生活的低等动物称为寄生虫（parasite）。寄生于人体的寄生虫称为人体寄生虫（医学寄生虫）。寄生虫的种类繁多，分类方法有以下 4 种。

（一）根据寄生性质分类

根据寄生性质可分为以下 4 种。

1. 专性寄生虫　指生活史的各个时期或某个阶段必须营寄生生活，如血吸虫。

2. 兼性寄生虫　可营寄生也可营自生生活，如粪类圆线虫。

3. 机会致病寄生虫　通常处于隐性感染状态，当宿主免疫功能低下时，出现异常增殖并致病，如弓形虫和肺孢子虫。

4. 偶然寄生虫　通常不寄生于人体，因偶然机会侵入宿主而营寄生生活，如某些蝇蛆。

（二）根据寄生部位分类

根据寄生部位可分为体内寄生虫和体外寄生虫。

1. 体内寄生虫　主要指寄生于人体肠道、组织或细胞内的原虫和蠕虫，如蛔虫寄生于小肠，疟原虫寄生于人体肝细胞、红细胞。

2. 体外寄生虫　主要指吸血时与人体体表接触，饱食后离开的节肢动物，如蚊、虱、蚤等。

（三）根据寄生时间久暂分类

根据寄生时间久暂可分为长期性寄生虫和暂时性寄生虫。长期性寄生虫，如蛔虫、钩虫等；暂时性寄生虫，如蚊、蚤等。

（四）根据生物学系统分类

根据生物学系统分类，人体寄生虫归属于动物界的5个门，即线形动物门，有线虫纲等；扁形动物门，有吸虫纲、绦虫纲等；棘头动物门，有棘头虫纲等；原生动物门，有叶足纲、动鞭纲、孢子纲、动基裂纲等；节肢动物门，有昆虫纲、蛛形纲、甲壳纲、唇足纲等。

三、宿主及类型

被寄生虫寄生的生物称为宿主（host）。寄生虫在发育过程中需要1种或1种以上宿主，根据寄生虫不同发育阶段对宿主的需求，宿主可有以下类型。

（一）终宿主

寄生虫的成虫或有性生殖阶段所寄生的宿主。

（二）中间宿主

寄生虫的幼虫或无性生殖阶段所寄生的宿主。有些寄生虫在其发育过程中需两个中间宿主，按其寄生顺序依次称为第一中间宿主和第二中间宿主。

（三）储存宿主或保虫宿主

储存宿主或保虫宿主指可以作为人体寄生虫病传染来源的受染脊椎动物。例如，华支睾吸虫的成虫既可寄生于人，又可寄生于猫、犬，猫、犬即为该虫的保虫宿主。

（四）转续宿主

有的寄生虫的幼虫侵入非适宜宿主，不再继续发育，但可长期生存，以后如有机会进入正常宿主体内，则可以继续发育，这种非适宜宿主称为转续宿主。例如，感染裂头蚴的蛙被蛇、鸟类等非适宜宿主食入，裂头蚴不能在它们体内发育为成虫，只有当猫、犬吃了非正常宿主后，裂头蚴才能发育为成虫。

四、寄生虫的生活史和感染阶段

（一）生活史（life cycle）

寄生虫完成一代生长发育的全过程称为寄生虫的生活史。根据寄生虫在完成生活史过程中是否需要中间宿主，可将其分为两种类型。

1. 直接发育型　在完成生活史过程中不需要中间宿主，如蛔虫、钩虫只需经人体寄生。

2. 间接发育型　有些寄生虫在完成生活史过程中需要中间宿主或在吸血节肢动物体内发育至感染阶段才能感染人体。血吸虫、丝虫等生活史均属此型。

（二）感染阶段（infective stage）

寄生虫生活史过程中具有感染人体能力的发育阶段称为感染阶段，如溶组织内阿米巴的4核包囊被人食入后可引起感染。有的寄生虫生活史中仅有无性生殖，有的则仅有有性生殖；有的寄生虫兼有无性和有性两种生殖方式才能完成一代发育，称为世代交替。

任务二　寄生虫与宿主的相互作用

一、寄生虫对宿主的作用

寄生虫对宿主的致病作用包括以下3点。

（一）夺取营养

寄生虫在宿主体内摄取营养物质，并妨碍宿主吸收营养，使宿主营养损耗，导致营养不良。在人体内可引起人体免疫力下降。例如，肥胖带绦虫、链状带绦虫及蛔虫等。

（二）机械性损伤

蛔虫阻塞胆管、猪囊尾蚴压迫脑组织、钩虫的钩齿咬伤肠黏膜均可引起组织机械性损伤。

（三）毒性与免疫损伤

寄生虫的代谢产物、分泌物及排泄物等可引起组织损害或免疫病理反应，如溶组织内阿米巴分泌溶组织蛋白水解酶，可溶解肠黏膜及黏膜下层组织，形成溃疡；细粒棘球绦虫棘球蚴中的囊液如大量溢出，可引起严重的过敏性休克。

二、宿主对寄生虫的作用

寄生虫侵入宿主可引起一系列的防御反应。宿主的防御功能可抑制、杀伤或消灭感染的寄生虫，包括非特异性免疫与特异性免疫两种。

（一）非特异性免疫

非特异性免疫又称先天性免疫，由宿主的遗传因素决定，即宿主对某些寄生虫具有先天不感受性。例如，鼠疟原虫不能感染人。此外，消化液的化学作用，宿主的皮肤、黏膜屏障作用，单核-吞噬细胞系统的吞噬作用，淋巴结的过滤作用和补体系统，都属于非特异性免疫。

（二）特异性免疫

特异性免疫又称获得性免疫，是寄生虫抗原进入宿主后，刺激免疫系统所诱发的免疫应答，它包括体液免疫和细胞免疫，分别通过抗体及效应细胞产生免疫效应。在大多数情况下，寄生于血液、组织或淋巴系统的寄生虫是通过抗体与细胞免疫协同作用而被杀伤致死的。特异性免疫的类型有以下4种。

1. 消除性免疫　人体感染某种寄生虫后所产生的特异性免疫既可消除体内寄生虫，又能完全抵抗再感染。例如，皮肤利什曼病患者痊愈之后对同种病原具有完全免疫力。

2. 非消除性免疫

（1）带虫免疫：疟疾患者在临床症状消失后，宿主血内仍保持较低密度的疟原虫，使机体产生一定的免疫力，能抵抗同种疟原虫的再感染。一旦根治，原虫消失，免疫力也随之消失，故称为带虫免疫。

（2）伴随免疫：宿主感染血吸虫后，可产生免疫力，其体内成虫不受免疫效应的作用，但可抵抗下次同种尾蚴的再感染。免疫力与体内成虫的存在呈伴随关系，故称为伴随免疫。

3. 免疫逃避　寄生虫与宿主在长期相互适应的过程中，有些寄生虫能逃避宿主的免疫效应，在宿主体内存活、繁殖，不被消灭，称为免疫逃避，其原因各异。

（1）抗原性改变：如被恶性疟原虫寄生的红细胞表面抗原变异，免疫系统不能识别；有的是抗原伪装，如血吸虫通过虫体体表结合宿主抗原逃避宿主免疫系统识别。

（2）解剖位置的隔离：寄居于肠道的寄生虫不易与抗体和免疫细胞接触，可逃避免疫系统的攻击。

（3）抑制或破坏宿主的免疫应答：有些寄生虫能在晚期肿瘤患者、先天性免疫功能缺陷者、AIDS 患者及长期使用免疫抑制剂的患者体内大量生长繁殖，增强了对感染者的致病性。例如，肺孢子虫、隐孢子虫、弓形虫、蓝氏贾第鞭毛虫及粪类圆线虫等。

4. *超敏反应* 寄生虫抗原刺激宿主产生的免疫效应，一方面有不同程度的保护作用；另一方面也可以引起超敏反应，导致宿主组织损伤和免疫病理变化。

超敏反应

（1）Ⅰ型超敏反应：多见于蠕虫感染后，虫体过敏原刺激宿主机体产生特异性 IgE，并结合于肥大细胞和嗜碱性粒细胞表面，当相同过敏原再次进入机体，即与该细胞表面的 IgE 结合，导致细胞脱颗粒，释放出组胺等介质，使平滑肌收缩，血管通透性增高，机体迅速出现局部或全身的过敏反应。例如，蛔虫幼虫引起的哮喘，棘球蚴囊液所致的荨麻疹及过敏性休克。

（2）Ⅱ型超敏反应：抗体作用于吸附在细胞膜上的相应抗原，在补体、巨噬细胞、NK 细胞的介导下，引起靶细胞损伤，导致细胞溶解。例如，疟疾引起的溶血性贫血。

（3）Ⅲ型超敏反应：抗原与抗体结合在血管内形成免疫复合物，沉积于肾小球毛细血管基底膜上等，激活补体引起局部炎症反应。例如，血吸虫病合并肾的病变，引起蛋白尿及肾功能减退。

（4）Ⅳ型超敏反应：是由 T 淋巴细胞介导的细胞免疫反应，T 淋巴细胞经抗原致敏后，当再次接触相同抗原时，出现分化、增殖并释放多种细胞因子，局部形成以单核细胞浸润为主的炎症反应。例如，日本血吸虫卵所致的肉芽肿。

任务三 寄生虫病的流行与防治

一、寄生虫病的流行

（一）流行的基本环节

寄生虫病在某一地区流行包括 3 个基本环节，即传染源、传播途径和易感人群。

1. *传染源* 寄生虫病患者、带虫者及保虫宿主均为传染源。作为传染源，其体内的寄生虫在生活史的某一发育阶段可以直接或间接进入另一宿主体内继续发育，如疟原虫的配子体。

2. *传播途径* 指寄生虫在感染阶段侵入人体的途径。

（1）经口感染：寄生虫在感染阶段通过食物、饮水及污染手指进入人体，如食入感染性蛔虫卵后，人即感染蛔虫。

（2）经皮肤感染：寄生虫的感染阶段经皮肤主动侵入人体，如血吸虫的尾蚴侵入人体皮肤后，人即感染血吸虫病。

（3）经媒介昆虫感染：有些寄生虫必须在节肢动物体内发育至感染阶段，再通过叮咬等使人受感染，如在按蚊体内已发育成熟的人疟原虫子孢子进入人体，人即感染疟疾。

（4）接触感染：人与人的直接接触及间接接触可感染阴道毛滴虫及疥螨等。

（5）经胎盘感染：母体感染某种寄生虫后，可由血流经胎盘使胎儿受染，如弓形虫、疟原虫。

除以上较常见的感染方式以外，尚有输血感染、吸入感染、自体感染等。

3. *易感人群* 指在某寄生虫病流行区免疫力低下的人群。例如，儿童及来自非流行区的无免疫力人群。

（二）流行因素

除3个基本环节外，自然因素和社会因素对寄生虫病的流行有很大影响。

1. 自然因素　以温度、湿度、雨量、地理环境及生物种群较为重要。我国南方气候湿热多雨，江河纵横，湖泊罗布，适宜许多寄生虫及其中间宿主或媒介的滋生。例如，各种吸虫的第一中间宿主及第二中间宿主均需在河流、湖泊中繁殖发育，吸虫的幼虫在其体内繁殖和发育则需要适宜的温度。疟疾的发病高峰多在雨季之后，与蚊密度上升关系十分密切。

2. 社会因素　社会的经济发展、文化、教育、卫生水平，以及生产方式、生活习惯、饮食习惯等都直接或间接影响寄生虫病流行。特别是各级部门对寄生虫病防治工作重视的程度，可直接影响寄生虫病防治效果。

（三）流行特点

1. 地方性　受地理环境和中间宿主及媒介节肢动物等因素的影响，寄生虫病流行呈现出地方性。寄生虫病多流行于热带、亚热带和温带地区。例如，日本血吸虫病流行于我国长江流域及其以南的12个省、自治区、直辖市，是由于有中间宿主钉螺存在等因素。

2. 季节性　流行的季节性与寄生虫生活史中存在外环境和中间宿主及媒介节肢动物体内发育过程有关，如蚊传播的丝虫病、疟疾与蚊的季节消长有密切关系。

3. 自然疫源性　某些人体寄生虫可以在人和其他脊椎动物之间自然传播，称为人兽共患寄生虫病。例如，黑热病可在荒漠地区的脊椎动物之间传播，当人偶然进入该地区时，即可被感染，这种地区称为自然疫源地。

二、寄生虫病的防治

对任何一种寄生虫病开展防治之前，均应对其流行状况和流行因素作深入调查，采取控制传染源、切断传播途径及保护易感人群的综合措施。

对患者、带虫者进行普查普治，用抗寄生虫药杀虫或驱虫。对人兽共患的寄生虫病要调查其保虫宿主，组织捕杀，这些都是控制传染源的重要措施。集体驱虫以冬季为宜。针对各种寄生虫病传播的不同途径，采取综合措施，加强粪便及水源管理，搞好环境和个人卫生，消灭及控制媒介节肢动物和中间宿主。加强卫生知识的宣传教育，讲究个人卫生，饭前便后洗手，不吃生冷食物，改变不良饮食习惯。避免与疫水接触。加强身体锻炼，提高对寄生虫感染的免疫力。

课后习题

1. 关于寄生虫感染途径，下列错误的是（　　）。

A. 经口感染　　B. 经皮肤感染　　C. 经接触感染
D. 经昆虫媒介感染　　E. 以上都不是

2. 寄生虫的幼虫或无性生殖阶段寄生的宿主称为（　　）。

A. 终宿主　　B. 中间宿主　　C. 保虫宿主
D. 隐性感染　　E. 带虫者

3. 在人体，寄生虫能长期生存，但无临床表现，此人称为（　　）。

A. 急性期患者　　B. 慢性期患者　　C. 带虫者
D. 健康者　　E. 亚急性期患者

4. 人体寄生虫病传染源包括（　　）。
A. 患者和带虫者　B. 医学节肢动物　C. 所有野生动物
D. 所有家畜　E. 患者、带虫者、保虫宿主

5. 可作为人兽共患寄生虫病传染来源的畜、兽称为寄生虫的（　　）。
A. 终宿主　B. 中间宿主　C. 保虫宿主
D. 转续宿主　E. 传播媒介

6. 两种生物生活在一起，双方均受益的关系称为（　　）。
A. 共生　B. 共栖　C. 寄生
D. 互利共生　E. 中生

7. 人因吃生鱼而感染肝吸虫，人是（　　）。
A. 终宿主　B. 中间宿主　C. 保虫宿主
D. 转续宿主　E. 宿主

8. 寄生虫的成虫或有性生殖阶段寄生的宿主称为（　　）。
A. 终宿主　B. 中间宿主　C. 保虫宿主
D. 转续宿主　E. 宿主

9. 影响寄生虫病流行的主要因素是（　　）。
A. 温度、湿度　B. 土壤、土质　C. 生物因素、自然因素、社会因素
D. 社会制度、经济条件　E. 光照、雨量

实训工单 绦 虫

【实验目的】

能够描述带绦虫卵、孕节、囊尾蚴的形态特征。

【实验原理】

带绦虫是属于扁形动物门的绦虫纲，都是营寄生生活的，背、腹扁左右对称。体长，分节，没有体腔而充以类似海绵状的实质细胞，内脏器官分布其中。雌雄同体，每节中均有雌性和雄性生殖器官，没有口和消化道。生活史需1个中间宿主。

带绦虫寄生于人体小肠内，妊娠节片排出终宿主体外后破裂，虫卵释出，被中间宿主吞入，在其肌肉或结缔组织内发育成囊尾蚴，食用未煮透的含囊尾蚴的肉，囊尾蚴在小肠经2~3个月，发育为成虫并开始排出孕节和虫卵。链状带绦虫卵如被人吞入后，可在皮下组织和脑、眼等器官里形成囊尾蚴。特别是链状带绦虫病患可以通过自体感染方式，发生囊虫病，因此链状带绦虫对人体的危害较肥胖带绦虫严重。

【实验用品】

（1）标本：带绦虫卵玻片标本、带绦虫孕节玻片标本、带绦虫囊尾蚴标本。

（2）仪器：放大镜、光学显微镜等。

【实验步骤】

（1）观察带绦虫虫卵玻片标本：链状带绦虫虫卵和肥胖带绦虫虫卵极相似，不能区别。使用光学显微镜观察玻片标本，带绦虫卵为圆球形、淡黄色，直径为31~43 μm，胚膜厚，并且有放射状的条纹，卵内含有六钩蚴（图6-1）。

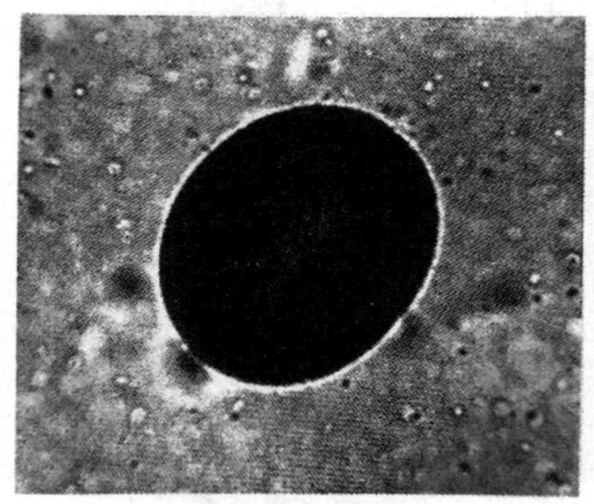

图 6-1 带绦虫卵

（2）观察带绦虫孕节玻片标本：用肉眼或放大镜观察节片，为长方形，内部主要是树根状分支的子宫，子宫内充满了虫卵。根据子宫侧支的数目可以区分两种带绦虫（链状带绦虫7~13支，肥胖带绦虫15~35支）。

（3）观察带绦虫囊尾蚴标本：带绦虫囊尾蚴为乳白色、半透明散在囊泡，呈椭圆形，黄豆粒大小。

【实验总结】

实训名称	绦虫			
序号	评估项目	分值	实训要求	得分
1	实验准备	15	按实验要求完成实验用品准备	
2	完成情况	15	按时按要求完成实训任务	
3	掌握程度	25	掌握绦虫的基本特征	
4	实训记录	25	记录规范、完整	
5	团队合作	20	服从老师安排，能配合完成工作	
实验结果及分析：				

项目二十七　医学蠕虫

任务一　线虫纲

线虫纲的成虫具有以下特征：①体型通常是长形或圆筒状，两侧对称且无节段；②雌雄异体的生物，其中雌线虫体型大于雄线虫，且雌线虫的尾部尖锐而直，而雄线虫的尾部常向腹部弯曲或膨胀成伞状；③线虫的大小差异显著，长度可以从不到 1 cm（如旋毛虫）到超过 1 m（如麦地那龙线虫）；④线虫拥有一个完整的消化系统，包括口部、口腔、咽管（食管）、中肠、直肠和肛门；⑤生殖器官高度发达，雌性线虫的生殖系统通常为双管状，而雄性线虫的生殖系统则为单管状。常见的线虫种类包括蛔虫、蛲虫、鞭虫、钩虫、丝虫和旋毛虫等。

一、似蚓蛔线虫

似蚓蛔线虫（*Ascaris lumbricoides* Linnaeus）常被称为“蛔虫”，是人体消化道内一种常见的大型线虫，可导致蛔虫病的发生。

（一）形态学特征

1. 成虫形态描述　成虫的身体呈长圆柱形，类似于蚯蚓的形状，活体时略带粉红色或微黄色。雌虫一般 20 ～ 40 cm，雄虫 15 ～ 30 cm。头部较为尖细，尾部较为钝圆，身体两侧明显可见侧线。头端有 3 个唇瓣，呈“品”字形排列。

2. 虫卵部分

（1）受精卵：受精卵的大小为（45 ~ 75）μm ×（35 ~ 50）μm，呈宽椭圆形，卵壳厚且透明，外覆一层凹凸不平的蛋白质膜，被宿主胆汁染成棕黄色。卵内包含一个大而圆的卵细胞，卵壳两端与卵壳之间可见新月形空隙。

（2）未受精卵：未受精卵的大小为（88 ~ 94）μm ×（39 ~ 44）μm，呈长椭圆形，卵壳和蛋白质膜较受精卵薄。卵壳内含许多大小不等的折光颗粒。两种蛔虫卵的蛋白质膜有时会脱落，形成脱蛋白质膜的蛔虫卵，变为无色透明。在观察时需要与其他虫卵进行区分鉴别（图 6-2）。

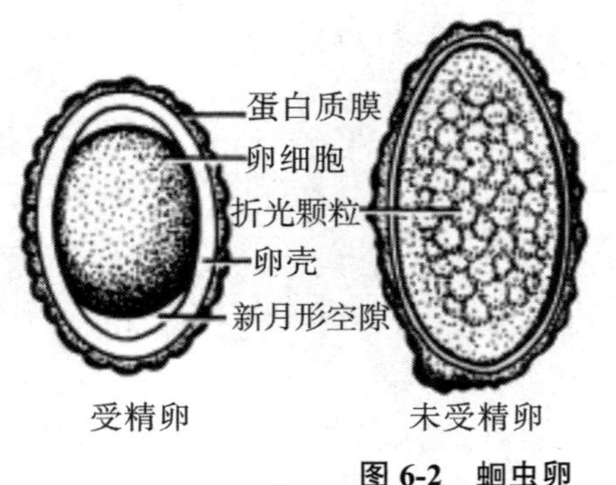

图 6-2　蛔虫卵

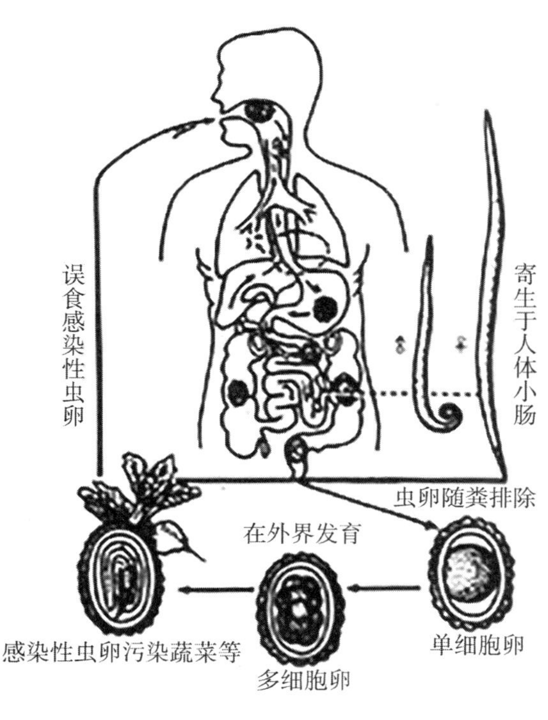

图 6-3 蛔虫生活史

（二）生活史

1. 在外部环境中的发育过程　受精卵在外界潮湿、氧气充足、荫蔽的泥土中发育，此时环境温度为 21～30 ℃。大约两周后，卵内细胞会发育成含有第一期幼虫的卵。再经过一周左右，卵内幼虫进行第一次蜕皮，转变为具有感染能力的虫卵。

2. 在人体内的发育阶段　当人误食被感染期蛔虫卵污染的食物或水后，蛔虫卵会在人体小肠内因宿主消化液和幼虫释放孵化液的作用而孵化出幼虫。新孵化的幼虫随后会侵入肠黏膜及其下层，穿透静脉或淋巴管，随血流到达肝脏，然后经右心进入，并穿过肺毛细血管，进入肺泡。在肺泡里，幼虫会进行两次蜕皮，并穿过肺毛细血管，进入肺泡。随后，幼虫沿着支气管、气管向上移动至咽部，随着宿主的吞咽动作，重新回到小肠。在经历第四次蜕皮后，幼虫会成为童虫，随后在数周内发育为成虫（图 6-3）。

（三）致病性

1. 幼虫引起的病理损伤　幼虫在移行过程中，通过发育、蜕皮和释放变应原物质等方式，导致免疫病理性损伤，同时也可能造成机械性损伤。肺是移行过程中人体最常受到影响的器官，因此可能引发局部出血、炎症反应，以及嗜酸性粒细胞浸润。严重感染时，可导致肺蛔蚴病、哮喘，表现为发热、咳嗽、痰中带血、胸痛以及呼吸困难。

2. 成虫引起的病理损伤　蛔虫病主要由成虫引起，它的致病机制主要包括掠夺营养、破坏肠黏膜，从而影响机体对营养的吸收，以及引发超敏反应。在宿主过量食辛辣食物、服用不当的驱虫药剂、发热或患有胃肠道疾病等刺激下，蛔虫可能表现出钻孔的习性，使虫体进入肠壁上各种管道，导致各种并发症的发生，常见的有胆道蛔虫病、蛔虫性阑尾炎、肠穿孔及蛔虫性胰腺炎等。

（四）实验室诊断

蛔虫病的诊断主要依赖于在粪便中查到虫卵或虫体。

1. 虫卵检查方法　蛔虫产卵量较大，一般可通过生理盐水直接涂片法检查粪便，或者采用饱和盐水浮聚法或水洗沉淀法，这些方法的检出率较高。

2. 成虫检查方法　如果在粪便中查不到虫卵的疑似患者，可通过粪便排出、呕出或从其他部位取出的成虫进行确诊。根据成虫的形态学特征可以进行诊断。如果仍存在疑虑，可依据临床症状进行药物驱虫试验性诊断。

（五）防治措施

1. 控制传染源　控制传染源的主要措施是查治患者。目前常用的驱虫药包括甲苯达唑、阿苯达唑、左旋咪唑等。新开发的国产药物伊维菌素与阿苯达唑具有相似的作用，但排虫速度更快。

2. 切断传播途径　加强粪便管理和无害化处理，防止虫卵污染环境。此外，消灭苍蝇和蟑螂也是防止蛔虫卵污染食物和水源的重要措施。

3. 保护易感人群　开展健康教育，重点针对儿童，宣传饮食卫生，注意个人和环境卫生，避免随地大便，饭前便后洗手，不食用不洁食物，消灭苍蝇，以防吞咽感染期蛔虫卵。

二、蠕形住肠线虫

蠕形住肠线虫也被称为蛲虫，主要寄生于人体回盲部，引起蛲虫病。

（一）形态学特征

蠕形住肠线虫成虫细小、乳白色，呈细长的线头样，具有头翼和咽管球。雌虫大小为（8～13）mm×（0.3～0.5）mm，虫体中部膨大，尾端直而尖细。雄虫相对较小，为（2～5）mm×（0.1～0.2）mm，尾端向腹面卷曲。虫卵似柿核，形状不对称，一侧稍凸，大小为（50～60）μm×（20～30）μm，内含一蝌蚪期胚胎（图 6-4）。

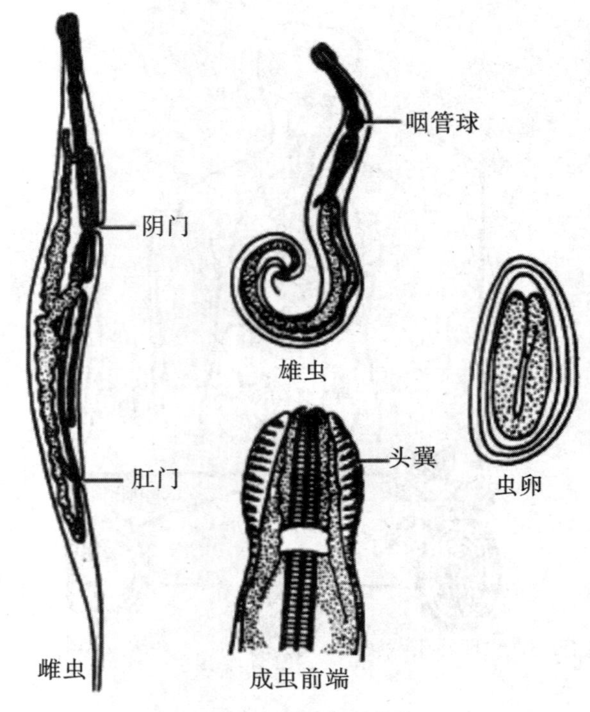

图 6-4　成虫和虫卵

（二）生活史

蛲虫的生活史非常简单，它不需要中间宿主。成虫主要寄生于人体肠腔内，尤其是在盲肠、结肠和回肠下段等部位，通过其头部吸附在肠黏膜上，以肠腔内的内容物、组织液以及血液为食。交配后的雌虫会向下方移行至肛门外，由于环境的变化，它们会开始大量产卵。蛲虫的卵在经过肛门周围后，发育成为含蚴卵，再经过一次蜕皮，成为感染期的虫卵，最终经“肛门 - 手 - 口"的途径摄入或通过空气吸入等方式进入人体。

（三）致病性

蛲虫对人体的致病性主要表现在其寄生于肠道时对肠黏膜的损伤。轻度感染者可能无明显症状，但重度感染可能导致营养不良和代谢紊乱。如果蛲虫侵入阑尾，可能会引发蛲虫性阑尾炎。雌虫在肛周产卵会引发肛门及会阴部的瘙痒，这是蛲虫病的主要症状。患者常表现出烦躁不安、失眠、夜间磨牙、食欲减退、消瘦等症状。对于婴幼儿患者，则表现为夜哭和睡眠不安。长期的反复感染，可能会影响儿童的身心健康。此外，蛲虫具有异位寄生的特性，它们不仅会侵入肠壁组织，也可能侵入其他器官，如生殖器官、尿道、膀胱等。在生殖器官部位，可能会形成以虫体或虫卵为中心的肉芽肿病变，造成严重损害，如阴道炎、子宫内膜炎、输卵管炎、卵巢炎等。如果蛲虫侵入腹腔，可能会引发蛲虫性腹膜炎、盆腔炎和肉芽肿。

（四）实验室诊断

由于蛲虫在肠内温度和低氧环境中一般不排卵，因此粪便检查的虫卵阳性率较低。然而，根据雌虫在肛周产卵的特点，我们通常使用透明胶纸法或棉拭子法，于清晨排便前在肛周收集虫卵。有时也可以在粪便中或夜间在患者肛门周围发现白色的线头状小虫，再根据蛲虫的形态特点进行鉴定。

（五）防治措施

针对蛲虫病的传播和流行特点，需要采取综合性防治措施。注意公共卫生、家庭及个人卫生以防止相互感染；患儿夜间应避免穿开裆裤，以防止手指直接搔抓肛周皮肤，避免自身重复感染。同时，教育儿童养成饭前便后洗手的习惯，并定期对集体生活的儿童进行普查普治。常用的口服治疗药物包括阿苯达唑、甲苯达唑和噻嘧啶等。对于局部症状的缓解，可以使用局部外用治疗药物，如睡前清洗肛周、会阴皮肤后，将特定的软膏或蛲虫油膏等涂于肛周及肛门内，以起到杀虫止痒的作用。

三、毛首鞭形线虫

毛首鞭形线虫简称鞭虫，是一种主要寄生于人体盲肠的寄生虫，其引起的疾病被称为鞭虫病。

（一）形态学特征与生活史

鞭虫的虫体形态独特，其前 3/5 的部分呈细线状，而后 2/5 则变得粗壮，如同鞭柄，使整个虫体形状类似于马鞭。雌虫体型较长，为 35 ~ 50 mm，尾端钝圆且直；而雄虫则相对较小，长度为 30 ~ 45 mm，其尾端向腹面呈环状卷曲。虫卵的形状为纺锤形，尺寸为（50 ~ 54）μm ×（22 ~ 23）μm，颜色为棕黄色，卵壳较为厚重，两端各有一个透明的塞状突起，卵内包含着一个未分裂的卵细胞（图 6-5）。

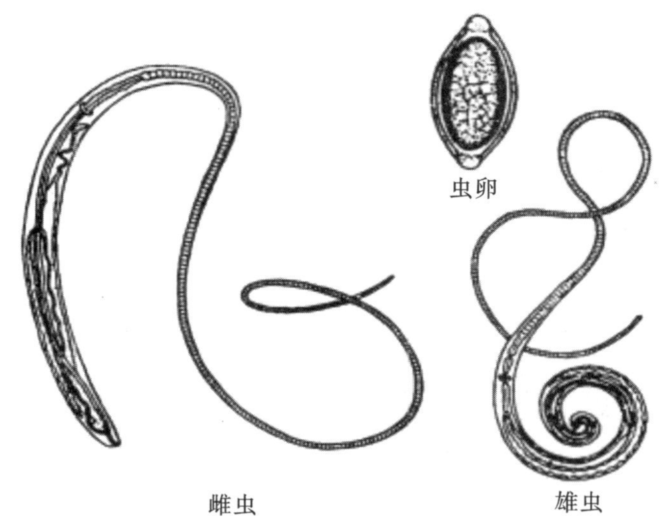

图 6-5　成虫和虫卵

成虫通常寄生于盲肠，但当虫数量较多时，也可能在结肠、直肠，甚至回肠下段寄生。雌、雄虫交配后，雌虫开始产卵，每条雌虫每日可产卵 5000 ~ 20 000 个。这些虫卵随着粪便排出体外，在适宜的土壤中，经过大约 3 周的发育时间，变为含有幼虫的感染期卵。人们通过食用被感染期卵污染的食物或水而感染。在小肠内，幼虫将从卵内孵出，钻入肠黏膜摄取营养，经过大约 10 天后，幼虫将回到肠腔，然后移行至盲肠发育为成虫。

（二）致病性与实验室诊断

成虫通过其细长的前端钻入宿主肠黏膜下层乃至肌层，可能导致宿主肠壁黏膜点状出血、炎症或溃疡。轻度感染者通常没有明显症状，但感染严重者可能表现出食欲减退、腹痛、腹泻、恶心、呕吐等症状，甚至可能导致贫血。儿童患者可能会出现发育障碍、水肿、营养不良、直肠脱垂等问题。部分患儿还可能出现荨麻疹、发热及异嗜症等症状。确诊方法可以通过在粪便中查找到虫卵完成，此时采用的饱和盐水漂浮法的检出率要高于直接涂片法。

（三）防治措施

鞭虫的防治原则与蛔虫相同。常用的驱虫药物包括阿苯达唑、甲苯达唑、噻嘧啶，而甲苯达唑与噻嘧啶合用能够取得更好的效果。

四、十二指肠钩口线虫和美洲板口线虫

寄生于人体的钩虫主要包括十二指肠钩口线虫（简称十二指肠钩虫）和美洲板口线虫（简称美洲钩虫）。

这两种钩虫寄生在人体的小肠内，以血液为食，导致人体长期慢性失血，曾是我国的五大寄生虫病之一。

（一）形态学特征

1. *成虫* 十二指肠钩虫和美洲钩虫的形态大致相似。它们的虫体呈圆柱状，长约 1 cm，活时呈肉红色，死后呈灰白色。口囊是它们的重要特征，由坚韧的角质构成。在口囊的两侧，有一对头腺，能够合成和分泌抗凝素及多种酶类，抑制宿主的血液凝固。咽管壁有 3 个咽腺，分泌乙酰胆碱酯酶等物质，这种酶能破坏乙酰胆碱，从而干扰神经递质的传递，降低肠壁的蠕动，有利于钩虫附着。咽管壁较长，后端膨大，管壁肌肉发达，这有利于它们吸取宿主的血液。十二指肠钩虫口囊腹侧前缘有两对钩齿，而美洲钩虫有一对板齿。雌虫大于雄虫，雌虫尾端尖直，而雄虫尾端角皮膨大成交合伞（图 6-6）。

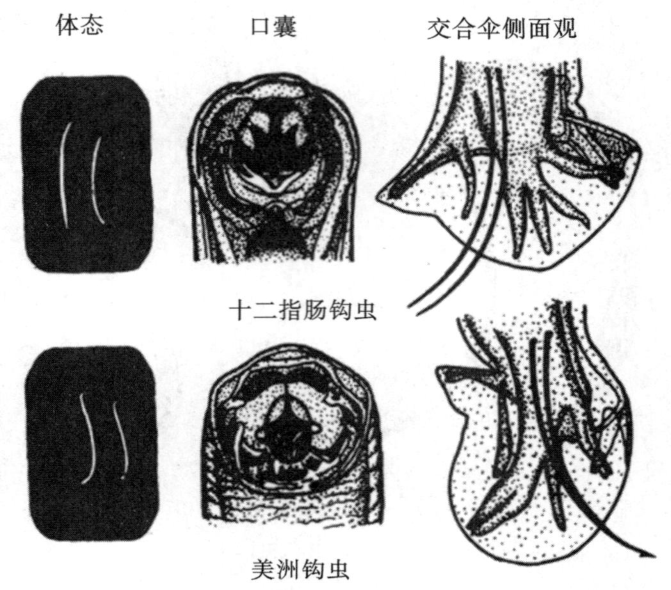

图 6-6 钩虫成虫的体态、口囊与交合伞

2. *虫卵* 两种钩虫卵形态相似，不易区别。均为椭圆形，卵壳薄，无色透明，大小为（56 ~ 76）μm ×（36 ~ 40）μm，卵内通常含 2 ~ 4 个卵细胞，卵壳与卵细胞之间有明显空隙。在便秘患者粪便内或粪便放置过久时，卵内细胞可继续分裂呈桑椹状。

（二）生活史

两种钩虫的生活史十分相似，它们都无须中间宿主。成虫寄生于人体小肠，利用口囊内的钩齿或板齿咬附于肠黏膜上，以人体血液、组织液、肠黏膜及脱落的上皮细胞为食。雌雄成虫交配后，雌虫开始产卵，随粪便排出体外。

1. *虫卵在外部环境的发育* 虫卵处于温暖（25 ~ 30 ℃）、潮湿、荫蔽、氧气充足的疏松土壤中，在这种环境下，卵内的细胞开始分裂。经过 1 ~ 2 天，杆状蚴自卵内孵出，它们以土壤中的细菌和有机物为食，在接下来的 7 ~ 8 天内，经历两次蜕皮，逐渐形成具有感染人体能力的丝状蚴，也称为感染期幼虫。

2. *幼虫在人体内的发育* 当丝状蚴接触到人体皮肤时，表现出明显的向温、向湿和向触性。它们通过活跃的穿刺运动，进入人体皮肤，路径可通过毛囊、汗腺口或皮肤破损处，甚至是较薄的指、趾间皮肤。有些丝状蚴也可能通过口腔或食管黏膜侵入人体。随后，它们进入小血管或淋巴管，随着血流经右心至肺，穿过肺微血管进入肺泡。之后，它们借助小支气管、支气管上皮细胞的纤毛运动，沿着支气管、气管向上行至咽，然后通过吞咽进入小肠。在小肠内，它们经历两次蜕皮，最终发育为成虫。从丝状蚴侵入人体到

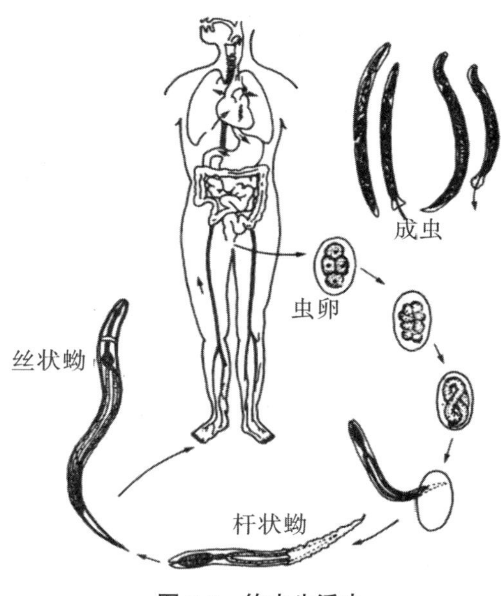

图 6-7 钩虫生活史

发育为成虫产卵通常需要 5 ~ 7 周（图 6-7）。多数钩虫寿命为 1 ~ 2 年，有报道称十二指肠钩虫可存活 7 年，美洲钩虫则能存活 15 年。近年来有报道称，钩虫除了通过皮肤和黏膜感染外，还可通过胎盘进入胎儿体内，并且母乳也可能感染婴幼儿，此外，通过生食转续宿主动物的肉类也可能导致感染。

（三）致病性

1. 幼虫致病性

（1）钩蚴性皮炎：人在裸足接触土壤时，可能导致丝状蚴侵入皮肤，引起局部皮肤痒、烧灼感，随后可能产生红肿、水疱，常被称为“粪毒”或“痒疙瘩”。伤口若被抓破，常会导致继发感染形成脓疱。

（2）呼吸系统病变：在大量钩蚴感染下，幼虫移行至肺部可能导致肺泡和毛细血管受损，引起局部出血、炎症和过敏反应，称为钩蚴性肺炎。患者可能出现咳嗽、有血丝的痰、发热等症状。

2. 成虫致病性

（1）贫血：钩虫主要通过不断更换吸血部位导致肠壁广泛出血，同时也会迅速将吸的血排出，造成类似“唧筒”般的作用，导致血液流失，患者可能表现为皮肤苍黄、黏膜苍白、眩晕、疲倦等症状。

（2）消化系统症状：钩虫以钩齿或板齿咬附在肠黏膜上，持续更换附着位置可能导致肠黏膜散在出血点、小溃疡，也可形成片状出血性瘀斑，病变可能深入黏膜下层或肌层，引起消化道出血。症状可能包括上腹不适或轻微疼痛、早期食欲亢进、疲倦等，进展后可能出现食欲减退、恶心、呕吐、腹泻、腹痛或便秘等症状，重度感染者甚至可能有柏油样黑便等表现。

（3）异嗜症：少数患者可能出现喜食生米、生豆、泥土、瓦片、煤渣等异常症状，称为异嗜症。患者服用铁剂后，这些症状可能会自行消失，这与铁的消耗有关。

（四）实验室诊断

为了检查钩虫虫卵，可以采用直接涂片法和饱和盐水浮聚法。直接涂片法简便易行，但由于钩虫产卵量较少，检出率较低。因此常用饱和盐水浮聚法，其检出率比直接涂片法高 5 ~ 6 倍。如果在检查中未发现虫卵，还可以使用钩蚴培养法。该方法是将粪便水洗沉淀后，在适宜的条件下培养 5 ~ 7 天，从中孵出的钩蚴会进入水中游动，方便直接观察并进行虫种鉴别，但是需要的时间较长。

（五）防治措施

为了预防和治疗钩虫病，需要加强粪便管理，避免随地大便，并且使用无害化粪便作为肥料。同时，个人防护也很关键，不要赤脚在地面上作业，可以在手、脚等暴露部位涂抹 1.5% 左旋咪唑硼酸乙醇或 15% 阿苯达唑软膏，可以减少感染机会。常用的驱虫药物包括甲苯达唑、阿苯达唑、噻嘧啶以及伊维菌素等，其中两种药物合用能更好地驱除钩虫。

知识链接

婴幼儿钩虫病

我国婴幼儿钩虫病的病例并不罕见，其特点是症状较成人出现得更早，病情也更为严重，常因为延误诊治而导致严重后果。根据1988年全国的报告，共有543病例，发病年龄多集中在5～12个月。值得一提的是，其中有25例是在出生后26天内发病的新生儿钩虫病，甚至包括有出生后即发病的病例。这些患儿在就诊时的粪便检查中均查到了钩虫卵，而且这些患儿的母亲在怀孕期间就有过钩虫感染史，因此被认为是先天感染。

而后天感染途径包括：①患儿可能接触到带有钩蚴的泥土，或使用被感染钩蚴的尿布（比如有关于一个9个月大男婴因使用母亲晾在蔬菜叶上的尿布而感染的报道）；②使用沙袋代替尿布或睡在被污染的沙袋上；③通过母乳感染（有报道称，母乳中发现了活动的钩蚴）。这些途径可能导致婴幼儿的钩虫感染。

五、班氏吴策线虫和马来布鲁线虫

班氏吴策线虫（*Wuchereria bancrofti*，别名班氏丝虫）和马来布鲁线虫（*Brugia malayi*，别名马来丝虫）是两种常见的丝虫，它们统称为丝虫。人体内寄生的丝虫共有8种，都是通过吸血昆虫进行传播。在中国，只有这两种丝虫寄生于淋巴系统，从而引起丝虫病。

（一）形态学特征

1. 成虫　班氏丝虫和马来丝虫的成虫在外部形态和内部结构上非常相似。它们的虫体呈乳白色，细长如丝，体表光滑，长度为20～105 mm，雌虫通常大于雄虫，其中班氏丝虫的体型通常比马来丝虫大。由于成虫主要寄生于淋巴系统中，它们通常不易被直接观察到。

2. 微丝蚴　丝虫的虫卵在雌虫的子宫内直接发育成幼虫，卵壳随着幼虫的伸展而延长，形成一个包被幼虫的鞘膜，即微丝蚴。两种微丝蚴的共同特征包括细长的身体［（177～296）μm×（5～7）μm］、钝圆的头端、细的尾端、外披鞘膜、体内有许多圆形或椭圆形的体核，以及头部无核的区域（又称为头间隙）。微丝蚴的体态、头间隙的大小、体核的排列以及尾核的有无等都是鉴别两种微丝蚴的主要依据（图6-8）。

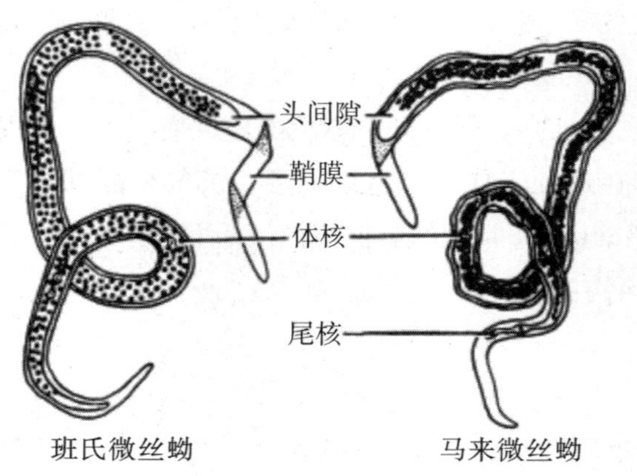

图6-8　两种微丝蚴形态

（二）生活史

两种丝虫的生活史基本一致，都需要经历两个发育阶段。

1. *在蚊体内的发育阶段*　在我国，主要的传播丝虫病的蚊种包括淡色库蚊、致倦库蚊和中华按蚊等。当蚊虫叮咬含有微丝蚴的宿主动物时，微丝蚴会随着血液进入蚊子的胃部。在1～7 h内，微丝蚴会脱去鞘膜，穿过胃壁，进入蚊子的体腔，并发育成腊肠状的幼虫，被称为腊肠蚴。这些幼虫会继续发育，经过两次蜕皮，变成细长且活跃的丝状蚴，也就是感染期幼虫。丝状蚴具有较强的活动能力，它们会离开蚊子的胸肌，进入血腔，大多数最终到达蚊子的下唇。当蚊子再次吸血时，丝状蚴会从蚊子的下唇逆行而出，并通过皮肤伤口进入人体（图6-9）。

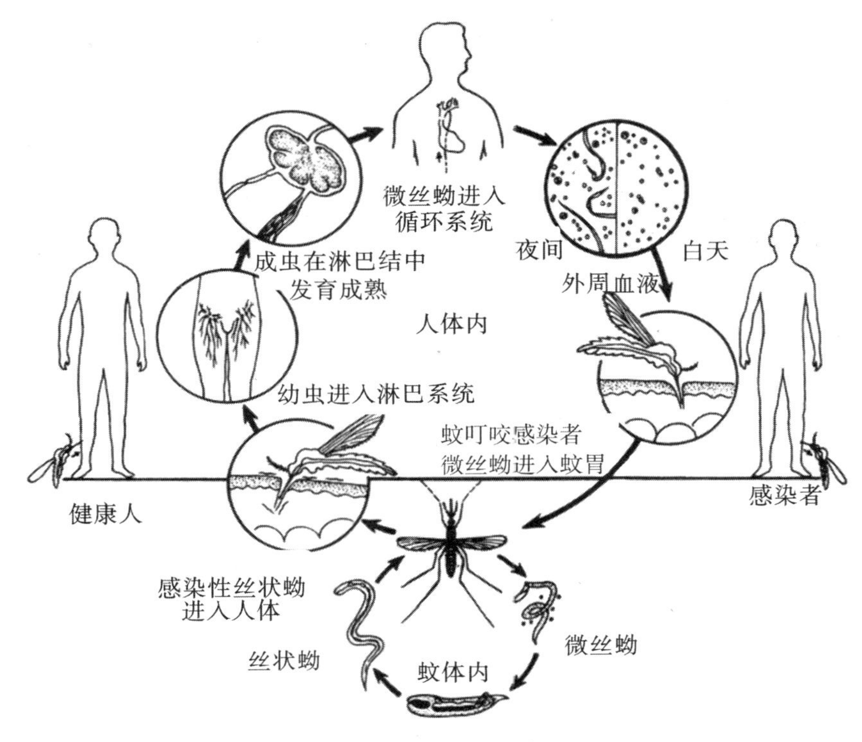

图6-9　丝虫生活史

2. *在人体内的发育阶段*　丝状蚴侵入人体后，它们的具体移行途径目前还不完全明确。普遍认为，这些幼虫首先进入附近的小淋巴管，随后移行至较大的淋巴管或淋巴结内部，经过两次蜕皮后发育成成虫。马来丝虫主要寄生于上、下肢浅部淋巴组织，尤其是在下肢更为常见；而班氏丝虫除了寄生于浅部淋巴组织外，更多寄生于深部淋巴组织中，常见于下肢、阴囊、精索、腹股沟、腹腔、肾盂等部位。雌雄成虫交配后，雌虫产出的微丝蚴大多随着淋巴液通过胸导管进入血液循环。从感染丝状蚴到外周血液中出现微丝蚴，班氏丝虫需要90～150天，而马来丝虫通常需要80～90天。丝状蚴在白天通常停留在肺等器官的毛细血管中，而在夜间则出现在外周血液中，这种夜间多白天少的现象被称为微丝蚴的夜现周期性。

（三）致病性

人体感染丝虫后是否出现致病症状，取决于感染的虫种和数量、宿主的免疫力等因素。感染较重的患者，病情发展可以分为两个阶段。

1. *急性期过敏和炎症反应*　幼虫和成虫的代谢产物、幼虫的蜕皮液和蜕下的外皮、死亡虫体的分解产物等均可能刺激机体引发过敏和炎症反应。临床表现为淋巴管炎、淋巴结炎和丹毒样皮炎，以下肢淋巴管更为常见。发作时可见一红线自上而下发展，即逆行性（离心性）淋巴管炎，俗称“流火”。当成虫寄生于阴囊内的淋巴管时，可能出现精索炎、附睾炎和睾丸炎。除了局部症状外，患者常伴有畏寒、发热，即“丝虫热”。

2. 慢性期阻塞性病变　由于急性炎症的反复发作，淋巴管和淋巴结可能出现增生性肉芽肿，导致淋巴管部分或完全阻塞。阻塞部位以下的淋巴管内压力增加，可能形成淋巴管曲张甚至破裂，淋巴液流入周围组织。由于阻塞部位不同，患者的临床表现也不同。最常见的病变包括以下 3 种。

（1）象皮肿：多发于下肢和阴囊，是晚期丝虫病最常见的体征。这是因为淋巴管破裂，淋巴液中蛋白质含量较高，可刺激局部纤维组织增生，导致局部皮肤和皮下组织显著增厚变粗、变硬，形似象皮，故称象皮肿。

（2）乳糜尿：由班氏丝虫引起，由于主动脉前淋巴结或肠干淋巴结受阻，从小肠吸收的乳糜液经腰干淋巴反流至泌尿系统所致。淋巴液也可能流入肠腔、腹腔，出现乳糜泻、乳糜腹水。

（3）睾丸鞘膜积液：阻塞发生在精索、睾丸淋巴管时，淋巴液可能流入鞘膜腔内，引起睾丸鞘膜积液。

（四）实验室诊断

1. 病原学检查　标本来自外周血液、体液等。

（1）血液查微丝蚴：采血时间以晚上 9 时至次晨 2 时为宜。检查方法包括新鲜血滴法、厚血膜法；枸橼酸乙胺嗪（海群生）白天诱出法等。

（2）体液检查法：取乳糜尿、腹水、鞘膜积液和淋巴液，直接涂片或离心沉淀检查微丝蚴。

2. 免疫学检查　用于感染早期、轻度感染及晚期丝虫病患者，血液及体液不易查到微丝蚴时，可用皮内试验和酶联免疫吸附试验等免疫学方法作为辅助诊断。

（五）防治措施

普查普治和防蚊灭蚊是防治丝虫病的关键措施。普查应以大于 1 岁的全体居民为对象；普治是及时发现患者和带虫者并给予治疗。治疗的药物以海群生（乙胺嗪）为主，对两种丝虫均有作用。此外，呋喃嘧酮和伊维菌素治疗丝虫病也有较好效果。防蚊灭蚊，采取综合措施，清除蚊的孳生地，杀灭成蚊和幼虫；做好个人防护，采取防蚊叮咬措施，避免感染。

任务二　吸虫纲

吸虫属于扁形动物门，其特点包括成虫外形多呈叶状或舌状，背腹扁平，两侧对称，具有口吸盘和腹吸盘，生殖器官发达，除血吸虫外，均为雌雄同体，消化系统不完全，大多数虫卵有盖，生活史较复杂，需要中间宿主和保虫宿主。致病的吸虫主要有华支睾吸虫、布氏姜片吸虫、卫氏并殖吸虫、斯氏狸殖吸虫、日本裂体吸虫等。

一、华支睾吸虫

华支睾吸虫（*clonorchis sinendid*）又称肝吸虫，寄生于人肝胆管内引起肝吸虫病。

（一）形态学特征

1. 成虫　成虫体型狭长，背腹扁平，前端较细，后端钝圆，呈葵花籽状。大小为（10～25）mm×（3～5）mm，有口、腹吸盘各 1 个。雌雄同体，雄性生殖器官为 1 对分支状睾丸，在虫体后端排列；雌性生殖器官为 1 个分叶状的卵巢，位于睾丸之前。卵巢后方有椭圆形的受精囊，子宫盘绕于虫体中部，开口于腹吸盘前缘的生殖孔。卵黄腺分布于虫体中段两侧。

2. 虫卵　虫卵极小，平均（27～35）μm×（12～20）μm，黄褐色，形似芝麻，前端较窄，有卵盖周围卵壳增厚，形成肩峰，后端钝圆，含成熟毛蚴。虫卵是寄生于人体的最小蠕虫卵（图 6-10）。

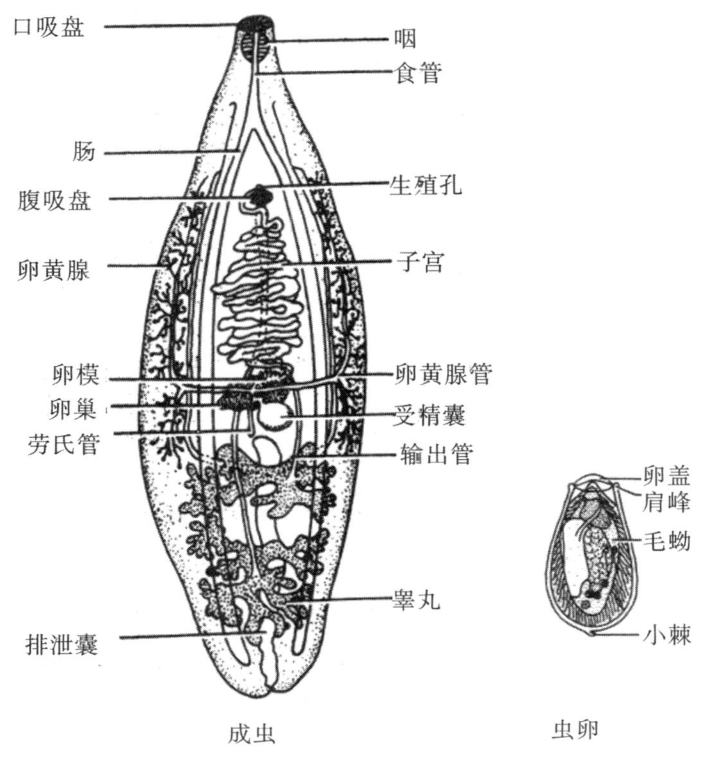

图 6-10　华支睾吸虫成虫及虫卵

（二）生活史

华支睾吸虫成虫主要寄生于人体肝胆管内，引起肝吸虫病。其虫卵随胆汁进入肠道，并随粪便排出体外。

1. 在中间宿主体内的发育　虫卵入水后，被第一中间宿主如豆螺、沼螺等淡水螺类吞食。在螺类的消化道内，虫卵孵出毛蚴，毛蚴穿破螺类肠壁，移行至肝脏，经过胞蚴、雷蚴等无性增殖阶段，形成多个尾蚴。成熟尾蚴自螺体逸出，在水中游动。当遇到第二中间宿主，如淡水鱼或虾时，尾蚴侵入宿主体内，发育为囊蚴，囊蚴是感染阶段。

2. 在终宿主体内的发育　当终宿主食入含有活囊蚴的鱼或虾时，囊蚴在消化液的作用下脱囊成为幼虫。幼虫随后从胆总管或穿过肠壁经腹腔进入肝胆管，继续发育成为成虫。囊蚴进入终宿主体内至发育为成虫大约需要 1 个月。成虫的寿命可长达 20～30 年（图 6-11）。

（三）致病性

1. 致病机制　成虫主要寄生于肝胆管内部，吸取血细胞、胆管黏膜及其分泌物作为其营养来源。在严重的情况下，它们也可能寄生于胆总管或胆囊等部位。其引发的病理改变主要表现在以下几个方面：①虫体的机械性刺激以及其代谢产物的化学毒性作用，可以导致胆管内膜和周围组织的炎症反应，进而引起胆管细胞的脱落和增生，这种现象可能导致管腔的狭窄，甚至造成胆管的阻塞，胆汁的流动因此受到阻碍，出现淤滞现象，最终可能导致阻塞性黄疸的发生。②由于胆汁引流不畅，容易继发细菌感染，从而诱发胆管炎或胆囊炎。③死亡的虫体碎片、虫卵以及脱落的胆管上皮细胞可能成为胆结石形成的核心，同时，肝胆管周围的纤维组织增生也可能导致相邻肝细胞的萎缩和坏死，甚至引发纤维化，最终可能导致肝硬化和腹水的形成。近期的研究成果显示，华支睾吸虫的感染可能诱发肝癌或胆管上皮癌。

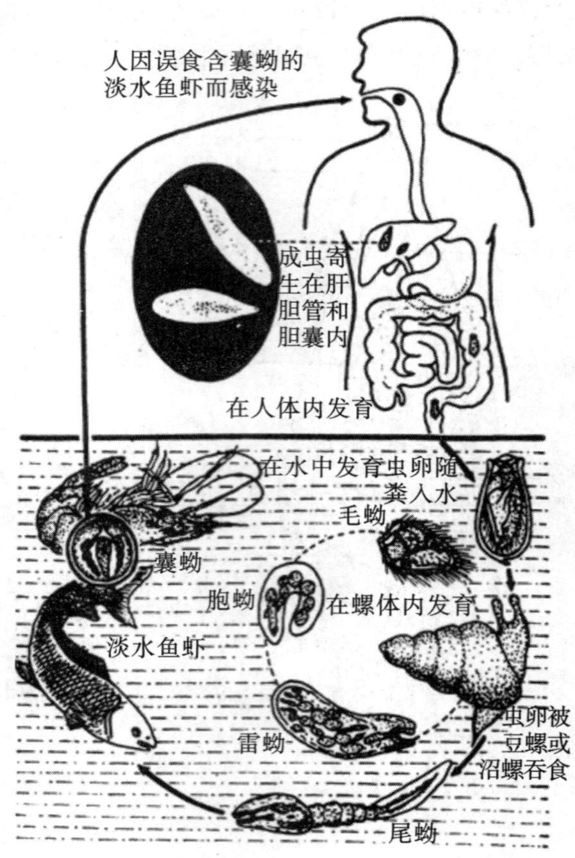

图 6-11 华支睾吸虫生活史

2. 临床表现 轻度感染者除肝大以外，可能无其他明显症状；中度感染者可能表现为上腹部胀满、消化不良、肝区疼痛、黄疸、消瘦、乏力等症状；重度感染者可能出现营养不良、腹痛、腹泻等症状；晚期患者可能出现肝硬化、腹水，甚至因消化道大出血、肝昏迷而死亡。在儿童感染严重的情况下，可能导致发育不良。

（四）实验室诊断

检测到虫卵是确诊的主要依据。通常采用自然沉淀法、氢氧化钠消化法等集卵方法检查虫卵，这些方法的优点在于提高检出率。另外，粪便直接涂片法简单易行，但由于虫卵微小且产卵量较低，容易漏检。必要时，可以通过取十二指肠引流液检查虫卵。在实验室诊断中，免疫学检查是一种较为理想的辅助手段，常用的方法包括皮内试验（ID）、酶联免疫吸附试验（ELISA）以及间接血凝试验（IHA）。

（五）防治措施

预防该病的传播，应加强粪便管理，防止水源被污染；改变养鱼的习惯；消除第一中间宿主——淡水螺类。同时，需要积极开展卫生宣传教育，使公众了解该病的危害性和传播途径，避免食用生或半生的鱼或虾，改善烹饪方法和饮食习惯，同时注意将生食和熟食用具分开使用，防止囊蚴感染人体。在治疗方面，应积极治疗患者、带虫者和保虫宿主，目前最常用的药物是吡喹酮和阿苯达唑。

二、布氏姜片吸虫

布氏姜片吸虫，也被称为姜片虫，是一种寄生在人体小肠内引起姜片虫病的寄生虫。

（一）形态学特征

1. 成虫　布氏姜片吸虫的成虫是人体寄生吸虫中最大的一种，雌雄同体。它们的虫体大小为（20～75）mm×（8～20）mm，背腹扁平，前窄后宽，肌肉丰厚，形状像姜片。活布氏姜片吸虫呈肉红色，而死亡或固定后为灰白色。口吸盘和腹吸盘之间的距离很近，腹吸盘的大小是口吸盘的4～5倍。它们的睾丸排列在虫体后半部分，呈珊瑚状，子宫盘曲在卵巢与腹吸盘之间。

2. 虫卵　布氏姜片吸虫的虫卵是人体寄生虫卵中最大的一种，呈椭圆形，大小为（130～140）μm×（80～85）μm。虫卵的壳很薄，颜色淡黄，有一个小盖但不太明显。每个虫卵内含有一个卵细胞和20～40个卵黄细胞（图6-12）。

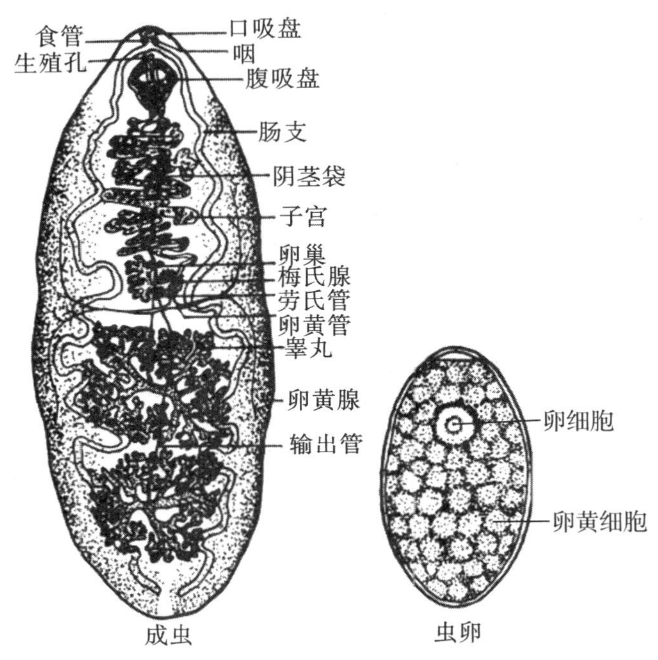

图6-12　布氏姜片吸虫成虫和虫卵

（二）生活史

成虫寄生于人或猪的小肠中，可导致严重的感染，甚至影响胃和大肠。它们的虫卵随粪便排出体外。

1. 在中间宿主体内的发育过程　如果虫卵有机会进入水中，在适宜的温度（26～32 ℃）下，经过3～7周的发育，会孵出毛蚴。这些毛蚴如果侵入扁卷螺体内，经过1～2个月的发育和无性繁殖，会形成胞蚴、母雷蚴、子雷蚴，最后产生尾蚴。尾蚴会离开螺体，附着于水生植物或其他物体的表面，形成囊蚴。这是感染阶段的典型表现。

2. 在终宿主体内的发育过程　人类或猪因生食含囊蚴的水生植物（如菱角、荸荠、茭白等），或饮用生水而受到感染。囊蚴进入消化道后，在消化液和胆汁的作用下，在小肠内脱囊，并利用其吸盘附着于小肠壁的黏膜上寄生。经过1～3个月的发展，它们会成为成虫。一般来说，成虫的寿命为1～2年，但有些个体寿命可长达4～4.5年（图6-13）。

（三）致病性

姜片虫的虫体大、腹吸盘发达，导致其具有很强的吸附力。这种强力吸附会对被吸附的肠黏膜及周围组织造成机械性损伤，使得小肠壁出现充血、水肿、炎症，甚至导致局部溃疡和脓肿。同时，病灶部位会有中性粒细胞、淋巴细胞和嗜酸性粒细胞浸润。由于虫体不仅通过吸附吸取营养，还因为大量虫体覆盖肠黏膜而影响消化和吸收功能，患者会出现腹痛、腹泻、腹胀和消化不良等不适症状。在严重感染的情况下，患者可能表现为营养不良、贫血、肠梗阻等。特别值得注意的是，儿童感染姜片虫会影响其发育。此外，虫体的代谢产物还可能引发超敏反应。

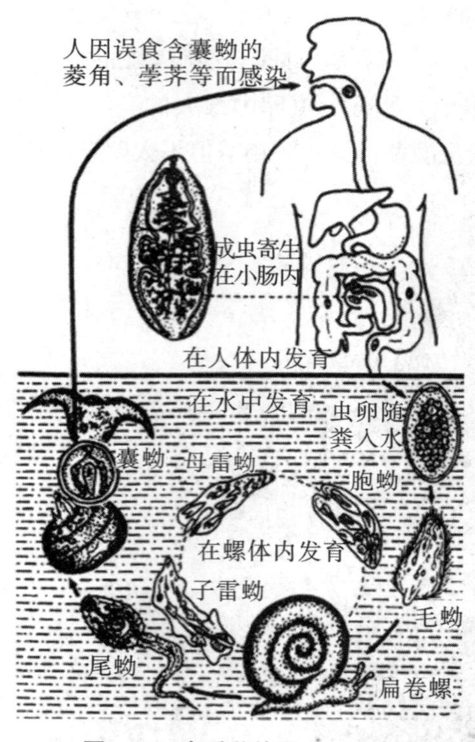

图 6-13　布氏姜片吸虫生活史

（四）实验室诊断

在姜片虫病的诊断中，如果在粪便检查中发现虫卵，即可确诊。由于姜片虫卵较大，容易识别，通常采用直接涂片法进行检查。为了提高阳性率，可以连查 3 张涂片。然而，轻度感染者容易漏检。为了提高检出率，可以应用浓集方法，如水洗自然沉淀法等。

（五）防治措施

开展健康宣传教育，不生食未经刷洗或沸水烫过的菱角、荸荠等水生植物，不饮生水，勿用被囊蚴污染的水生植物喂猪；加强粪便管理，防止粪便污染水源；消灭扁卷螺；积极查治患者、带虫者和病猪，以控制传染源。目前应用最有效的药物是吡喹酮，中药槟榔效果也很令人满意。

三、卫氏并殖吸虫

卫氏并殖吸虫（*Paragonimus westermani*）是人体并殖吸虫病的主要病原体，以肺部寄生为主，故又称肺吸虫。

（一）形态学特征

1. 成虫　卫氏并殖吸虫的成虫呈椭圆形，背部隆起，腹部扁平，形似半粒黄豆，大小为（7～12）mm×（4～6）mm。存活时呈红褐色，死亡后则呈灰白色，表面布满体棘。口吸盘和腹吸盘的大小相近，口吸盘位于虫体前端，而腹吸盘约在虫体腹部中间位置。消化系统包括口、咽、食管和两条弯曲的肠管。该寄生虫的雌雄同体，而其生殖器官左右并列是其显著特征，因此被称为并殖吸虫。

2. 虫卵　卫氏并殖吸虫的虫卵呈椭圆形，金黄色，大小为（80～118）μm×（48～60）μm。虫卵具有明显的卵盖，通常稍微倾斜，最宽处多在靠近卵盖一端。卵壳厚薄不均，后端常有增厚的部分。每个虫卵内含有一个卵细胞和约 10 余个卵黄细胞（图 6-14）。

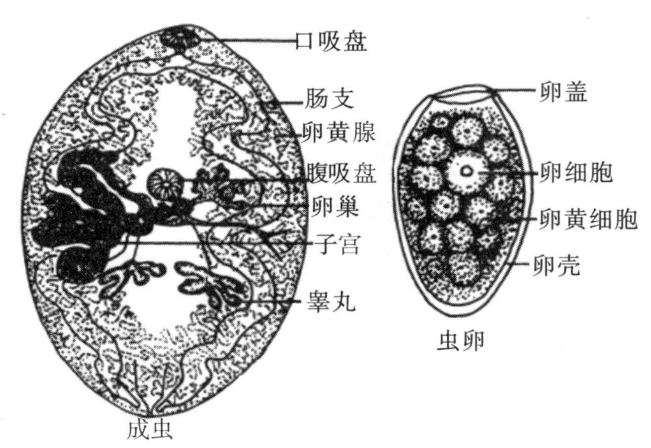

图 6-14　卫氏并殖吸虫成虫和虫卵

（二）生活史

成虫主要寄生于人或食肉动物的肺内，以血液及坏死组织为食。其产出的虫卵随痰液或痰液经吞咽后随粪便排出体外。

1. 在中间宿主体内的发育　虫卵一旦进入水体，在适宜的温度下约经过 3 周就会孵出毛蚴。一旦毛蚴侵入第一中间宿主川卷螺体内，它们就会开始发育，经过胞蚴、母雷蚴、子雷蚴的阶段，最终变成成熟的尾蚴。尾蚴一旦从螺体逸出，便有机会侵入第二中间宿主溪蟹、蝲蛄体内发育为囊蚴。囊蚴阶段是感染人体的开始。

2. 在终宿主体内的发育　终宿主因食入含有活囊蚴的溪蟹、蝲蛄而受到感染，囊蚴在小肠内脱囊发育为童虫。童虫会穿过肠壁进入腹腔，再穿过横膈经胸腔到达肺，最终发育为成虫。值得注意的是，有的童虫也会侵入其他器官，引发异位寄生现象。从囊蚴感染到成虫产卵，大约需要 2 个月，成虫寿命一般为 5～6 年，但有些个体寿命可能更长（图 6-15）。

（三）致病性

卫氏并殖吸虫的致病机制主要是由于童虫在组织器官中的移行、窜扰以及成虫的定居，引起机械性损伤，使组织受到伤害。此外，虫体的代谢产物还可能导致超敏反应。在寄生于肺部引起的基本病变可分为 3 个阶段。

1. 脓肿期　在这一阶段，由于虫体的移行引起组织破坏和出血，伴随着以中性粒细胞和嗜酸性粒细胞为主的炎症渗出，病灶周围可能形成薄膜状脓肿壁。X 线检查可能显示边缘模糊、界限不清的浸润性阴影。

2. 囊肿期　脓汁被逐渐吸收，导致脓肿壁因肉芽组织增生而变厚，并出现纤维性包膜，形成囊肿。由于渗出性炎症，囊内可能充满大量细胞，导致死亡、崩解和液化，使囊肿内充满类似赤褐色果酱的液体。X 线检查可显示结节状或多房性囊状阴影。

3. 纤维瘢痕期　当虫体死亡或移位后，囊肿内的内容物会通过支气管排出或被吸收，肉芽组织填补囊内，结缔组织进一步增生，导致纤维化并形成瘢痕。

（四）实验室诊断

1. 病原学检查　收集痰液或粪便标本，采用直接涂片法和沉淀法检测虫卵。对于出现皮下结节的患者，可以进行手术摘除，并通过检测虫卵、幼虫和成虫确诊。

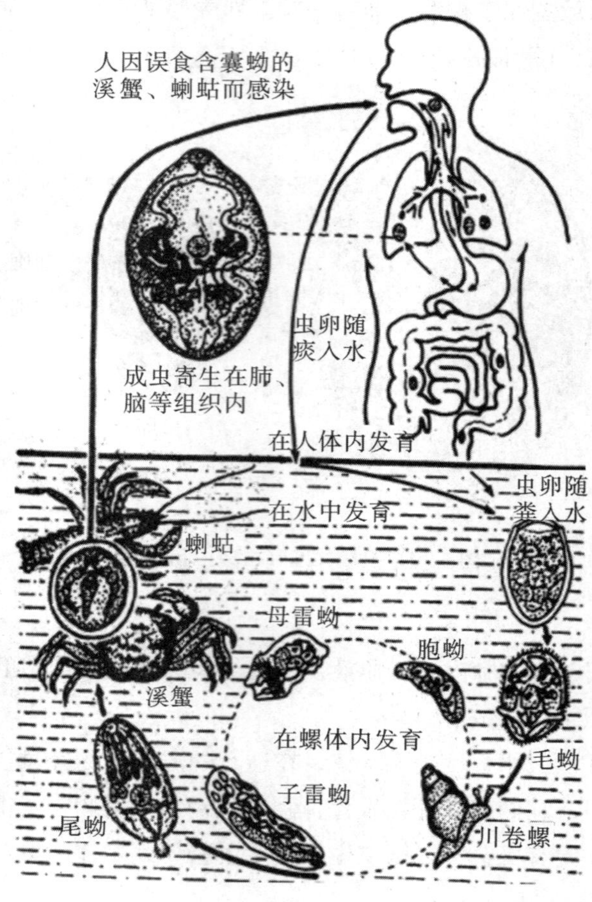

图 6-15　卫氏并殖吸虫生活史

2. *免疫学诊断*　针对早期感染或可能出现异位寄生的病例，如果病原学检查结果为阴性，可以采用免疫学检查，常用 ELISA，具有较高的敏感性，是目前广泛采用的检测方法。近年来，对于检测循环抗原也进行了研究和应用，具有高敏感性和可检测治疗效果的优点。

（五）防治措施

预防本病的最有效方法是避免生食或半生食溪蟹、蝲蛄及其制品，同时不饮生水，以避免疾病通过口腔传播。此外，应当加强粪便及水源的管理，避免随地吐痰，以防虫卵进入水体；同时也需积极消灭川卷螺，以切断传播途径。

在治疗方面，需要对患者及带虫者进行治疗，并消灭或控制传染源。首选的治疗药物是吡喹酮。除此之外，还应施行消灭非国家保护的储存宿主，对病畜进行治疗。这些措施有助于防止疾病的传播和控制病情的进一步恶化。

四、日本裂体吸虫

日本裂体吸虫（*Schistosoma japonicum*），亦称日本血吸虫，其成虫主要寄生于人体肠系膜下静脉中，引起血吸虫病。

（一）形态学特征

1. *成虫*　雄虫和雌虫呈异形。雄虫较为粗短，长为 10 ~ 20 mm，乳白色，前端具有发达的口和腹吸盘，自腹吸盘以下虫体两侧向腹面卷曲，形成抱雌沟，使得虫体呈圆柱形外观。睾丸通常为 7 个，位于腹吸盘后背侧，呈椭圆形排列。雌虫长而细，前端尖细后端较粗，体长 12 ~ 28 mm，腹吸盘不如雄虫明显，虫体呈深褐色。雌虫仅有 1 个卵巢，呈长椭圆形，位于虫体中部。消化系统包括口、食管和肠管。肠在腹吸盘后缘水平处分为左右两支，延伸至虫体中部后汇合成单一的盲管。

2. *虫卵* 平均大小为 89 μm × 67 μm，呈椭圆形，淡黄色，卵壳较薄，无卵盖，卵壳一侧有小棘状结构，表面常附有宿主组织残留物。成熟的虫卵内含有一只毛蚴，毛蚴和卵壳之间常见到圆形或椭圆形的油滴状物质。卵壳经超微电镜观察可见具有微孔与外界相通。

3. *毛蚴* 大小约为 99 μm × 35 μm，呈梨形，灰白色，半透明，全身覆有纤毛，体前端具有顶腺和一对头腺，具有分泌溶组织物质的能力。毛蚴未孵出前，可通过卵壳微孔释放可溶性虫卵抗原。

4. *尾蚴* 分为体部和尾部，尾部又分为尾干和尾叉。体前端具有口吸盘，腹吸盘位于虫体后部，两侧有 5 对穿刺腺，开口于虫体前端，具有分泌溶组织酶以助于尾蚴侵入宿主皮肤的功能（图 6-16）。

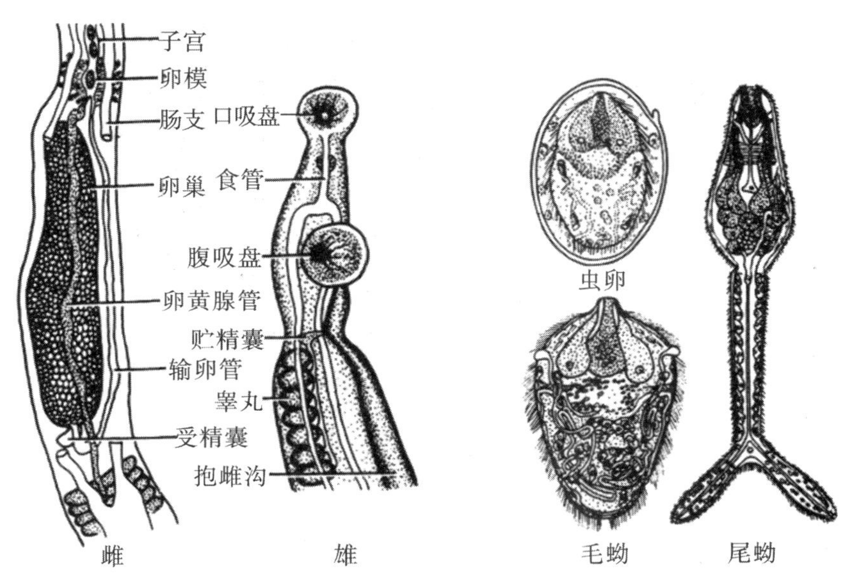

图 6-16 日本裂体吸虫成虫的生殖系统、虫卵、毛蚴和尾蚴

（二）生活史

成虫主要寄生于人体和多种哺乳动物的门脉 - 肠系膜静脉系统，以血液为食。雌、雄虫交配后，雌虫会在肠黏膜下静脉末梢产卵。部分虫卵随着门静脉系统流向肝门静脉并沉积在肝内，另一部分则沉积在肠壁小血管中。在肠壁小血管内，虫卵内的卵细胞反复分裂，大约经过 11 天发育为毛蚴，也称为成熟卵。这些成熟卵内的毛蚴分泌溶组织物质能透过卵壳微孔释放出来，引发虫卵周围组织和血管壁的炎症和坏死。在血管压、腹内压增加以及肠蠕动的作用下，虫卵伴随着肠壁坏死组织一起进入肠腔而排出体外。

1. *在中间宿主体内的发育* 虫卵随着粪便进入水中，在 25 ~ 30 ℃的水温中，经过 2 ~ 32 h 孵化为毛蚴。一旦毛蚴与中间宿主钉螺接触，就会钻入其体内。在钉螺体内，毛蚴经历母胞蚴、子胞蚴的阶段，最终发育成大量的尾蚴。尾蚴是感染阶段，它们是疾病传播的重要载体（图 6-17）。

2. *在终宿主体内的发育* 尾蚴在水中游动，如果遇到人或保虫宿主，它们会通过分泌溶组织酶和尾部的摆动，钻入皮肤并脱去尾部，形成童虫。童虫经过小血管或小淋巴管，随血液循环到达右心，然后进入肺部，再经肺静脉、左心进入大循环，到达全身各部位。然而，只有到达门脉、肠系膜静脉系统血管的童虫才能发育成熟，雌雄虫会合抱并性器官发育成熟。从尾蚴侵入人体到成虫产卵，大约需要 24 天。成虫在人体内的寿命一般为 2 ~ 5 年，但也有最长可达 40 年的情况。

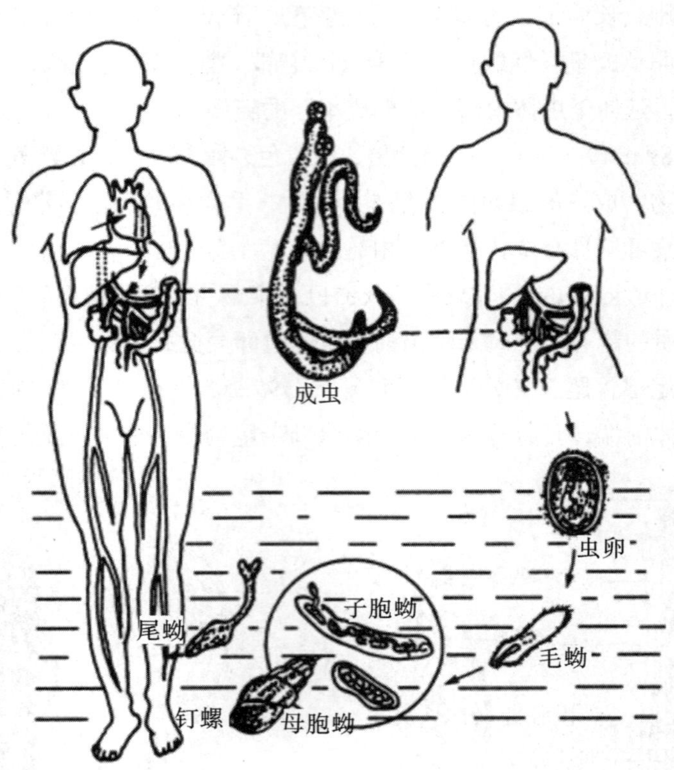

图 6-17　日本血吸虫形态和生活史

（三）致病性

在血吸虫感染过程中，尾蚴、童虫、成虫和虫卵均可对宿主造成损害，并引起超敏反应，其中虫卵的致病作用尤为显著。

1. *尾蚴和童虫*　尾蚴侵入宿主皮肤时，其机械性损伤和化学毒性作用可引发Ⅰ型或Ⅳ型超敏反应。患者局部会出现丘疹、红斑和瘙痒等症状，被称为尾蚴性皮炎。尾蚴进入人体发育成童虫时，在体内移行过程中可导致血管炎和超敏反应，特别是在肺部，患者可能会出现咳嗽、痰中带血、发热、荨麻疹等全身中毒症状，血液中的嗜酸性粒细胞数量也会增加。

2. *成虫*　成虫寄生在门脉系统中，通过机械性损伤，可引起静脉内膜炎和静脉周围炎。成虫的代谢产物、分泌物、排泄物以及虫体脱落的表膜等，可形成免疫复合物，引发Ⅲ型超敏反应。患者可能会出现蛋白尿、水肿和肾功能减退等症状。

3. *虫卵*

（1）致病机制：虫卵沉积在肝和肠壁血管中，发育成熟后，卵内毛蚴分泌可溶性抗原，透过卵壳微孔进入宿主组织，引发细胞免疫应答，产生各种细胞因子，吸引巨噬细胞、嗜酸性粒细胞、淋巴细胞等聚集于虫卵周围，形成虫卵肉芽肿。早期虫卵周围组织可能出现坏死，称为嗜酸性脓肿。肉芽肿的形成机制是 T 淋巴细胞介导的Ⅳ型超敏反应。随着卵内毛蚴的死亡和组织的修复，坏死物质逐渐被吸收，纤维组织增生，最终导致纤维化。重度感染时，门脉周围可能出现广泛的纤维化，称为干线型肝硬化。由于窦前静脉的广泛阻塞，可能导致门脉高压，出现肝、脾肿大及腹壁、食管和胃底静脉曲张，甚至发生上消化道出血和腹水等症状。肠壁肉芽肿纤维化可能导致肠狭窄、肠息肉等。

（2）临床表现：急性血吸虫病患者表现为腹痛、腹泻、发热、肝脾肿大等症状，粪便血吸虫卵检查结果为阳性。慢性血吸虫病患者随着病情的发展，可能出现肝脾肿大、慢性腹泻、贫血、消瘦等症状。晚期血吸虫病患者由于卵内毛蚴死亡，脓肿逐渐被吸收，肉芽组织逐渐发生纤维化形成瘢痕组织，肝、肠壁组织纤维化加重，可能导致肝硬化、门脉高压、巨脾、腹水或上消化道出血等症状。儿童时期反复大量感染可能导致腺垂体功能受损，影响生长发育，临床上表现为侏儒症。少数患者结肠壁可能明显增厚，甚至发生癌变。

（四）实验室诊断

1. 病原学检查　粪便直接涂片法检查虫卵，适用于急性血吸虫病患者；水洗沉淀法和毛蚴孵化法分别检查虫卵和毛蚴，适用于慢性和晚期血吸虫病患者；直肠镜活组织检查适用于慢性，特别是晚期血吸虫病患者。

2. 免疫学检查　常用的方法包括皮内试验（ID）、环卵沉淀试验（COPT）、酶联免疫吸附试验（ELISA）、间接血凝试验（IHA）等。

（五）防治措施

1. 控制传染源　人畜同步化疗是控制传染源的有效途径，治疗药物为吡喹酮。

2. 切断传播途径

（1）消灭钉螺：灭螺是切断血吸虫病传播的关键。应采取综合治理措施，查明钉螺分布情况，消灭钉螺滋生地，对钉螺进行火烧、土埋和药物杀灭等。

（2）加强人、畜粪便管理：被感染血吸虫的人、畜粪便污染的水体是血吸虫病传播中的重要环节。应采取综合性措施，如不用新鲜粪便施肥，不随地大便等，防止血吸虫卵污染水源；建无害化粪池、沼气池等；由于人尿和尿素分解后产生的氨能杀灭虫卵，可采用粪、尿混合储存的方法杀灭粪便中的虫卵。

（3）安全供水：结合农村卫生建设规划，因地制宜地建设安全供水设施；尾蚴在 60 ℃水温中可立即死亡，家庭用水可加温杀灭尾蚴；漂白粉、碘酊和氯硝柳胺也有杀灭尾蚴的作用。

3. 做好个人防护，保护易感人群　应尽量避免与疫水接触。

知识链接

考古学家在湖南长沙马王堆西汉时期的女尸和湖北江陵的西汉男尸体内发现的典型日本血吸虫卵表明，早在 2160 多年前，我国就已经存在血吸虫病的流行。日本血吸虫病主要在亚洲地区，包括中国、日本、菲律宾和印度尼西亚等国家流行。新中国成立初期调查显示，血吸虫病在我国长江流域及其以南的 12 个省（直辖市、自治区）的 370 个县（市）广泛传播。累计感染者超过 1160 万，流行区人口约占全国总人口的 1/5。

经过不懈努力，我国血吸虫病防治工作取得举世瞩目的成绩，全国实现了血吸虫病传播控制目标。截至 2022 年，全国 75% 的血吸虫病流行县（市、区）达到了消除标准，正向着实现《“健康中国 2030”规划纲要》提出的“全国所有流行县达到消除血吸虫病标准”目标逐步推进。然而，当前血吸虫病防治工作仍面临诸多挑战，109 个流行县（市、区）尚未达到消除标准。因此，需继续加强血吸虫病监测预警，做好重点地区钉螺控制工作。

任务三　绦虫纲

绦虫（tapeworm）属于扁形动物门的绦虫纲，成虫背腹扁平，乳白色，带状，分节，虫体长度可达数毫米至数米，由头节、颈部和链体组成，固着器官发达，缺乏体腔和消化道，通过体壁吸收营养物质，雌雄同体。其生活史通常需要一个或两个中间宿主。在我国，寄生于人体的绦虫种类较多，包括圆叶目的链状带绦虫、肥胖带绦虫、细粒棘球绦虫、微小膜壳绦虫以及假叶目的曼氏迭宫绦虫等。

一、链状带绦虫

链状带绦虫（*Taenia solium*）又称猪带绦虫、猪肉绦虫或有钩绦虫。

（一）形态学特征

1. 成虫　虫体呈扁平带状，长度可达 2 ~ 4 m，乳白色。头节近似球形，直径为 0.6 ~ 1 mm，除了具有 4 个吸盘外，顶端还有顶突，并排列着两圈小钩。颈部细长，具有生殖功能。链体由 700 ~ 1 000 个节片组成。幼节接近颈部时，宽度大于长度；成熟节近乎方形，每节内均有发育成熟的雌雄生殖器官各一套；孕节长度大于宽度，除充满虫卵的子宫外，其他器官均发生退化，子宫由主干向两侧分支，每侧分支有 7 ~ 13 支。

2. 虫卵　虫卵的卵壳薄而透明，很容易脱落，因此在镜下观察时通常会看到带有胚胎膜的虫卵。虫卵呈圆球形，直径为 31 ~ 43 μm，胚膜较厚，呈棕黄色，表面有放射状的条纹，卵内含一个六钩蚴。

3. 囊尾蚴　又称囊虫，其大小为（8 ~ 10）mm × 5 mm，呈乳白色，半透明，形状近似卵圆，内部充满透明的囊液，头节向囊内凹陷，呈现出白点状的形态，结构与成虫头节相似（图 6-18）。

（二）生活史

成虫居住于人体小肠内，通过头节与肠壁的紧密附着，以体表吸收肠腔内的营养物质。末端的孕节可能会单独或连续数节一起脱落至肠腔，并随粪便排出体外。

1. 猪体内的发育过程　当孕节或虫卵被猪这一中间宿主摄取后，在猪的消化液作用下，经过 1 ~ 3 天，六钩蚴孵化出来。这些六钩蚴会侵入小肠壁的血管或淋巴管，随血液循环遍布猪的全身，常见寄生部位包括肌肉、脑、眼等。经过 60 ~ 70 天的生长，六钩蚴发育成为囊尾蚴。在猪肉中寄生的囊尾蚴会导致猪肉被称作“米猪肉”“米糁肉”等。囊尾蚴在猪体内的平均寿命为 3 ~ 5 年，但也有少数能够存活 15 ~ 17 年。

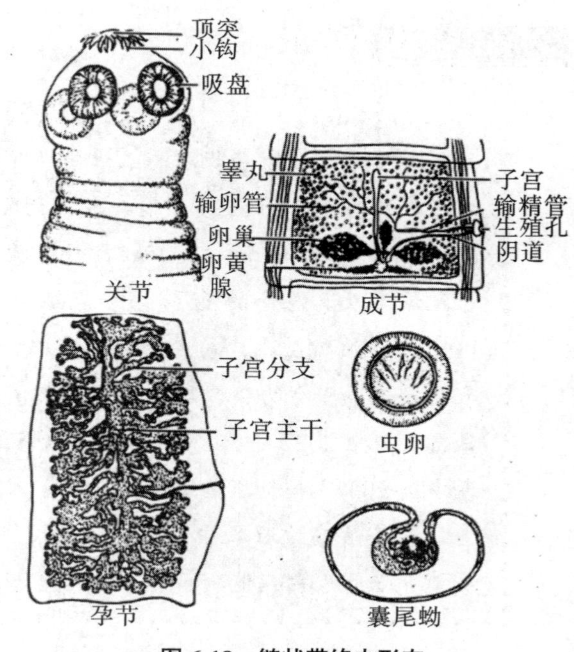

图 6-18　链状带绦虫形态

2. 人体内的发育过程　人类因食用含有活囊尾蚴的生猪肉或未充分煮熟的猪肉而感染。囊尾蚴在人体小肠内受到胆汁刺激后，头节会翻出，并附着于小肠壁上，经过 2 ~ 3 个月的发育，最终成长为成虫。成虫的寿命可达 25 年。

当人误食虫卵或孕节后，它们会在人体组织内发育成囊尾蚴，但无法进一步发育为成虫。人体感染虫卵主要有 3 种方式：①异体感染，即误食了他人的虫卵；②自体体外重复感染，即患者误食了自己排出的虫卵而引起再次感染；③自体体内重复感染，即绦虫病患者反胃呕吐时，逆蠕动将孕节逆流回小肠或胃中而引起感染。

（三）致病性

绦虫的成虫阶段寄生在人体的小肠内，导致猪带绦虫病的发生。通常情况下，人体内寄生的成虫数量为一条，但国内有报道称最多的一例感染了 19 条成虫。猪带绦虫病的临床症状相对较轻，患者因在粪便中发现绦虫节片而就诊是比较常见的。部分患者可能会经历腹部不适、腹泻、恶心、消化不良等消化系统症状。当绦虫的代谢产物被人体吸收后，还可能引起头痛、头晕、失眠等神经系统症状。相比之下，囊尾蚴对人体的危害要远大于成虫，它能够引起囊尾蚴病，也称为囊虫病。囊尾蚴寄生在人体组织中，会对周围组织造成压迫，并且其分泌物和代谢产物的变应原性质会刺激局部组织，引发炎症反应。

1. *皮下及肌肉囊尾蚴病*　囊尾蚴在皮下寄生时，可能会形成圆形或椭圆形的皮下结节，这些结节多发生在头部和躯干，可以通过手触摸到，硬度类似于软骨，无压痛，大小为 0.5 ~ 1.5 cm。当囊尾蚴寄生在肌肉中时，可能会导致肌肉酸痛、无力、麻木和发胀等症状（图 6-19）。

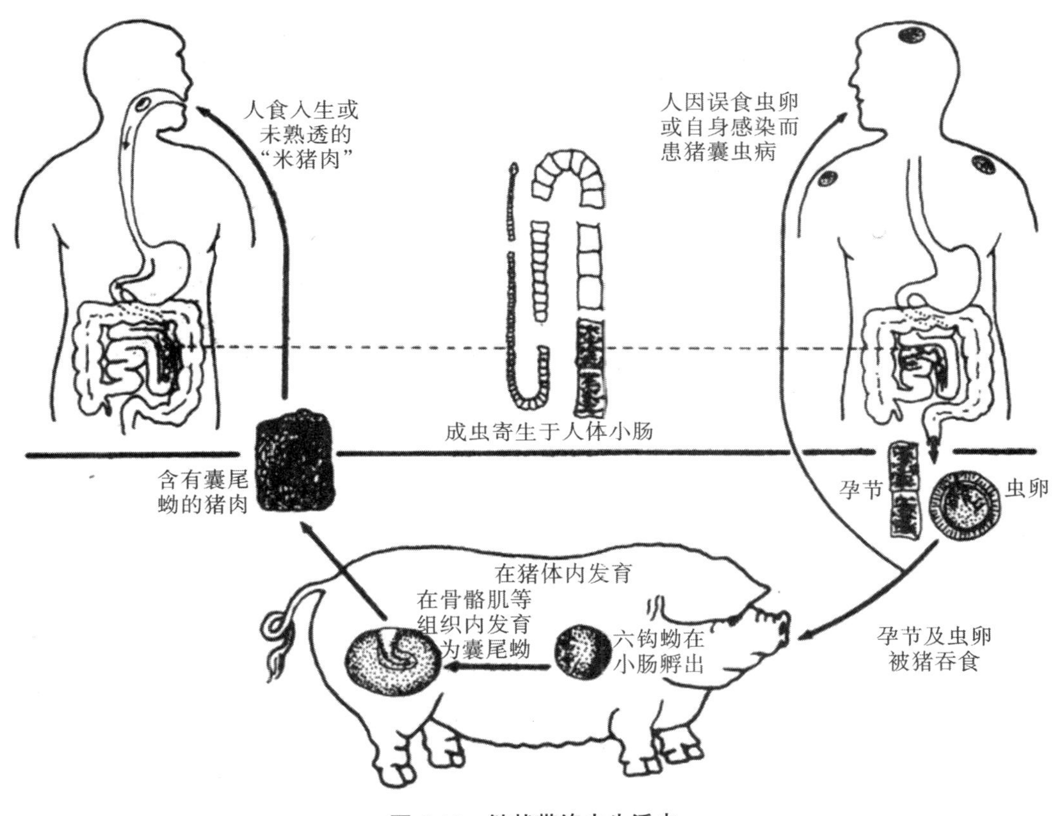

图 6-19　链状带绦虫生活史

2. *脑囊尾蚴病*　也称为脑囊虫病，是绦虫感染中最为严重的疾病。囊尾蚴可以在大脑内的不同部位寄生，对脑组织的机械性压迫可能会引起复杂的症状。癫痫发作、颅内压增高和精神症状是脑囊尾蚴病的三大临床表现，其中癫痫发作最为常见。其他症状可能包括头痛、恶心、呕吐、意识不清、失语和痴呆等。

3. *眼囊尾蚴病*　通常寄生在眼球的深部、玻璃体及视网膜下，可能会导致视力下降。囊尾蚴在眼内可以存活 1 ~ 2 年，一旦死亡，虫体的分解物可能会产生强烈的刺激，导致眼内组织变性。这可能会引起玻璃体混浊、视网膜脱落、视神经萎缩，并最终导致白内障、青光眼、化脓性眼球炎等并发症，严重时甚至会导致眼球萎缩和失明。

（四）实验室诊断

1. 猪带绦虫病的诊断　首先，需要询问患者是否有食用“米糁肉”或排节片的历史，以确定是否可能感染了猪带绦虫。通过检查孕节子宫侧支的数目，可以确定虫种。对于虫卵的检查，可以使用粪便涂片法、饱和盐水浮聚法或透明胶纸法。对于疑似患者，可以进行试验性驱虫，通过淘洗粪便的方法，检查头节、成节和孕节，既可以鉴定虫种，又可以确定诊断。

2. 囊尾蚴病的诊断　诊断囊尾蚴病的方法因寄生部位的不同而有所差异。对于位于皮下或浅表部位的结节，可以通过手术摘除并进行活检。眼部囊尾蚴的检查可以通过检眼镜进行。而对于大脑和深部组织的囊尾蚴，可以使用 X 线、B 超、CT 和 MRI 等现代影像设备进行检查。此外，免疫学试验也具有辅助诊断的价值，常用的方法包括 IHA 和 ELISA 等。

（五）防治措施

为防治猪带绦虫感染，应加强卫生宣传教育，避免食用生猪肉或未煮熟的猪肉，改变食用生肉的陋习。在烹调猪肉时，务必确保将肉煮熟，因为囊尾蚴在加热至 54 ℃并持续 5 min 后即可被消灭。治疗药物有吡喹酮、甲苯达唑、阿苯达唑、氯硝柳胺（灭绦灵）、南瓜子 - 槟榔等。

二、肥胖带绦虫

肥胖带绦虫（*Taenia saginata*）被称为牛带绦虫、牛肉绦虫或无钩绦虫，其成虫阶段主要寄生于人体的小肠内，从而引发牛带绦虫病。

（一）形态学特征与生活史

牛带绦虫与链状带绦虫在外观上具有较高的相似性（图 6-20），要区别见表 6-1。两者在虫卵的形态上几乎无法区分，这可能给临床诊断带来一定的困难。然而，尽管它们在形态上相似，但在生活史、寄生宿主和地理分布等方面可能存在差异。

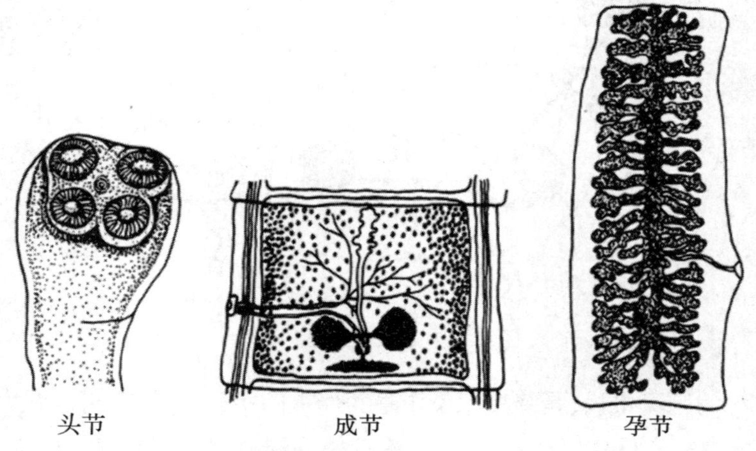

图 6-20　肥胖带绦虫的头节、成节、孕节

人类是牛带绦虫的唯一终宿主，而牛则是其中间宿主。成虫在人体小肠内寄生。由于孕节具有较强的活动能力，它经常能够从宿主的肛门逃逸。有时，虫卵也会从破碎的孕节逸出并黏附于肛周。除了牛之外，羊、羚羊等动物也可以充当其中间宿主。人在生食或半生食含有活囊尾蚴的动物肉后会受到感染。这些绦虫在人体的小肠内经历 8 ~ 10 周的发育过程，最终形成成虫。成虫的寿命可长达 20 ~ 30 年。其持续寄生在小肠内，不断繁殖后代，从而维持疾病的持续发展。其生活史与链状带绦虫的主要区别见表 6-1。

表 6-1　猪带绦虫与牛带绦虫的区别

鉴别点	猪带绦虫	牛带绦虫
体长	2 ~ 4 m	4 ~ 8 m
节片数	700 ~ 1000 片	1000 ~ 2000 片
头节	圆球形，有顶突和两圈小钩	方形，无顶突和小钩
孕节	子宫分支数每侧 7 ~ 13 支	子宫分支数每侧 15 ~ 30 支
虫卵	无明显区别	无明显区别
感染阶段	囊尾蚴、虫卵	囊尾蚴
终宿主	人	人
中间宿主	猪、人	牛
致病阶段	成虫、囊尾蚴	成虫

（二）致病性

患者通常无明显的症状。然而，牛带绦虫对局部肠黏膜的机械损伤及对肠道内营养的吸收，可能导致腹痛、消化不良、贫血以及维生素缺乏等症状。此外，虫体集结也可能引发肠梗阻。

（三）实验室诊断

当孕节从肛门自行脱落时，虫卵通常会从断端散出，因此使用透明胶纸法或肛门拭子法检测虫卵的阳性率较高。

（四）防治措施

为预防牛带绦虫病，应控制传染源，治疗患者和带虫者；大力开展卫生宣教，不吃生肉；加强粪便管理，防止人粪污染牧场水源；严格执行肉类检疫，禁止出售含囊尾蚴的牛肉。目前治疗牛带绦虫病主要是使用药物对患者进行驱虫，如吡醛酮、甲苯达唑、阿苯达唑、氯硝柳胺等，效果显著。

三、细粒棘球绦虫

细粒棘球绦虫也被称为包生绦虫，其幼虫（棘球蚴）能够寄生于人类及多种食草类动物的体内，引发一种严重的人兽共患病，即棘球蚴病或包虫病。

（一）形态学特征

1. 成虫与虫卵　细粒棘球绦虫的成虫体长仅有 2 ~ 7 mm，体型微小。除了头节和颈部外，整个虫体由幼节、成节和孕节各一个节片组成。头节呈梨形，具有 4 个吸盘和明显的顶突，顶端还分布有两圈小钩。孕节内的子宫结构复杂，具有不规则的分支和侧囊，能够容纳 200 ~ 800 个虫卵。虫卵在显微镜下与猪带绦虫、牛带绦虫的卵相似，区分起来较为困难。

2. 幼虫（棘球蚴）　幼虫呈圆形或不规则的囊状，其直径可以从数毫米到数百毫米，甚至更大。囊内充满囊液，为棘球蚴的生长和发育提供营养。囊壁分为两层：外层为角皮层，呈乳白色，无细胞结构，厚约 1 mm，具有保护作用；内层为胚层，又称生发层，厚约 20 μm，包含无数个细胞核，能够向囊内生长出原头节和育囊等结构。育囊能够分泌出角质层，形成与母囊结构相同的子囊。子囊内又可长出原头节、育囊以及与子囊结构相同的孙囊。原头蚴、育囊、子囊等结构均可在囊壁上脱落，悬浮于囊液中，统称为棘球蚴砂（图 6-21）。

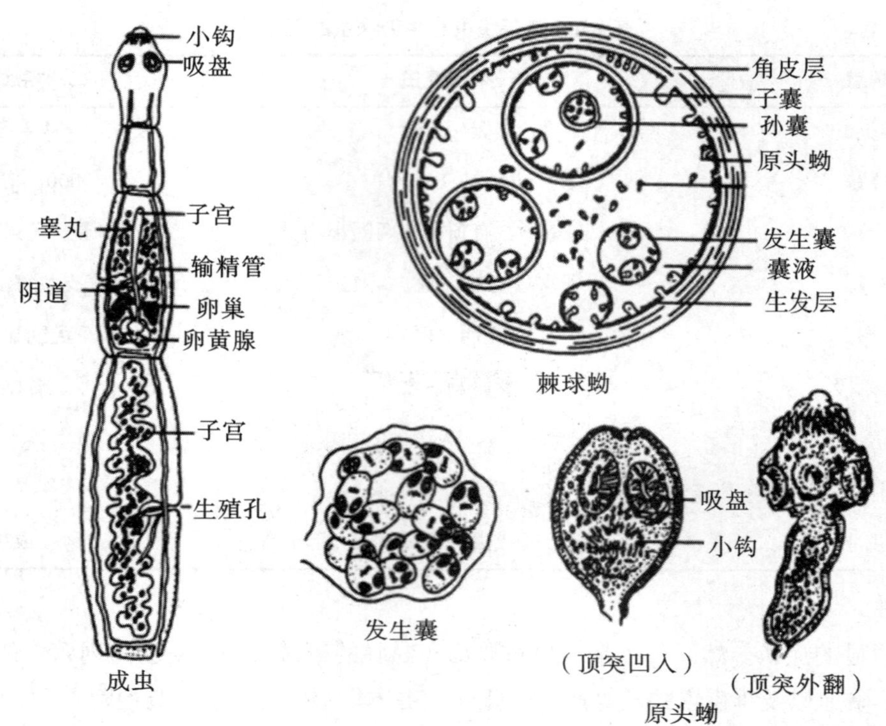

图 6-21　细粒棘球绦虫形态

（二）生活史

成虫主要寄生于犬科动物的小肠内，当它们脱落孕节或排出虫卵时，这些物质会随着粪便排出体外，进而污染牧草、水源及周围环境。

1. *在中间宿主体内的发育过程*　人或食草类动物如果食用了含有孕节或虫卵的食物，这些虫卵或孕节在进入十二指肠后孵化出六钩蚴。六钩蚴会钻入肠壁的血管或淋巴管，随着血液或淋巴液流经全身各部位，经过 3～5 个月发育成棘球蚴。棘球蚴最常见的寄生部位包括肝脏、肺脏和腹腔等。

2. *在终宿主体内的发育过程*　当含有棘球蚴的牛、羊等食草类动物的内脏被狼、犬等肉食性动物食用后，囊内的原头节会散出，并在小肠中经过大约 8 周的发育最终成长为成虫。成虫的寿命一般为 5～6 个月（图 6-22）。

（三）致病性

棘球蚴在人体内的寄生活动会引起棘球蚴病，也被称为包虫病，是绦虫中对人体健康危害较大的一种疾病。其危害程度与寄生的数量、部位和时间等因素密切相关，主要寄生在肝脏、肺脏、脑部、骨骼等部位。棘球蚴的致病因素主要包括机械性压迫和囊液引起的超敏反应。棘球蚴在人体内逐渐生长，对周围器官造成压迫，并破坏组织结构。例如，寄生在肝脏可能会导致肝肿大和疼痛；寄生在肺部可能会引起呼吸急促和胸痛等呼吸道刺激症状；寄生在骨骼组织可能会导致骨折或骨裂；如果由于穿刺、外伤或手术操作不当等原因导致棘球蚴液溢出，可能会引起过敏性休克，甚至危及生命；棘球蚴砂如果进入体腔或其他组织，还可能引发继发性的棘球蚴病。

（四）实验室诊断

在进行病原学检查时，可以采用手术方法摘除棘球蚴，或者从患者的痰液、尿液、腹水或胸腔积液中通过显微镜检查发现棘球蚴砂，从而确诊。然而，需要注意的是，在进行穿刺操作时必须格外小心，以避免引起不必要的风险。免疫学检查是诊断包虫病的辅助方法，常用的包括皮内试验和血清学检查，如

IHA、ELISA 等。询问病史，了解患者是否来自包虫病流行区域，以及与犬、羊等动物和动物皮毛的接触史，对于诊断也具有重要的参考价值。此外，X 线、B 超、CT、MRI 以及放射性核素扫描等影像学检查也有助于包虫病的诊断和定位。

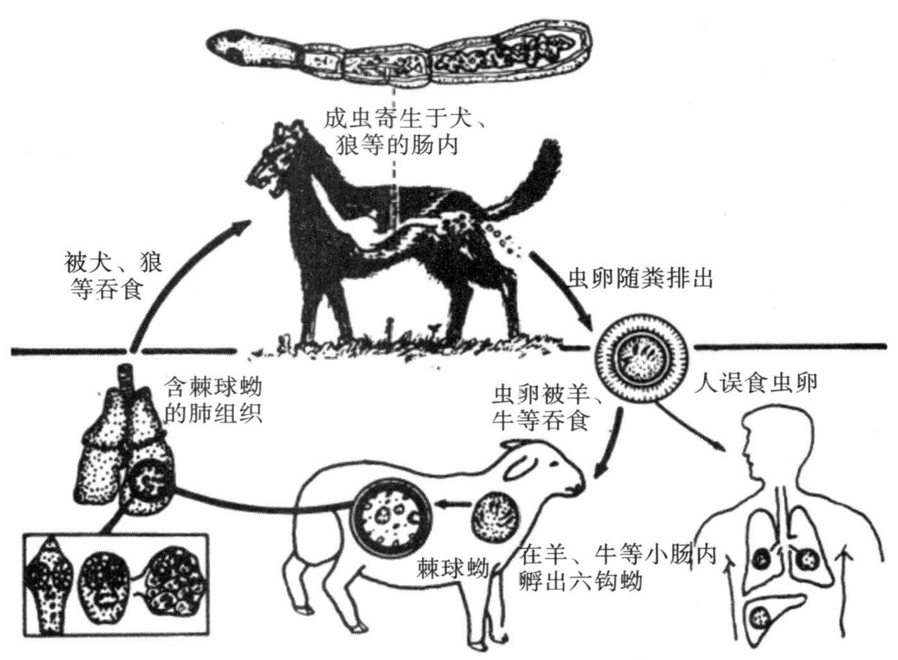

图 6-22　细粒棘球绦虫生活史

（五）防治措施

为了有效预防和控制包虫病，需要加强卫生宣传，培养良好的个人卫生习惯，避免误食虫卵。同时，捕杀病犬并定期为牧犬进行驱虫，以减少疾病传播的源头。对于病畜的内脏，应严格进行处理，通过焚烧或深埋消灭病原体。目前，包虫病的治疗仍以手术切除为主。对于早期包虫病，可以使用阿苯达唑、吡喹酮、甲苯达唑等药物进行治疗，这些药物具有一定的效果。

课后习题

1. 线虫幼虫在发育过程中最显著的特征是（　　）。

A. 都经自由生活阶段　B. 都有蜕皮过程　C. 幼虫只在宿主体内蜕皮

D. 幼虫均需经宿主肺部移行　E. 虫卵孵出的幼虫具有感染性

2. 蛔虫性哮喘的免疫学反应是（　　）。

A. Ⅰ型超敏反应　B. Ⅱ型超敏反应　C. Ⅲ型超敏反应

D. Ⅳ型超敏反应　E. 抑制抗体反应

3. 蛔虫常用的实验室诊断方法为（　　）。

A. 肛门拭子检查　B. 碘液涂片法　C. 粪便生理盐水涂片法

D. 自然沉淀法　E. 饱和盐水浮聚法

4. 蛔虫生活史中需蜕皮 4 次，蜕皮发生的场所依次为（　　）。

A. 卵内，宿主的小肠、肺泡、小肠

B. 卵内，宿主的肺泡、肺泡、小肠

C. 卵内，宿主的小肠、肝、小肠

D. 卵内，宿主的肝、肺泡、小肠

E. 卵内，宿主的小肠、肺泡、肺泡

5. 蛔虫卵卵壳外的蛋白质膜呈棕黄色是因为（ ）。

A. 自然颜色　　B. 被胆汁染的　　C. 被粪便染的

D. 视觉错误　　E. 被胃液染的

6. 蛔虫致病对人体危害最大的是（ ）。

A. 蛔虫性肺炎　　B. 掠夺营养　　C. 破坏肠黏膜

D. 引起变态反应　　E. 引起的并发症

7. 蛲虫卵的结构不包括（ ）。

A. 虫卵无色透明　　B. 一侧扁平，另一侧稍凸　　C. 卵壳较厚

D. 内含一个卵细胞　　E. 内含幼虫

8. 蛲虫的主要临床表现是（ ）。

A. 失眠　　B. 嗜睡　　C. 腹痛

D. 腹泻　　E. 肛周皮肤瘙痒

9. 主要通过“肛门－手－口”方式引起自身重复感染的寄生虫是（ ）。

A. 蛔虫　　B. 钩虫　　C. 蛲虫

D. 鞭虫　　E. 棘头虫

10. 雄性钩虫的主要形态学特征是（ ）。

A. 尾部尖直　　B. 尾端卷曲　　C. 口囊有一对钩齿

D. 尾端有一对交配附器　　E. 尾端膨大如伞状

实训工单　吸　虫

【实验目的】

（1）正确描述华支睾吸虫成虫及虫卵的形态学特征。

（2）正确认识华支睾吸虫对人体的危害。

【实验原理】

华支睾吸虫成虫寄生于肝胆管内，可引起华支睾吸虫病。华支睾吸虫寄生于人或猫、犬的肝胆管内。含毛蚴的虫卵随胆汁排至肠腔，又随粪便排出体外，虫卵入水后被第一中间宿主沼螺、涵螺或豆螺等吞食，毛蚴在螺体内孵出，经胞蚴、雷蚴、尾蚴各期，尾蚴自螺体逸出，再侵入第二中间宿主淡水鱼体内形成囊蚴，人因生食或半生食淡水鱼而感染。猫、犬等为本虫的保虫宿主。

【实验用品】

华支睾吸虫虫卵玻片标本、华支睾吸虫成虫玻片标本、鱼肌肉中华支睾吸虫囊蚴玻片标本、华支睾吸虫成虫示教标本、华支睾吸虫中间宿主瓶装标本及光学显微镜。

【实验步骤】

使用显微镜观察标本。

【实验总结】

实训名称	吸虫			
序号	评估项目	分值	实训要求	得分
1	实验准备	15	按实验要求完成实验用品准备	
2	完成情况	15	按时按要求完成实训任务	
3	掌握程度	25	掌握华支睾吸虫成虫及卵的形态学	
4	实训记录	25	实验记录规范、完整	
5	团队合作	20	服从老师安排，能配合完成工作	
实验结果及分析：				

项目二十八　医学原虫

任务一　医学原虫概述

原虫（protozoan）为单细胞真核动物，能独立完成生命活动中的全部生理功能。自然界中的原虫分布广泛，种类繁多，有 6.5 万余种，多数营自生或腐生生活，少数为共生或寄生。寄生于人体的致病和非致病性原虫称为医学原虫（medical protozoa），有 40 余种。

（一）形态学特征

原虫的形态多种多样，它们的大小为 2～200 μm，在光学显微镜下可以清晰观察到。这些微小生物的基本结构包括细胞膜、细胞质和细胞核 3 个部分。

1. 细胞膜　也称为表膜，是由单位膜构成的保护层，不仅维持着虫体的形状，而且不断地进行更新。细胞膜上分布着多种受体、酶类和抗原等物质。这些物质帮助虫体保持自身的稳定，并参与摄食、运动、排泄、感觉、侵袭，以及逃避宿主免疫效应等多种生物学功能。

2. 细胞质　由基质、细胞器和内含物组成，是原虫生命活动的物质基础。

（1）基质：均匀透明，大多数原虫的细胞质分为内质和外质。外质呈凝胶状，透明，具有运动、摄食、排泄、呼吸、感觉和保护等多种生理功能。内质呈溶胶状，是各种细胞器、内含物及胞核的所在位置，是原虫进行代谢和营养储存的主要场所。

（2）细胞器：根据其功能分为 3 类：①膜质细胞器，包括线粒体、内质网、高尔基复合体、溶酶体等，参与能量代谢和物质合成；②运动细胞器，如伪足、鞭毛、纤毛，是原虫进行运动和分类的重要依据；③营养细胞器，包括胞口、胞咽、胞肛、伸缩泡等，参与摄食、排泄和调节渗透压。有些原虫还有特殊的运动细胞器，如波动膜和吸盘。

（3）内含物：包括食物泡、拟染色体、糖原泡、代谢产物（如疟原虫的疟色素）和共生物（如病毒）等。

3. 细胞核　由核膜、核仁、核质和染色质组成，控制着原虫的代谢和分化。多数原虫的细胞核为泡状核，呈圆球形，体积较小，染色质颗粒状，分布在核质或核膜内缘，只含有 1 个核仁。少数原虫的细胞核为实质核，核大而不规则，染色质丰富，常含有多个核仁。细胞核的结构是鉴别原虫的重要依据之一。

（二）生理特性

1. 运动方式　多数原虫依靠其特有的运动细胞器，能够进行多种运动形式，包括伪足运动、鞭毛运动和纤毛运动等。这些运动方式使它们能够在各种环境中灵活移动，以寻找食物或逃避敌害。

2. 摄食与排泄　原虫的摄食方式多样，有的通过吞噬、吞饮或体表渗透的方式吸收营养物质，有的则利用胞口摄食。其代谢产物主要通过体表排出，或通过伸缩泡、胞肛等结构排出体外。在虫体分裂时，代谢产物也会随之释放。

3. 生殖方式　原虫的生殖方式主要有两种：无性生殖和有性生殖。部分原虫存在世代交替的现象。无性生殖主要包括二分裂、多分裂和出芽生殖等，而有性生殖则包括配子生殖和接合生殖等。

（三）生活史

原虫的生活史因种类而异，有的原虫生活史较为简单，只需要一种宿主，其形态变化只有滋养体或滋养体和包囊。包囊能够抵抗不良环境，在适宜条件下进行核分裂，是多数原虫的感染阶段。然而，有些原虫的生活史较为复杂，需要在两种或以上的宿主体内分别进行无性生殖和有性生殖或世代交替，才能完成其整个生活史。

任务二　叶足纲

溶组织内阿米巴（*Entamoeba histolytica*）又称痢疾阿米巴（*Entamoeba dysenteriae*），属于足鞭毛门的叶足纲，寄生于人体结肠，损伤肠壁组织，引起肠阿米巴病（intestinal amoebiasis），也可侵入其他组织，引起肠外阿米巴病（extraintestinal amoebiasis）。

（一）形态学特征

溶组织内阿米巴的生活周期分为滋养体和包囊两个阶段。

1. 滋养体　根据其大小、致病性和寄生部位的不同，分为大滋养体和小滋养体。

（1）大滋养体：也称为组织型滋养体，主要寄生于结肠黏膜、黏膜下层及肠外组织器官中，具有致病性。其直径为 20 ~ 60 μm，内、外质分界明显。外质无色透明，约占虫体的 1/3，常伸出一叶状或舌状伪足，进行定向阿米巴运动。内质呈颗粒状，包含细胞核、食物泡及吞噬的红细胞，有时也可见白细胞和细菌。有无被吞噬的红细胞是大滋养体与小滋养体及其他肠道阿米巴滋养体的重要鉴别特征之一。大滋养体具有 1 个泡状核，直径为 4 ~ 7 μm，核膜内缘有均匀分布、大小一致的核周染色质粒。

（2）小滋养体：也称为肠腔型滋养体或共栖型滋养体，主要寄生于肠腔中，无致病性。虫体呈圆形或椭圆形，直径为 12 ~ 30 μm，伪足短小，内、外质分界不明显，内质中含有大量细菌而无红细胞。

2. 包囊　呈圆球形，直径为 10 ~ 20 μm，外有光滑透明的囊壁，内含 1 ～ 4 个细胞核。单核和双核包囊均为未成熟包囊，内含两端钝圆的棒状拟染色体和糖原泡。四核包囊为成熟包囊，具有感染性，其内拟染色体和糖原泡均消失（图 6-23）。

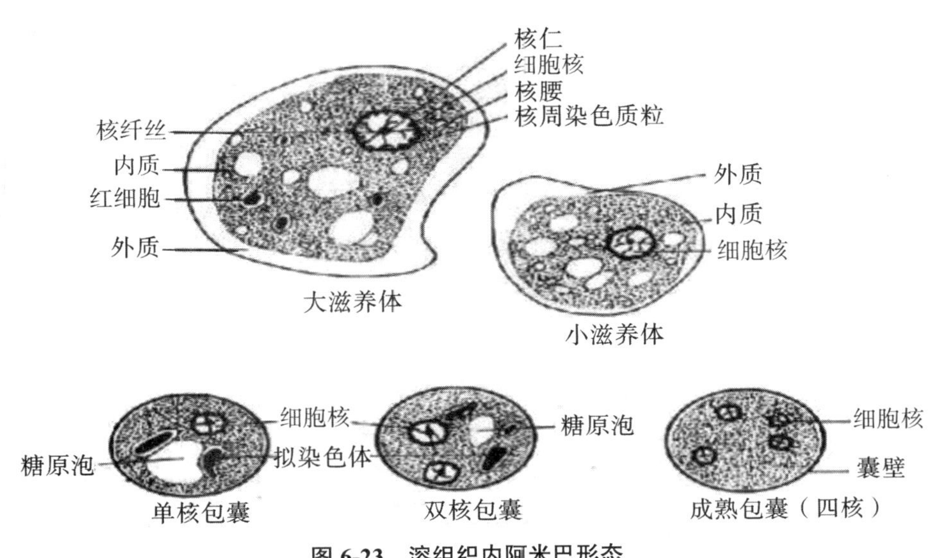

图 6-23　溶组织内阿米巴形态

（二）生活史

溶组织内阿米巴的生活史相对简单。感染阶段为四核包囊，通过粪便污染食品和水源，经口感染。感染后，虫体通过胃和小肠，最终到达回肠末端及结肠。在中性或碱性环境中，包囊中的虫体开始活动，受肠内酶的作用，虫体逸出，形成4个核的囊后滋养体。这些滋养体核迅速分裂，形成8个小滋养体，主要寄生于结肠内，以细菌和肠内容物为营养物质，以二分裂方式繁殖，形成大量小滋养体。当小滋养体行至结肠下段时，受脱水或环境变化等因素的刺激，虫体团缩，分泌囊壁，形成包囊，随粪便排出。未成熟包囊排出后，可继续发育至成熟包囊。如果宿主肠蠕动加快，小滋养体可能随粪便排出，在外界很快死亡。包囊对外界环境的抵抗力较强，在潮湿环境中可存活并保持传染性数日至1个月，但在干燥环境中易死亡。

当人体的免疫力降低、肠壁受损或者肠道功能出现紊乱时，肠腔内的小滋养体可以利用其伪足运动和分泌物的作用侵入肠壁组织。这些小滋养体在吞噬红细胞和组织细胞后，会转变为具有致病性的大滋养体。大滋养体通过二分裂的方式繁殖，破坏和溶解肠壁组织，进而形成溃疡。部分大滋养体可能会随着溃烂的组织掉入肠腔，并随着粪便排出体外，但它们无法在体外存活。另外，部分大滋养体也可能通过肠壁侵入血液循环，随血液流到肝脏、肺部、大脑等组织中寄生，引发肠外病变。当宿主的免疫力增强时，侵入肠腔的大滋养体可能会转变为小滋养体，并通过肠蠕动从粪便排出体外或者形成包囊并排出（图6-24）。

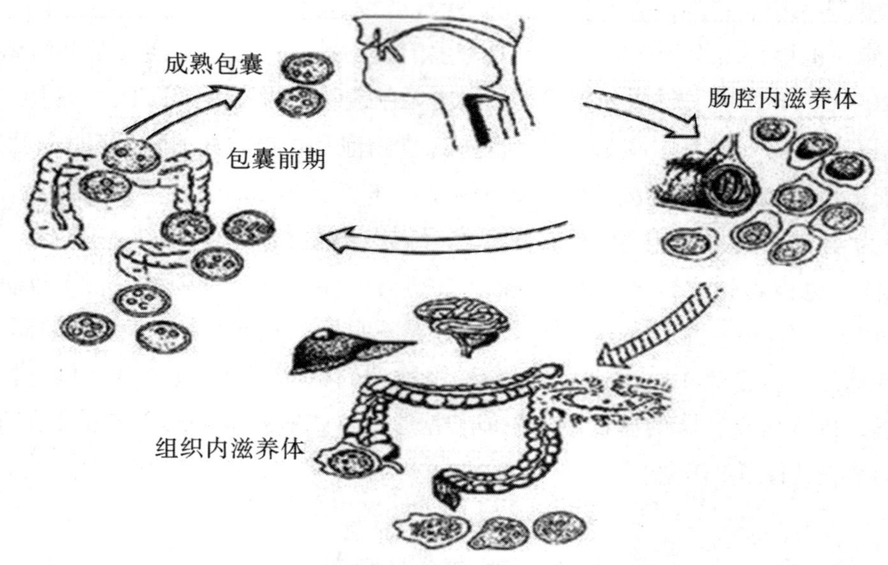

图6-24　溶组织内阿米巴生活史

（三）致病性

溶组织内阿米巴的滋养体具有侵入结肠壁组织和其他器官的能力，并且能够适应宿主的免疫反应，同时表达出致病的因子。溶组织内阿米巴有3种主要的致病因子，分别是凝集素、阿米巴穿孔素和半胱氨酸蛋白酶。溶组织内阿米巴引起的病理变化主要发生在盲肠或阑尾，有时也会影响到升结肠和乙状结肠。典型的病变是结肠壁上出现口小底大的烧瓶样溃疡。溶组织内阿米巴的潜伏期为2～26天，通常为2周左右。起病可以是突发的，也可以是隐匿的，症状可以是暴发的，也可以是迁延的。临床表现主要包括肠内阿米巴病和肠外阿米巴病。

1. *肠内阿米巴病*　即阿米巴痢疾，临床过程可以分为急性和慢性两种。急性期患者会出现典型的阿米巴痢疾症状，如腹泻，1天内可能腹泻多次或数十次，粪便呈果酱状，有特殊的腥臭味，并带有血和黏液。80%的患者会有局限性腹痛、胃肠胀气和厌食等症状。大滋养体可能会随着变性坏死的肠黏膜组织脱入肠腔，并随粪便排出。慢性阿米巴痢疾则表现为长期间歇性腹泻、腹痛、胃肠胀气和体重下降，可持续1年以上。

2. 肠外阿米巴病　是由侵入结肠黏膜下层或肌层的滋养体进入静脉，经过血液传播至其他器官引起的阿米巴病。其中，阿米巴性肝脓肿是最常见的一种，好发于肝右叶，患者可能会出现右上腹疼痛、发热、寒战和肝肿大等症状。此外，溶组织内阿米巴也可能侵犯肺部、大脑和皮肤等器官，引起阿米巴脓肿。

（四）实验室诊断

溶组织内阿米巴引起的肠阿米巴病，粪检是最有效的检测手段。使用生理盐水直接涂片法可以检出活动的滋养体。对于溶组织内阿米巴引起的肠外阿米巴病，诊断需要综合考虑影像学诊断、血清学试验、DNA 扩增和临床症状等资料。

（五）防治措施

为有效预防阿米巴病，需加强粪便管理；确保饮用水安全卫生，避免饮用未经处理或可能被污染的水源；培养良好的卫生习惯。阿米巴病可通过一般治疗、药物治疗和手术治疗等方式改善病情，使疾病得到有效的控制。药物治疗主要可遵医嘱使用甲硝唑片、替硝唑片等进行治疗。

任务三　鞭毛虫纲

一、阴道毛滴虫

阴道毛滴虫（*Trichomonas vaginalis*）是一种寄生在人体阴道和泌尿道的鞭毛虫，主要导致滴虫性阴道炎和泌尿道炎症，通常通过性传播途径进行扩散。

（一）形态学特征

阴道毛滴虫的生命周期仅包括滋养体阶段，而不包含包囊阶段。该寄生虫存活时无色透明，且具有折光性，这意味着它们能够在光线下产生折射。阴道毛滴虫体态变化多端，展现出强大的活动能力。当使用固定染色技术处理后，阴道毛滴虫的形状呈现为梨形，其长 7 ~ 23 μm，宽 10 ~ 15 μm。在虫体的前端，可以观察到1个泡状的核，周围附着有4根前鞭毛和1根后鞭毛，这些结构有助于虫体在液体中的游动。虫体的中央还存在着1条轴柱，从虫体的后端延伸出来，贯穿整个虫体（图 6-25）。

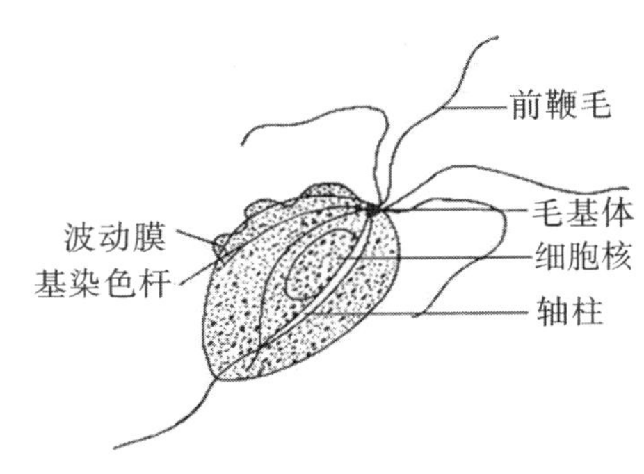

图 6-25　阴道毛滴虫模型

（二）生活史

阴道毛滴虫的生活史相对较为简单。在其生命周期中，滋养体是主要的形态，主要寄生于女性的阴道中，尤其是后穹隆部位较为常见，但有时也会侵入尿道。对于男性感染者，滋养体通常寄生于尿道和前列腺，但也有可能侵犯睾丸和附睾等部位。阴道毛滴虫的繁殖方式为纵二分裂，即1个滋养体沿其长轴方向分裂成2个新的滋养体。在这个阶段，滋养体既负责繁殖，又是感染和引起疾病的主要形态。

（三）致病性

阴道毛滴虫的致病能力根据虫株的毒力和宿主的生理状态而有所不同。在健康女性的阴道内环境中，通常不利于阴道毛滴虫的生长。这是因为乳酸杆菌通过酵解糖原维持阴道内的酸性环境（pH 为 3.8 ~ 4.4），这种酸性环境可以抑制虫体的生长和繁殖，有助于维持阴道的自然清洁作用。患者最常见的主诉包括阴部瘙痒或烧灼感，白带增多，可能呈灰黄色、泡沫状，并伴有特殊的臭味，有时也可能是乳白色的液状分泌物。

当阴道毛滴虫感染伴随细菌感染时，白带可能会呈现脓液状或粉红色。

（四）实验室诊断

为诊断阴道毛滴虫感染，可以通过取阴道后穹隆分泌物、尿液沉淀物或前列腺分泌物，然后进行直接涂片或涂片染色后镜检。一旦查找到滋养体，即可确诊为阴道毛滴虫感染。

（五）防治措施

对于无症状的带虫者和患者，及时治疗可以减少和控制传染源。夫妻或性伴侣双方应同时接受治疗，以实现根治。在临床治疗中，常用的口服药物是甲硝唑。局部治疗可以采用乙酰胂胺或 1：5 000 高锰酸钾溶液冲洗阴道，或者使用甲硝唑和扁桃酸栓。

二、蓝氏贾第鞭毛虫

蓝氏贾第鞭毛虫（*Giardia lamblia*）是一种主要寄生于人和某些哺乳动物小肠的寄生虫，会引起以腹泻和消化不良为主要症状的蓝氏贾第鞭毛虫病。此外，寄生于十二指肠内的滋养体有时也会侵犯胆道系统，导致炎症病变。蓝氏贾第鞭毛虫感染在旅游者中较为常见，因此也被称为旅游者腹泻。目前，蓝氏贾第鞭毛虫病已被列为全世界范围内危害人类健康的 10 种主要寄生虫病之一。

（一）形态学特征

1. 滋养体　蓝氏贾第鞭毛虫的滋养体呈纵切为半的倒置梨形，长 9 ~ 21 μm，宽 5 ~ 15 μm，厚 2 ~ 4 μm。虫体两侧对称，前端宽钝，后端尖细，腹面扁平，背部隆起。一对细胞核位于虫体前端 1/2 的吸盘部位，核内无核仁。虫体前端、后侧、腹侧和尾端各有一对鞭毛，这些鞭毛由位于两核间靠前端的基体发出，使虫体能够进行活泼的翻滚运动。一对平行的轴柱沿中线从前向后连接尾鞭毛，将虫体分为均等的两半。

2. 包囊　呈椭圆形，长 8 ~ 14 μm，宽 7 ~ 10 μm。包囊壁较厚，与虫体之间存在明显的间隙。成熟的包囊含有 4 个细胞核。在包囊的细胞质内，可以观察到中体和鞭毛的早期结构（图 6-26）。

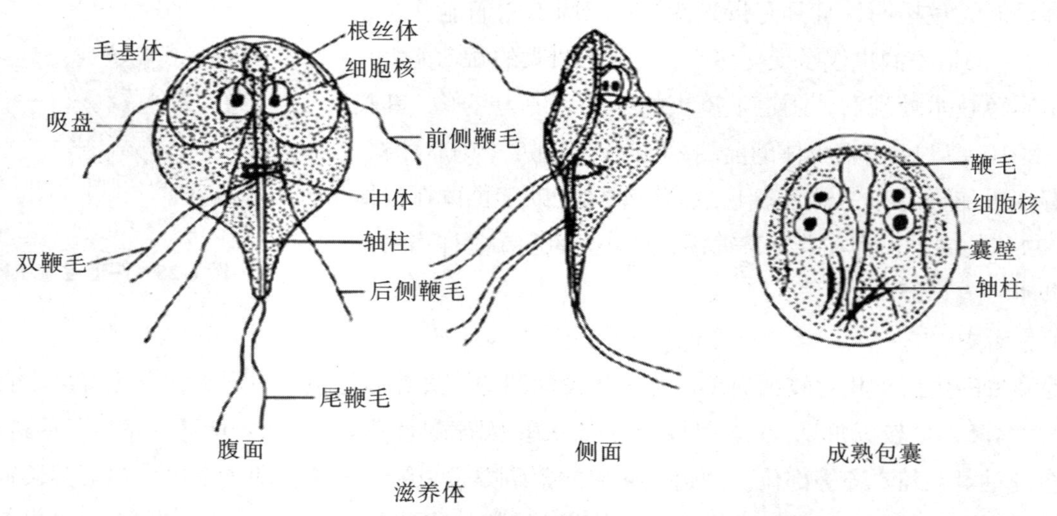

图 6-26　蓝氏贾第鞭毛虫模型

（二）生活史和致病性

蓝氏贾第鞭毛虫的生活周期包括滋养体和包囊两个阶段。滋养体阶段是营养繁殖阶段，而四核包囊阶段则是感染阶段和传播阶段。

（三）实验室诊断

在蓝氏贾第鞭毛虫感染的急性期，应取新鲜粪便标本进行生理盐水涂片镜检，以检查滋养体。在亚急性期或慢性期，可采用直接涂片碘液染色、硫酸锌浮聚或醛 - 醚浓集等方法来查找包囊。

（四）防治原则

为了消除传染源，应积极治疗患者和无症状的带虫者。同时，需要加强人类和动物粪便的管理，防止水源受到污染。此外，还需注重饮食和个人卫生，严格控制“病从口入”的风险。对于 HIV/AIDS 患者和其他免疫功能缺陷者，应采取预防措施，防止蓝氏贾第鞭毛虫感染。常用的治疗药物包括甲硝唑、呋喃唑酮和替硝唑。巴龙霉素则多用于治疗有临床症状的蓝氏贾第鞭毛虫患者，特别是感染本虫的孕妇。

三、杜氏利什曼原虫

杜氏利什曼原虫（*Leishmania donovani*）主要寄生在人体以及一些哺乳动物的肝、脾、骨髓、淋巴结等器官的巨噬细胞内。这种寄生虫通常会引起一系列全身症状，如发热、肝脾肿大、贫血和鼻出血等。在印度，患者的皮肤上常会出现暗色的色素沉着，并且伴有发热症状，因此这种疾病也被称为黑热病。

（一）形态学特征

杜氏利什曼原虫的生活史中包括无鞭毛体和前鞭毛体两种形态。

1. 无鞭毛体（利杜体） 无鞭毛体阶段主要寄生于人和其他哺乳动物的单核 - 巨噬细胞内。虫体非常微小，呈卵圆形，其大小为（2.9 ~ 5.7）μm ×（1.8 ~ 4.0）μm。经过瑞氏染色后，虫体的细胞质呈现蓝色，而内含有 1 个较大的圆形细胞核，细胞核呈红色或淡紫色。虫体的动基体位于细胞核旁，着色较深，呈杆状，在 1000 倍的光镜下有时可以观察到虫体从前端颗粒状的基体发出一根丝体。由于基体靠近动基体，在普通光镜下难以区分。

2. 前鞭毛体（鞭毛体） 这一形态的虫体主要寄生于白蛉的消化道内。成熟的前鞭毛体呈梭形，其大小为（14.3 ~ 20）μm ×（1.5 ~ 1.8）μm。在虫体的中部，有 1 个细胞核，动基体位于虫体前部。动基体之前的基体会发出 1 根鞭毛，这根鞭毛游离于虫体的外部，使前鞭毛体的运动显得非常活泼（图 6-27）。

（二）生活史

1. 在白蛉体内发育 当雌性白蛉作为该病原体的传播媒介叮咬患者或被感染的动物时，其胃内会吸入含有利杜体的巨噬细胞。这些利杜体随后在白蛉体内逐渐发育成前鞭毛体，并采用纵二分裂的方式进行繁殖。随着数量的增加，前鞭毛体会逐渐向白蛉的前胃、食管和咽部移动。大约 1 周后，具有感染能力的前鞭毛体会大量聚集在白蛉的口腔和喙部。

2. 在人体内发育 含有前鞭毛体的雌性白蛉叮咬人体或哺乳动物时，前鞭毛体会随着白蛉的唾液进入人体皮下组织。其中一部分前鞭毛体会被中性粒细胞吞噬并消灭，而另一部分则被单核 - 巨噬细胞吞噬。一旦进入巨噬细胞，前鞭毛体会逐渐变圆，失去鞭毛，从而转化为无鞭毛体。无鞭毛体在巨噬细胞内进行分裂繁殖，最终导致巨噬细胞的破裂。从破裂的巨噬细胞中释放出的无鞭毛体会侵入其他巨噬细胞，继续进行增殖过程（图 6-28）。

（三）致病性

在临床上，利什曼原虫病最显著的体征是脾肿大。无鞭毛体在巨噬细胞内繁殖导致巨噬细胞被大量破坏和增生，从而成为脾肿大的主要原因。巨噬细胞的增生主要出现在脾、肝、淋巴结和骨髓等器官。贫血是黑热病的显著症状，通常表现为全血细胞数量减少。贫血主要由脾功能亢进引起，而免疫性溶血也是贫血的重要原因。

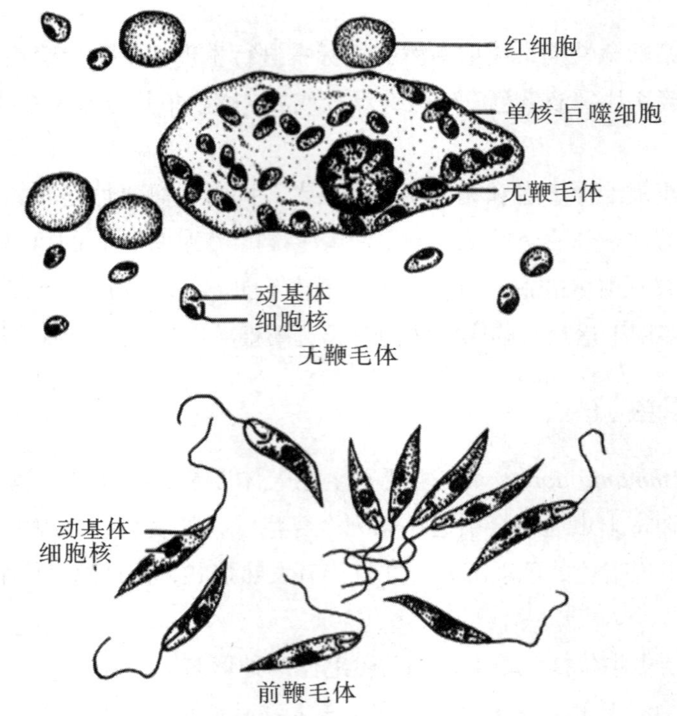

图 6-27　杜氏利什曼原虫形态

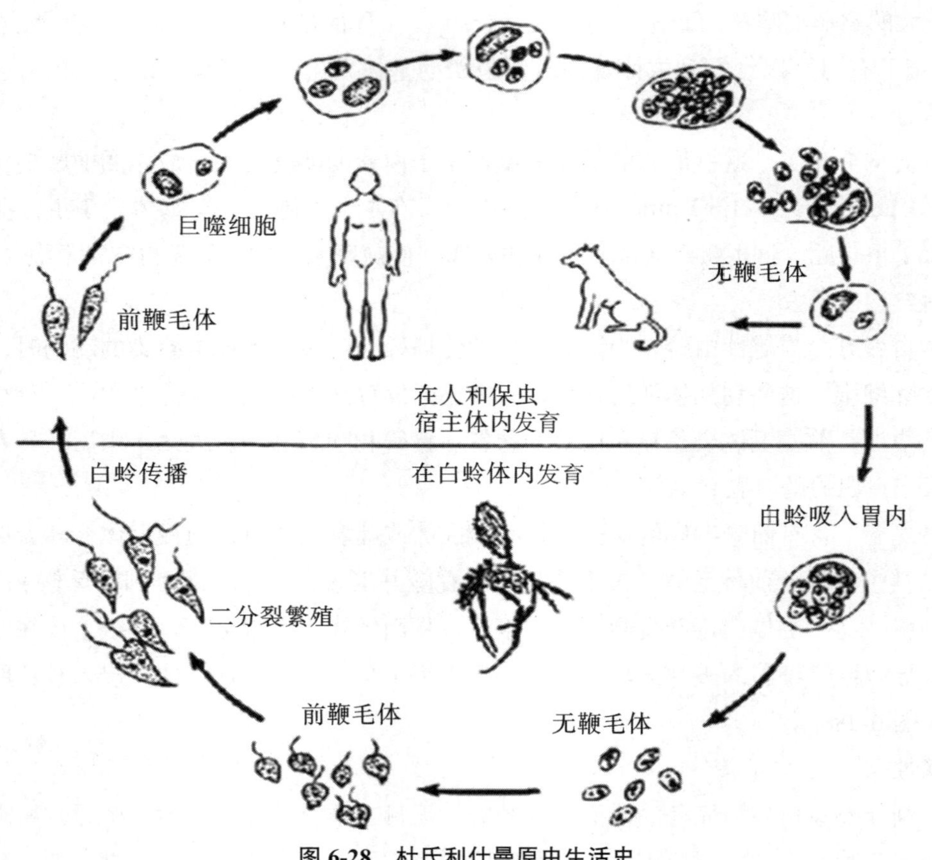

图 6-28　杜氏利什曼原虫生活史

（四）实验室诊断

诊断黑热病的方法包括穿刺检查，如穿刺物涂片、染色、镜检等。其中，淋巴结穿刺相对安全，但阳性检出率较低。此外，还可以采用皮肤活组织检查、免疫诊断法和分子生物学检查法。

（五）防治措施

消灭白蛉这一传播媒介是防治黑热病的根本措施。同时，应加强个人防护，减少并避免白蛉的叮咬。在治疗方面，首选药物为葡萄糖酸锑钠。

任务四　孢子虫纲

一、疟原虫

寄生于人类的疟原虫（*malaria parasite*）共有 4 种，即间日疟原虫、三日疟原虫、恶性疟原虫和卵形疟原虫。

（一）形态学特征与生活史

寄生人体的疟原虫，都需经历在人体内和雌性按蚊体内的发育过程需经历无性生殖和有性生殖两个世代的交替。人体 4 种疟原虫的生活史基本相同。

1. 在蚊体内发育　在蚊体内发育包括在蚊胃腔内进行有性生殖，即配子生殖和在蚊胃壁进行的孢子增殖两个阶段。

（1）配子生殖：疟原虫随蚊叮刺吸血进入蚊胃后，雌、雄配子体能存活并继续进行配子生殖。雌配子体逸出红细胞外，发育为不活动的圆形或椭圆形的雌配子（或称大配子）；雄配子体则在几分钟内开始细胞核分裂，细胞质亦向外伸出成细丝，然后细胞核分别进入细丝内，形成雄配子。在 1 ~ 2 h 内，雌、雄配子结合受精，形成圆球形的合子。数小时后，合子变为香蕉状能活动的动合子。在 12 ~ 24 h 内，成熟动合子可穿过蚊胃壁上皮细胞，停留在蚊胃弹性纤维膜下，虫体变圆并分泌囊壁形成球形的卵囊。

（2）孢子增殖：卵囊形成后即进入孢子增殖阶段，卵囊逐渐长大并向蚊胃壁外突出。

2. 在人体内发育　疟原虫进入人体后，首先在肝细胞内发育，然后侵入红细胞。这一阶段被称为红细胞外期。当含有疟原虫子孢子的雌性按蚊刺吸人血时，子孢子随蚊的唾液进入人体。大约 30 min 后，子孢子侵入肝细胞，开始裂体增殖，形成裂殖子，并发育成裂殖体。被寄生的肝细胞破裂后，裂殖子散出，进入肝血窦，其中一部分裂殖子被吞噬细胞吞噬而消失，另一部分则侵入红细胞内继续发育。

（1）红细胞外期：子孢子随蚊的唾液进入人体，约 30 min 后子孢子侵入肝细胞。在肝细胞内，虫体发育为滋养体。开始进行裂体增殖，在虫体内形成许多裂殖子，发育成裂殖体。被寄生的肝细胞破裂，裂殖子散出，进入肝血窦，一部分裂殖子被吞噬细胞吞噬而消失，另一部分则侵入红细胞内发育。子孢子分为速发型和迟发型两种类型。迟发型子孢子在肝细胞内经过数月至数年不等的休眠期后，再完成红细胞外期的裂体增殖。休眠期的裂殖体育复发有关。

（2）红细胞内期：由肝细胞释放出的裂殖子侵入红细胞内进行裂体增殖，称为红细胞内期（图 6-29）。

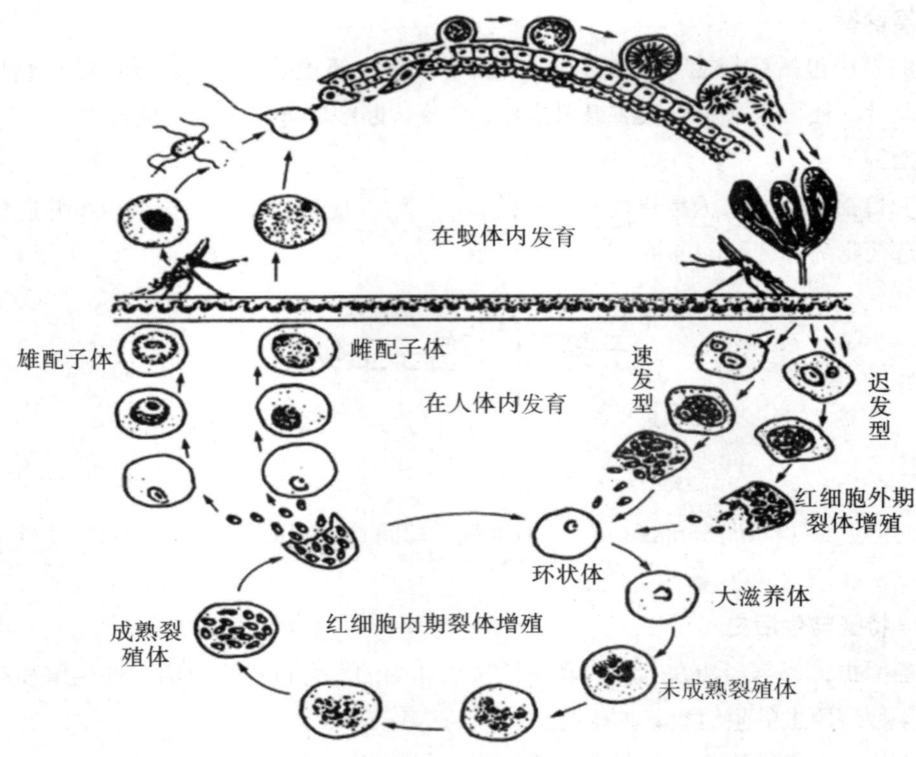

图 6-29　疟原虫的生活史

（二）致病性

疟疾的主要致病阶段是红细胞内期的裂殖体阶段。其致病力的大小与侵入的虫种、虫株、数量以及人体免疫状态等因素密切相关。

1. 潜伏期　是指疟原虫进入人体到出现临床症状之前的时间段，包括红细胞外期的发育时间和红细胞内期的裂体增殖达到一定数量所需时间的总和。

2. 发作　典型的疟疾发作包括 3 个连续的阶段：寒战、发热和汗出退热。疟疾发作的起点是血中疟原虫数量达到一定水平，该数量被称为发热阈值。

3. 再燃与复发　疟疾初发停止后，如果患者没有再感染，由体内残存的少量红细胞内期疟原虫在一定条件下重新大量增殖引起的疟疾发作，被称为再燃。复发是由于患者的肝细胞内疟原虫未被完全清除。迟发型子孢子开始对红细胞外期的发育，从而又出现疟疾发作。

4. 贫血　疟疾发作几次后，患者可能会出现贫血症状。发作次数越多，病程越长，贫血症状越严重。

5. 脾肿大　初次发作的患者通常在 3～4 天后开始出现脾肿大，长期不愈或反复感染者，脾肿大更加明显。脾肿大的主要原因是脾充血和单核－巨噬细胞增生。

6. 凶险型疟疾　主要发生在流行区域的儿童、无免疫力的旅游者和流动人口中，由于延误治疗或治疗不当而出现。这种类型的疟疾表现为血液中查见的疟原虫，并且排除了其他疾病可能性，常见的症状有持续性高热、全身衰竭、意识障碍、惊厥、昏迷、肺水肿、黄疸、肾衰竭等。

7. 疟性肾病　疟性肾病的主要临床表现为全身性水肿、腹水、蛋白尿和高血压，最终可能导致肾功能衰竭。

8. 其他类型疟疾　除上述类型外，还有其他类型的疟疾，如先天性疟疾、婴幼儿疟疾、输血疟疾等。

（三）实验室诊断

1. 病原学检查　厚血膜和薄血膜染色镜检是诊断疟疾最常用的方法。在疟疾发作开始（如恶性疟）或发作后的数小时至 10 h（如间日疟、三日疟）内采集血液样本。薄血膜能够保持原虫的形态结构完整性，有助于鉴别种类及各发育阶段的形态学特征，但其阳性检出率较低，容易遗漏。厚血膜中的原虫因皱缩变形且红细胞已溶解，鉴别较为困难，但其阳性检出率较高，常用于流行病学调查。

2. 免疫学检查　间接免疫荧光法被用于检测特异性疟原虫抗体，已在流行病学调查中得到应用。

（四）防治措施

我国针对疟疾的防治对策包括加强灭蚊和传染源控制相结合的综合措施，主要以治疗传染源为主，减少蚊虫滋生地为辅。此外，进行蚊媒防治，预防服药或疫苗预防等措施也被纳入防控策略中。治疗药物有：氯喹、奎宁和青蒿酯及其衍生物等。

二、弓形虫

刚地弓形虫（*Toxoplasma gondii*）是一种猫科动物的肠道球虫，在全球范围内广泛分布，能够寄生于人和多种动物的有核细胞内，引起人兽共患的弓形虫病。作为一种机会致病性原虫，弓形虫可对多脏器和组织造成损害，引发弓形虫病。

（一）形态学特征

弓形虫在其整个生命周期中，表现出 5 种不同的形态阶段，包括滋养体、包囊、裂殖体、配子体和卵囊。其中，滋养体、包囊、卵囊与传播和致病过程密切相关。

1. 滋养体　滋养体是弓形虫在中间宿主有核细胞内进行分裂繁殖的虫体形态，呈弓形月牙状。其长为 4 ~ 7 μm，最宽处为 2 ~ 4 μm。滋养体在宿主细胞内增殖，形成假包囊，内含大量速殖子。经过姬氏染色或瑞氏染色后，可见其胞质呈蓝色，细胞核呈紫红色，位于中央。

2. 包囊　呈圆形或椭圆形，直径为 5 ~ 100 μm，具有一层富有弹性的坚韧囊壁。包囊内含大量缓殖子，形态与滋养体相似，多见于有一定免疫力患者的细胞内。包囊可以在组织内长期生存。

3. 卵囊　呈卵圆形，大小为 10 ~ 12 μm。其具两层光滑透明的囊壁，成熟卵囊内含有 2 个孢子囊，每个孢子囊内有 4 个新月形子孢子。卵囊常见于猫粪内。

（二）生活史

弓形虫的生活史相对复杂，需要 2 种以上的脊椎动物作为宿主才能完成其生命周期。

1. 在终宿主体内的发育　猫科动物是弓形虫的终宿主。当猫或猫科动物捕食含有弓形虫包囊或假包囊的动物内脏或肉类组织时，这些包囊或假包囊中的缓殖子或速殖子会进入猫的小肠绒毛上皮细胞内，发育成裂殖体。经过数次裂体增殖后，一部分裂殖体会形成雌、雄配子体，并进一步发育成雌、雄配子。雌、雄配子结合后，形成合子，再发育成卵囊。

2. 在中间宿主体内的发育　当猫粪中的成熟卵囊或动物肉中的包囊或假包囊被中间宿主，如人、羊、猪、牛等摄入后，子孢子、缓殖子或速殖子会在肠道内逸出，并迅速侵入肠壁。随后，这些寄生虫通过血液或淋巴系统扩散至全身各器官组织，包括脑、淋巴结、肝、心、肺、肌肉等。在这些组织中的细胞内，弓形虫进行无性繁殖，一个宿主细胞内可包含多达 10 余个或更多的速殖子，这些速殖子被宿主细胞膜包裹，因此被称为假包囊。随着宿主保护性免疫力的形成，弓形虫的繁殖速度减慢。在其外部形成囊壁，转变为包囊，包囊内含有缓殖子。在脑和骨骼肌中，包囊可以长期存活（图 6-30）。

（三）致病性

弓形虫的毒力和宿主的免疫状态是影响疾病发生及其严重程度的关键因素，其中速殖子阶段是主要的致病阶段。弓形虫在宿主的有核细胞内持续增殖，破坏宿主细胞，导致组织发生炎症和水肿。弓形虫病分为先天性和获得性两种类型。先天性弓形虫病主要发生在初次怀孕的妇女中，通过胎盘垂直传播。如果在妊娠的前3个月感染，可能导致流产、早产、畸胎或死胎。

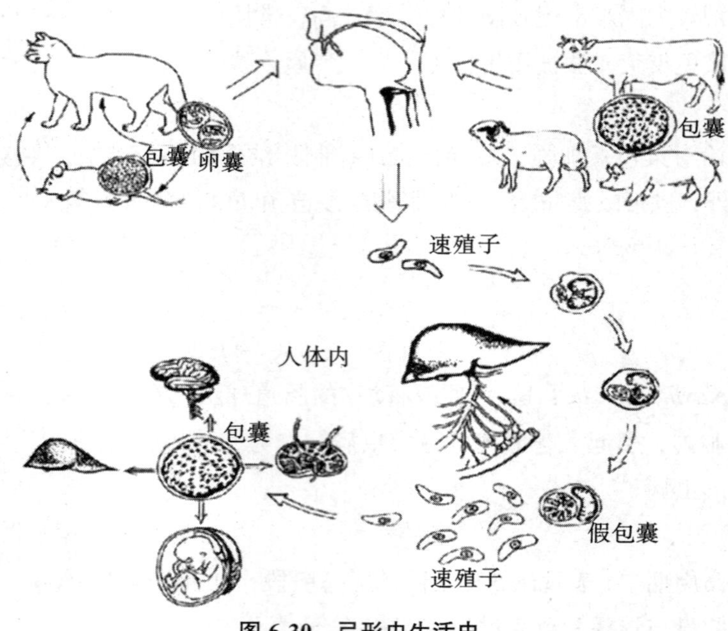

图 6-30　弓形虫生活史

（四）实验室诊断

1. 病原学检查

（1）涂片染色法：在急性期，从患者的体液、脑脊液、血液、骨髓、羊水、胸腔积液中取样，经离心后，沉淀物进行涂片，或者使用活组织穿刺物进行涂片。涂片后，采用姬氏染色，并在显微镜下检查弓形虫滋养体。

（2）动物接种分离法或细胞培养法：这两种方法是目前查找滋养体的常用病原学检查方法。

2. 血清学试验　血清诊断已成为当今广泛应用的重要辅助诊断手段。主要包括染色试验、IHA、IFA和ELISA等。

（五）防治措施

加强对家畜、家禽和可疑动物的监测和隔离；加强饮食卫生管理和肉类食品的卫生检疫；教育群众不吃生或半生的肉制品、蛋和乳制品；孕妇应避免与猫、猫粪和生肉接触并定期做弓形虫常规检查。治疗药物有：乙胺嘧啶、磺胺嘧啶、阿奇霉素、螺旋霉素等。

知识链接

宠物热带来的烦恼——人和宠物共患的寄生虫病

随着我国近10年来宠物热的迅猛兴起，尤其是犬、猫等与人关系密切的宠物的饲养，人们在享受生活乐趣的同时，也面临着宠物可能带来的健康威胁。这种现象为人畜共患寄生虫病的防治带来了严峻挑战，增加了疾病传播的风险。据初步统计，我国目前宠物狗约5175万只，宠物猫约6 980万只。因此，犬、猫作为宠物所传播的人畜共患寄生虫病应引起人们的高度重视。

据统计，犬、猫人畜共患寄生虫病至少有30种，约占人畜共患寄生虫病的56%。这些疾病包括原虫病8种(如内脏利什曼病、皮肤利什曼病、皮肤黏膜利什曼病、隐孢子虫病、弓形虫病、非洲锥虫病、可氏锥虫病、蓝氏贾第鞭毛虫病)，吸虫病8种（如血吸虫病、华支睾吸虫病、后睾吸虫病、双腔吸虫病、棘口吸虫病、片形吸虫病、异形吸虫病、并殖吸虫病），绦虫病8种（如猪绦虫囊虫病、牛绦虫囊虫病、裂头绦虫病、棘球蚴病、泡球蚴病、裂头蚴病、复孔绦虫病、细颈囊尾蚴病），线虫病10种（如钩虫病、肾膨结线虫病、毛细线虫病、麦地那龙线虫病、犬恶丝虫病、结膜吸吮线虫病、马来丝虫病、棘颚口线虫病、粪类圆线虫病、旋毛虫病），以及节肢动物病3种（如蝇蛆病、疥螨病、蠕形螨病）。为了防止寄生虫病的传播，建议养有宠物的家庭及时为宠物接种疫苗和服用驱虫药物，同时注意宠物个体及环境卫生。在与宠物密切接触时，应保持谨慎，并在与宠物玩耍后及时洗手，从而防范寄生虫病的发生。

三、隐孢子虫

隐孢子虫是一种广泛存在于多种脊椎动物体内的原虫，其中以微小隐孢子虫（*Cryptosporidium parvum*）在人体内的寄生最为常见。微小隐孢子虫引起的疾病称为隐孢子虫病，是一种机会致病性原虫，主要表现为腹泻等临床症状的人兽共患性原虫病。

（一）形态学特征

隐孢子虫的卵囊呈圆形或椭圆形，直径为 4 ~ 6 μm。成熟的卵囊内包含 4 个裸露的子孢子和残留体。子孢子呈月牙形，在改良抗酸染色标本中，卵囊呈现玫瑰红色，而背景则为蓝绿色，对比性非常强烈。卵囊内的子孢子排列不规则，呈现出多态性，而残留体则呈现为暗黑色（或棕色）的颗粒状（图 6-31）。

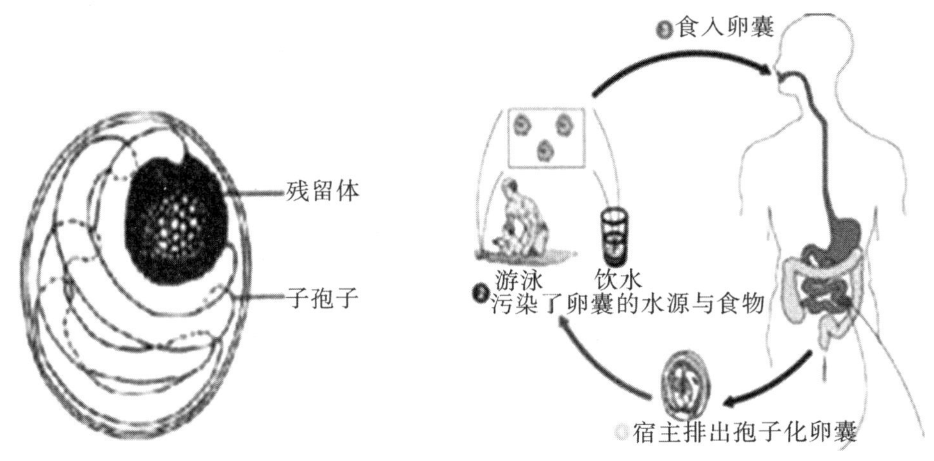

图 6-31 隐孢子虫卵囊与生活史

（二）生活史

隐孢子虫的生活史较为简单，仅需一个宿主即可完成。其生活史可以分为 3 个阶段：裂体增殖、配子生殖和孢子增殖，这些阶段均在宿主体内进行，被称为内生阶段。成熟卵囊通过宿主粪便排出，构成感染阶段。当人和牛等易感动物吞食这些成熟卵囊后，卵囊内的子孢子在消化液的作用下释放出来，并附着在肠上皮细胞上，侵入细胞。在肠上皮细胞细的胞膜下与细胞质之间形成纳虫空泡，滋养体在其中无性繁殖发育为Ⅰ型裂殖体。随后，Ⅰ型裂殖体发育为Ⅱ型裂殖体，并含 4 个裂殖子。这些裂殖子释放后侵入肠上皮细胞，发育为雌、雄配子体，从而进入有性生殖阶段。雌、雄配子结合后形成合子，最终发育为卵囊，卵囊有两种类型：薄壁和厚壁。

（三）致病性

隐孢子虫主要寄生在小肠上皮细胞的刷状缘纳虫空泡内，空肠近端是最常见的寄生部位。严重情况下，虫体可以扩散到整个消化道。此外，在肺、扁桃体、胰腺和胆囊等器官中也有发现。虫体寄生于肠黏膜会导致肠绒毛萎缩、变短变粗，甚至融合、移位、脱落，破坏肠绒毛的正常功能，影响消化吸收，从而引发腹泻。

（四）实验室诊断

粪便直接涂片染色镜检是诊断本病的主要方法，检出卵囊即可确诊。常用的染色方法包括金胺 - 酚染色法、改良抗酸染色法和金胺 - 酚改良抗酸染色法。免疫学检查可以使用单克隆荧光抗体法，该方法具有敏感性和特异性高的优点。

（五）防治措施

隐孢子虫病是一种人兽共患病，因此应防止患者、病畜的粪便污染食物和饮水。同时，应注意个人卫生，保护免疫功能低下者，避免与患者和病畜接触。目前，隐孢子虫病的治疗尚无特效药物。国外有使用螺旋霉素治疗的报告，国内则有使用大蒜素胶囊治疗，取得了一定的效果。

课后习题

1. 阴道毛滴虫生长繁殖的适宜 pH 是（　　）。

A. 3.8 ～ 4.4　　B. ＜ 3.8　　C. 7.0 左右

D. ＜ 4.4　　E. ＞ 7.0

2. 阴道毛滴虫寄生部位最常见于（　　）。

A. 女性消化道　　B. 女性阴道后穹隆　　C. 男性生殖道

D. 女性泌尿道　　E. 男性尿道

3. 阴道毛滴虫的传播途径是（　　）。

A. 血液传播　　B. 经水传播　　C. 经食物传播

D. 直接和间接接触传播　　E. 昆虫叮咬

4. 阴道毛滴虫干扰阴道“自净作用”的机制是（　　）。

A. 原虫侵入阴道上皮

B. 原虫溶解阴道上皮

C. 妨碍乳酸杆菌的糖原酵解作用

D. 增强乳酸杆菌糖原酵解作用

E. 机械性刺激和化学毒素作用

5. 人体弓形虫病的临床表现类型多为（　　）。

A. 隐性感染　　B. 急性感染　　C. 进行性感染

D. 弓形虫脑病　　E. 胎内畸形

6. 患者居住在无疟区，1 个月前因输血而感染间日疟原虫，表现典型间日疟症状，治疗宜服用（　　）。

A. 氯喹　　B. 伯氨喹　　C. 氯喹＋伯氨喹

D. 乙胺嘧啶　　E. 伯氨喹＋青蒿素

7. 疟疾的主要传染源为（　　）。

A. 体内有裂殖体的现症患者和带虫者

B. 体内有环状体的现症患者和带虫者

C. 体内有子孢子的现症患者和带虫者

D. 体内有滋养体的现症患者和带虫者

E. 体内有配子体的现症患者和带虫者

8. 疟疾患者红细胞受破坏或溶解，除由于寄生的疟原虫成熟裂殖体引起红细胞破坏外，还可由于（　　）。

A. 肾脏病变引起　　B. 血小板减少引起　　C. 免疫病理变化引起

D. 骨髓造血功能亢进　　E. 巨噬细胞增生引起

实训工单 原 虫

【实验目的】

能够正确描述溶组织内阿米巴滋养体和包囊的形态学特征。

【实验原理】

溶组织内阿米巴属内阿米巴科的内阿米巴属，是至今唯一被肯定为可引起人类阿米巴病的肠道阿米巴原虫。它与非致病的迪斯帕内阿米巴和莫西科夫斯基内阿米巴在形态上非常相似，但在同工酶、限制性片段长度多样性和抗原性等方面存在差异。它的生活史中有滋养体和包囊两个时期。四核包囊是感染阶段，经口而入，生活于大肠腔内，以二分裂方式繁殖，能形成包囊，随人粪排出体外。其基本生活过程是包囊-滋养体-包囊；但在一定条件下，滋养体可侵入大肠壁，或经血流侵入肝、肺等组织，引起病变。

【实验用品】

阿米巴滋养体玻片标本、阿米巴包囊玻片标本及光学显微镜。

【实验步骤】

使用光学显微镜观察溶组织内阿米巴包囊铁苏木素染色标本。在低倍镜下寻找包囊，应按顺序在染色较浅的地方寻找，找到后移至视野中心换油镜观察。包囊为圆球形，外围常透明无色，囊内可见有1～4个细胞核。核圆形，有薄而染成黑色的核膜，膜内缘可见分布比较均匀的染色质粒，核的中央有点状的核仁。在成熟包囊（四核）内常见不到染成黑色的棒状的拟染色体和空泡状的糖原泡（染色过程中溶解）。

【实验总结】

实训名称	原 虫			
序号	评估项目	分值	实训要求	得分
1	实验准备	15	按实验要求完成实验用品准备	
2	完成情况	15	按时按要求完成实训任务	
3	掌握程度	25	掌握溶组织内阿米巴滋养体和包囊的形态学特征	
4	实训记录	25	实验记录规范、完整	
5	团队合作	20	服从老师安排，能配合完成工作	
实验结果及分析：				

项目二十九　医学节肢动物

任务一　医学节肢动物概述

一、医学节肢动物的概念、分类及特征

医学节肢动物（medical arthropod）指与医学有关的，能通过吸血、骚扰、刺蜇、毒害和寄生，机械性或生物性传播疾病，危害人类健康的节肢动物。节肢动物是身体和附肢都分节的动物。昆虫纲是节肢动物中最大的一个纲。医学昆虫通常泛指危害人类健康的节肢动物。

（一）节肢动物的主要特征

（1）虫体两侧对称，躯体和附肢（如足、触角、触须等）均分节。

（2）体表骨骼化，由几丁质及醌单宁蛋白质组成的表皮，亦称外骨骼。

（3）循环系统开放式，体腔称为血腔，内含血淋巴。

（4）发育史大多经历蜕皮和变态现象。

（二）医学节肢动物的主要类群

1. 昆虫纲　虫体分头、胸、腹 3 部分。头部有触角 1 对，胸部有足 3 对。与医学有关的常见种类有蚊、蝇、白蛉、蠓、蚋、虻、蚤、虱、臭虫、蟑螂、桑毛虫、松毛虫、毒隐翅虫等。

2. 蛛形纲　虫体分头胸和腹 2 部分或头、胸、腹愈合成躯体，有足 4 对，无触角。与医学关系密切的是硬蜱、软蜱、恙螨、疥螨、蠕形螨、尘螨、粉螨，能毒害人体的有蜘蛛和蝎子等。

3. 甲壳纲　虫体分头胸部和腹部，有触角 2 对，步足 5 对，多数种类营水生生活。与医学有关的淡水蟹、淡水虾。

4. 唇足纲　虫体窄长，腹背扁平，多节，由头及若干形状相似的体节组成。头部有触角 1 对，每体节各有足 1 对。第一体节有 1 对毒爪，蜇人时，毒腺排出有毒物质伤害人体，如蜈蚣。

5. 倍足纲　虫体呈长管形，多节，由头及若干形状相似的体节组成。头部有触角 1 对，除第一体节外，每体节有足 2 对，所分泌的物质常引起皮肤过敏，如马陆。

二、医学节肢动物对人的危害

（一）直接危害

节肢动物本身对人体的危害有以下 4 个方面。

1. 骚扰和吸血　蚊、白蛉、蠓、蚋、虻、蚤、臭虫、虱、蜱、螨等都能叮刺吸血，造成骚扰，影响人的工作和睡眠。被叮刺处有痒感。

2. 刺蜇和毒害　有些节肢动物具有毒腺、毒毛或者体液有毒，刺蜇时将毒液注入人体而使人受害。例如，

蜈蚣、蝎子、毒蜘蛛等蜇人后，不仅局部产生红、肿、痛，而且可引起全身症状。

3. 过敏反应　节肢动物的唾液、分泌物、排泄物和脱落的表皮等都是异种生物体的蛋白质，具有抗原性，可引起过敏反应，如尘螨引起的哮喘、鼻炎等。

4. 疥疮　疥螨寄生于皮肤引起疥疮；蠕形螨寄生引起蠕形螨病等。

（二）间接危害

医学节肢动物携带病原微生物或寄生虫，在人和（或）动物之间传播，引起疾病，按其传播过程中与节肢动物媒介的关系可分为机械性传播和生物性传播。

1. 机械性传播　节肢动物对病原体的传播仅起着携带输送的作用。病原体可以附着在节肢动物的体表、口器上或通过消化道散播，其形态和数量均不发生变化，如蝇传播痢疾、伤寒等。

2. 生物性传播　病原体在节肢动物体内经历了发育和（或）繁殖的阶段，是完成生活史或传播中不可缺少的过程。根据病原体在节肢动物体内发育或增殖的情况，可有 4 种形式。

（1）发育式：病原体在节肢动物体内只有发育而没有繁殖过程，没有数量的增加，如丝虫幼虫期在蚊体内的发育。

（2）繁殖式：节肢动物成为病原体的增殖场所，其数量增加，但无形态的变化，如登革热病毒在蚊体内、恙虫病立克次体在恙螨体内、鼠疫杆菌在蚤体内的繁殖。

（3）发育繁殖式：病原体在节肢动物体内，不但发育而且繁殖；不仅形态上有变化，而且数量上也有增加。病原体只有在媒介昆虫体内完成发育和繁殖过程后才能传播给人。例如，疟原虫在蚊体内的发育和增殖。

（4）经卵传递式：某些病原体不仅在节肢动物体内繁殖，而且侵入雌虫的卵巢，经卵传递到下一代，并使之也具传染性。例如，硬蜱体内的森林脑炎病毒，蚊体内的日本脑炎病毒，软蜱体内的回归热疏螺旋体。

三、病媒节肢动物的判定

虫媒病是以节肢动物为传播媒介的一类传染病。为防治虫媒病，采取有效防治措施阻断传播途径，可从以下 4 个方面判定病媒节肢动物。

（一）生物学证据

（1）与人的关系密切，必须嗜吸人血，或污染人的食物，以嗜吸人血者最重要。

（2）数量较多，常是当地的优势种群或常见种类。

（3）寿命较长，能保证病原体完成发育和增殖所需的时间。

（二）流行病学证据

病媒节肢动物的地理分布和季节消长应与虫媒病的流行地区及流行季节相一致或基本一致。

（三）实验室证据

在实验室条件下，用人工感染的方法证明病原体能够在某种节肢动物体内发育或增殖，并能感染易感实验动物。

（四）自然感染证据

在流行区和流行季节采集可疑病媒节肢动物，通过实验室检查分离到自然感染的病原体，某些病原体须查到感染期。

四、医学节肢动物的防治

（一）环境治理

环境治理是根据媒介节肢动物的生态学和生物学特点，通过改变环境达到减少媒介节肢动物滋生，预防和控制虫媒病的目的。

（二）化学防治

使用化学杀虫剂、驱避剂及引诱剂防治病媒节肢动物。常用的化学杀虫剂有有机氯类、有机磷化合物、氨基甲酸酯类、拟除虫菊酯类和昆虫生长调节剂。

（三）物理防治

利用机械、热、光、声、电等以捕杀、隔离或驱走害虫的方法，使它们不能伤害人体或传播疾病。例如，装纱窗纱门以防蚊蝇进入室内，挂蚊帐防蚊叮刺，光诱器诱捕害虫等均属物理防治。

（四）生物防治

利用生物或生物的代谢产物以防治害虫，其特点是不污染环境，对害虫有长期抑制作用。生物防治可分为 3 类。①以虫治虫：利用一种昆虫来控制另一种昆虫，如瓢虫、赤眼蜂、食蚜蝇等；②以鸟治虫：利用鸟类控制害虫，如燕子、啄木鸟等；③以菌治虫：利用细菌或真菌控制害虫，如苏云金杆菌、球形芽孢菌和白僵菌等。

（五）遗传防治

是通过改变或移换医学节肢动物的遗传物质，以降低其繁殖势能或生存竞争力，从而达到控制或消灭一个种群的目的。

任务二　常见的医学节肢动物

一、昆虫纲

昆虫纲常见的医学节肢动物有蚊、蝇、白蛉、蚤和虱等（表 6-2、图 6-32 ~ 图 6-34）。

表 6-2　常见的医学节肢动物昆虫纲的危害及防治

虫种	生活史	滋生地	栖息场所	危害	防治
蚊	完全变态	河水、稻田、芦苇塘	阴暗、潮湿不通风处，树洞、花丛	吸血、骚扰，传播丝虫病、疟疾	控制消灭滋生地，杀灭幼虫、防治成蚊
	完全变态	污水坑等	山沟草丛、灌木丛或竹林中	吸血、骚扰，传播丝虫病、乙型脑炎	控制消灭滋生地，灭越冬成蚊、药物灭幼蚊
蝇	不完全变态	大便、垃圾，动、植物腐败物	天花板、电线、悬挂空中的绳索	骚扰、蝇蛆病，传播痢疾、伤寒、霍乱、肠道蠕虫病、脊髓灰质炎等	控制消灭滋生地,灭蝇蛆、冬季灭蛹，杀灭成蝇
蚤	完全变态	动物巢穴、屋角、墙缝、土炕尘土	宿主毛丛内、巢穴和居室内	吸血、骚扰，传播潜蚤病、鼠疫、鼠型斑疹伤寒、绦虫病	消灭滋生地，保持环境卫生，灭鼠、药物灭蚤
白蛉	完全变态	洞穴、人房、厕所	阴暗无风处、墙边、洞穴	吸血、骚扰，传播利什曼原虫病	控制消灭滋生地,灭成虫、幼虫

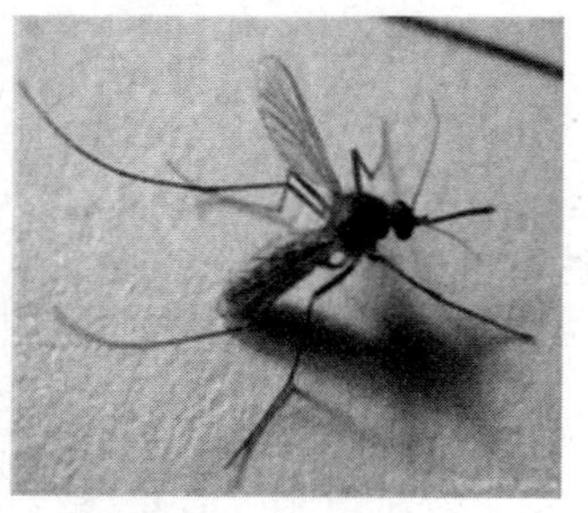
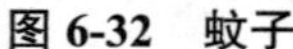
图 6-32　蚊子

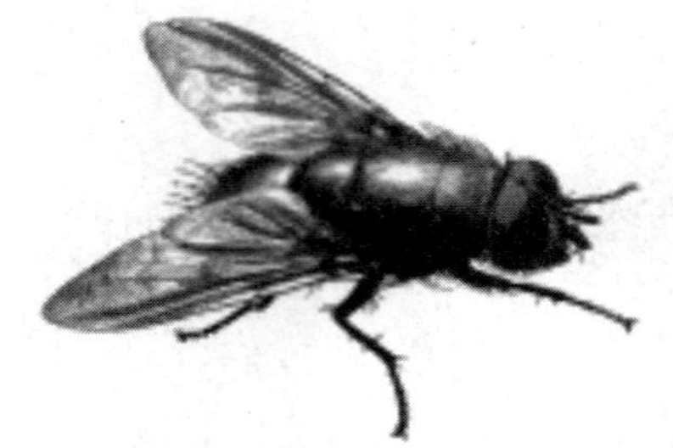
图 6-33　蝇

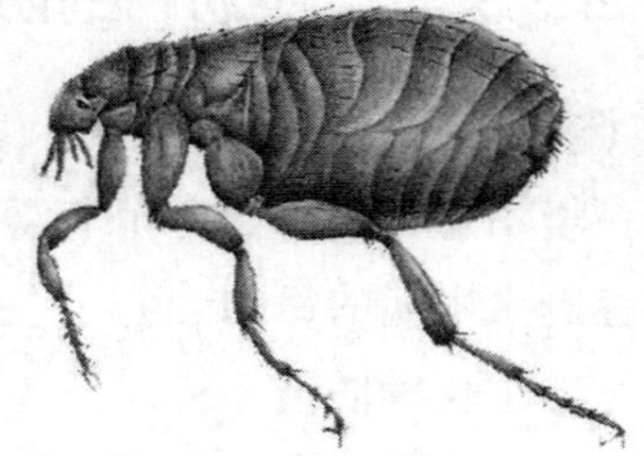
图 6-34　虱

二、蛛形纲

蛛形纲常见的医学节肢动物有蜱、螨，其中螨包括革螨、恙螨、蠕形螨、疥螨、尘螨等（表 6-3、图 6-35～图 6-40）。

表 6-3　常见医学节肢动物蛛形纲的危害与防治

虫种	滋生地	栖息场所	危害	防治
蜱	草丛和灌木丛、牧场、动物巢穴、畜舍	与滋生地相同	叮咬、吸血、局部炎症、蜱瘫痪，传播森林脑炎、新疆出血热、布鲁氏菌病	清理牲畜圈舍、药物杀虫、个人防护
革螨	草丛、枯枝烂叶下禽粪堆、仓库	宿主体表或体内	革螨性皮炎，传播流行性出血热、Q 热、立克次体	灭鼠、清理禽舍，药物杀虫、个人防护
恙螨	潮湿、多草隐蔽处，水塘、树林、草地	与滋生地相同	幼虫叮刺、皮炎，传播恙虫热	消除滋生地，灭鼠、药物杀虫
蠕形螨	人、哺乳类动物毛囊和皮脂腺	与滋生地相同	毛囊炎、酒渣鼻、痤疮、脂溢性皮炎	药物治疗，避免接触
疥螨	人及哺乳动物皮内	与滋生地相同	引起疥疮	药物治疗、烫洗衣物，避免接触
尘螨	枕芯、褥垫、地毯、棉纺厂、面粉厂等	与滋生地相同	螨性哮喘、过敏性鼻炎、特异性皮炎、荨麻疹	清除室内尘埃，仓库通风、杀螨剂

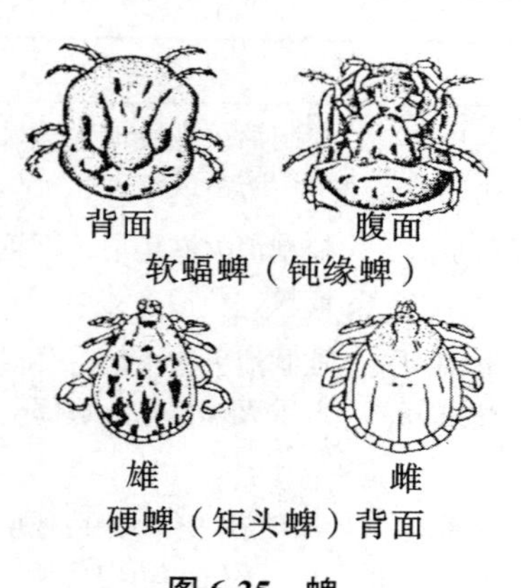

图 6-35　蜱

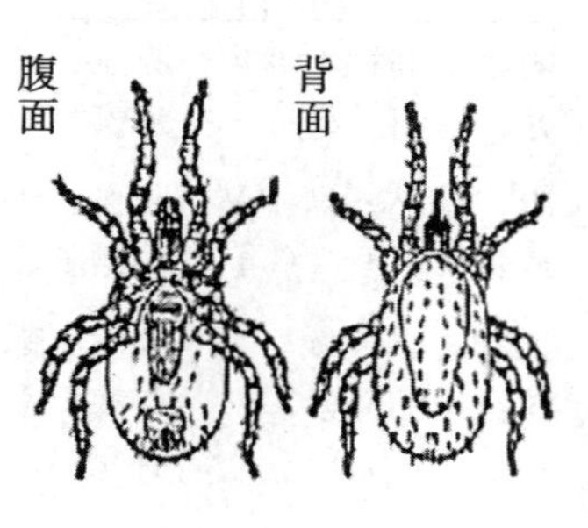
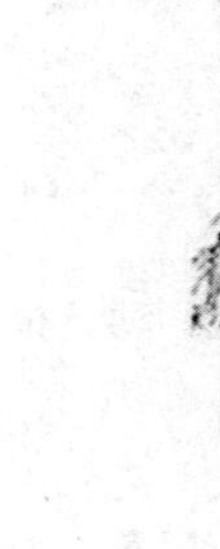

图 6-36　革螨

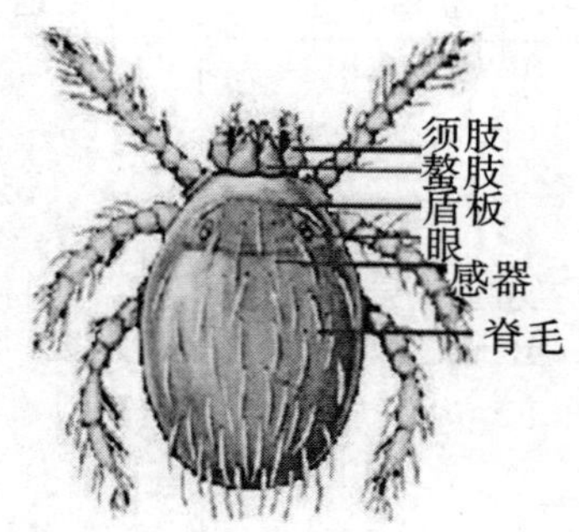

图 6-37　恙螨

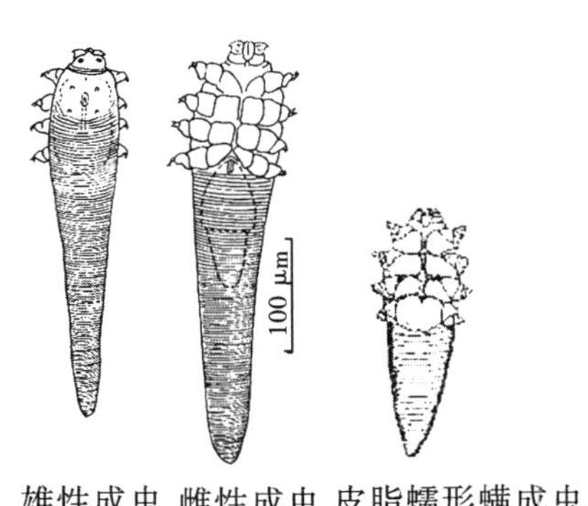

图 6-38　蠕形螨

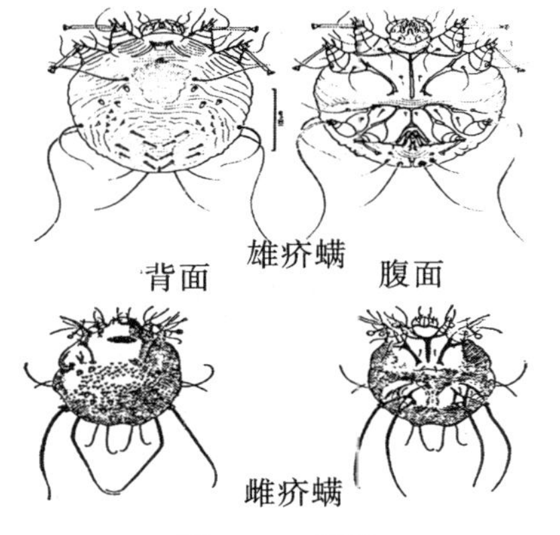

图 6-39　疥螨

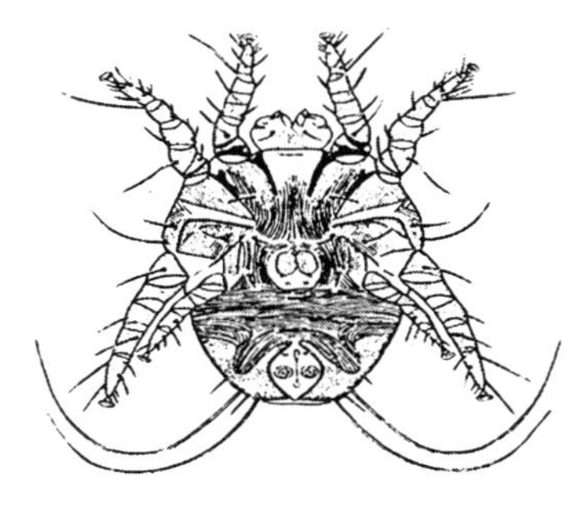

图 6-40　尘螨

课后习题

1. 下列不是以蚊为传播媒介传播的疾病是（　　）。

A. 疟疾　　B. 丝虫病　　C. 流行性乙型脑炎

D. 登革热　　E. 脊髓灰质炎

2. 蝇的生活史不包括（　　）。

A. 卵　　B. 蛹　　C. 幼虫

D. 若虫　　E. 成虫

3. 下列医学节肢动物中属于不完全变态的是（　　）。

A. 蚊　　B. 蝇　　C. 白蛉

D. 虱　　E. 蚤

4. 蚤传播的主要疾病为（　　）。

A. 流行性斑疹伤寒　　B. 森林脑炎　　C. 鼠疫

D. 回归热　　E. 登革热

实训工单 医学节肢动物

【实验目的】

（1）认识常见的医学节肢动物。

（2）了解常见的医学节肢动物所传播的疾病及预防措施。

【实验原理】

1. 蚊属昆虫纲、双翅目、蚊科。迄今为止全世界已知有3亚科，112属，3500余种。我国有18属，约400种，与疾病有关的蚊类大多为3属：按蚊属、库蚊属和伊蚊属。蚊的发育属于完全变态，生活史分4个时期，即卵、幼虫、蛹和成虫。前3个时期生活于水中，成虫生活于陆地。蚊是重要的传播媒介，可传播疟疾、马来丝虫病、班氏丝虫病、乙型脑炎、登革热、寨卡热等疾病。

2. 蝇属昆虫纲、双翅目、环裂亚目蝇科。全世界已知34 000余种，我国记录了4200余种。与疾病有关的多属于蝇科、丽蝇科、麻蝇科、厕蝇科、狂蝇科以及皮蝇科等。蝇的发育属于完全变态，生活史包括卵、幼虫、蛹和成虫。少数为卵胎生（狂蝇、舌蝇等）。蝇的幼虫有自生和寄生两类。自生生活的幼虫以孳生物（人粪、畜禽粪、腐败的动植类以及垃圾）为食物和栖息场所。寄生生活的幼虫可分为专性寄生（蛆症金蝇、黑须污蝇等）、兼性寄生（丽蝇科、麻蝇科）、偶然性寄生（住区蝇类、果蝇、尾蛆蝇等）。蝇善飞翔，可机械性传播多种疾病，如痢疾、霍乱、伤寒、副伤寒、脊髓灰质炎。

3. 蜱属于蛛形纲、蜱螨亚纲、寄螨目、后气门亚目、蜱总科，有硬蜱和软蜱。硬蜱成虫躯体背面有盾板，故称硬蜱。软蜱无盾板。蜱虫叮咬可释放神经毒素，造成蜱瘫痪，严重可致死。蜱虫也可作为媒介传播多种疾病，如森林脑炎、克里木-刚果出血热、莱姆病、Q热、北亚蜱媒斑疹热、发热伴血小板减少综合征、人巴贝虫病、蜱媒回归热、苏格兰脑炎等。

4. 蠕形螨属蛛形纲、真螨目、前气门亚目、擒螨总科、蠕形螨科、蠕形螨属。目前已记录140余种，寄生于人体的主要有毛囊蠕形螨、皮脂蠕形螨。寄生于人体的颜面部、外耳道、头皮、颈、肩背、胸部、乳头、大阴唇、阴茎和肛门等。可致疾病有：毛囊扩张、上皮变性，皮肤角化过度或角化不全，皮脂腺分泌阻塞，真皮层毛细血管增生，非细菌性炎症反应，变态反应，纤维组织增生，丘疹、脓疱、毛孔粗大、皮肤粗糙、玫瑰痤疮、毛囊炎、脂溢性皮炎、睑缘炎等。

5. 疥螨属蛛形纲、真螨目、无气门亚目、疥螨总科、疥螨科、疥螨属。目前已记载28种。寄生于人的为人疥螨。主要寄生于人体皮肤薄嫩处的表皮角质层深部，以角质组织和淋巴液为食。可致疥疮和继发感染。

【实验用品】

白纹伊蚊、嗜人按蚊、中华按蚊、致倦库蚊、蚤、虱、蜈蚣、硬蜱、软蜱等大体标本；蠕形螨、疥螨等玻片标本及光学显微镜。

【实验步骤】

显微镜观察玻片标本，肉眼或放大镜观察大体标本。

【实验总结】

实训名称	医学节肢动物			
序号	评估项目	分值	实训要求	得分
1	实验准备	15	按实验要求完成实验用品准备	
2	完成情况	15	按时按要求完成实训任务	
3	掌握程度	25	掌握常见的医学节肢动物的特征	
4	实训记录	25	实验记录规范、完整	
5	团队合作	20	服从老师安排，能配合完成工作	
实验结果及分析：				

参考文献

[1] 谢永生，何群力 . 病原生物学与免疫学实验教程［M］. 北京：清华大学出版社，2022.

[2] 王晓斐，李妙丹，宋彬 . 病原生物学与免疫学基础［M］. 上海：上海科学技术出版社，2020.

[3] 盘箐，龚宗跃，曾凡胜 . 病原生物学与免疫学［M］. 上海：同济大学出版社，2018.

[4] 曹雪涛 . 医学免疫学［M］. 7 版 . 北京：人民卫生出版社，2018.

[5] 李凡，徐志凯 . 医学微生物学［M］. 9 版 . 北京：人民卫生出版社，2018.

[6] 诸欣平，苏川 . 人体寄生虫学［M］. 9 版 . 北京：人民卫生出版社，2018.

[7] 何海明，张金来 . 病原生物与免疫学基础［M］. 西安：第四军医大学出版社，2012.

[8] 袁嘉丽，刘永琦 . 免疫学基础与病原生物学［M］. 5 版 . 北京：中国中医药出版社，2021.